２０１１年度ノーチラス賞獲得

ウェルネス／予防医学／健康と治癒

ノーチラス賞は、よりよい生き方と社会づくりのために精神性向上、コンシャスリビング、ポジティブな社会変化を与えると同時に読者の〝想像性〟を刺激し、〝新しい可能性〟を提供する書物を認識して与えられます。

NAUTILUS BOOK AWARDS WINNER

JN257007

本書『アーシング』に続々と寄せられる賛辞

「これは、よく研究された素晴らしい本です。私たちが住んでいるこの地球の、パワーとエネルギーについて書かれています。大地は、自由電子が無限に存在する宝庫。けれども私たちは、その大地から切り離された場所、たとえばビルの上や高層マンションの中で生活をしているのが現実です。慢性炎症、不眠症などを含む多くの疾病は、その結果起こる危機的状況の例だと言えます」

ニコラス・ペリコーン医学博士［『カリスマ名医ペリコーン博士の美肌革命―きれいになりたい人の奇跡のプログラム』（青春出版社）著者］

「アーシングは、ペニシリンの発見と並ぶほど偉大な発見です。この本はおそらく21世紀の最も重要な健康関連の書だと言えるでしょう」

アン・ルイス・ジトルマン医学博士［『THE FAT FLUSH PLAN』著者］

「現代人はますます自然から切り離された生活をするようになりました。アーシングは、自然とのコンタクト欠乏によって引き起こされるさまざまな疾病《しっぺい》を克服するために、地面に豊富にある電子を直接取り込んで癒す方法です」

『2013年度スパとウェルネストレンドトップ10位』より［スパファインダー・ウェルネスの10回目を迎える年間予測は、世界のスパ、健康ビジネス、旅行代理店、消費者を対象にして行われる調査に基づく］

「アーシングは日光、空気、水、栄養素と同じくらい生きていくために不可欠なものでしょう。大地と共にあらんことを！」

ゲリー・シュワルツ医学博士　アリゾナ大学医学／心

理学科教授［'THE ENERGY HEALING EXPERIMENTS' 著者］

「アーシングは人体に生理学的な影響を及ぼします。内分泌腺と神経系を調整する主な要因かもしれません」

カロル・ソーカル、パーヴェル・ソーカル医学博士

ブィドゴシュチ、ポーランド

「精神科の治療において、私はよく患者さんにアーシングをすすめます。アーシングは私の治療ツールの中でも重要な位置を占めています」

トレーシー・ラッツ医学博士［'12 KEYS TO SHIFT YOUR LIFE' 著者］

「人類は大地とのつながりを失いました。大地とのつながりを失った人間は神とのつながりも失うと聖書は示しています。アーシングは私たちを地球と、そしてほかの人々とも再びつながりを持たせてくれます。すなわち神ともつながることができる方法です」

ガブリエル・カズンズ博士［'SPIRITUAL NUTRITION' 著者］

「ほとんどの人々が最低限の努力で最高の健康を求めています。これがそうです！ アーシングは努力なしで最高の効果が得られますよ。努力なんていらない！」

デビッド・ウルフ［'THE FOOD AND MEDICINE OF THE FUTURE' 著者］

「これは効果があります！ 大いに期待できます。簡単なのでどこでも使うべきです」

リチャード・デラニー医学博士 ミルトン、マサチューセッツ州

「女性たちの間でホルモンバランスの乱れが目立つ一方です。アーシングはバランスよく保つように促《うなが》し、症状を軽減させるのに非常に役立ちます」

アマンダ・ワード自然療法専門医 エンシニータス、カリフォルニア州

「アーシングは私たちを大自然につないでくれます。そして大自然は健康と癒しの究極の源です」

「アーシングは、あなたの健康生活を変えてしまう革命的なブレークスルー（打開策）です。ぜひ本書をお読みになって、地に足をつけて、ストレスや病《やまい》の悪循環を克服するプロセスを開始してください」

マーティン・ギャラガー医学博士［'DR.GALLAGHER'S GUIDE TO 21 ST CENTURY MEDICINE' 著者］

「アーシングは私にとってけがと疲労からの回復に大きな後押しをしてくれました。以前よりもずっと強くなったし、気分ももっとよくなりました」

クリス・リエト　トライアスロン界最速バイクライダー、アメリカ代表

「瀕死の事故のあと私は再び歩くことは無理だと告知されました。しかしながら、徐々に素足で歩くことによって、私は完全な健康体へのスイッチを入れることができたのです。それは主にアーシングのおかげだと言えます。今では痛みなしに楽しく1日に数マイルも走ることができるようになりました」

マイケル・サンドラ［'BAREFOOT RUNNING AND BAREFOOT WALKING' 著者］

ジョン・グレイ博士［『ベスト・パートナーになるために—男は火星から、女は金星からやってきた』（三笠書房）著者］

「アーシングほど基本的で普遍的な治癒方法はないでしょう。地球と再びつながりを持つことが、おそらく人類の新たなミッションではないでしょうか」

ジェド・ダイアモンド博士［『男の更年期』（新潮社）著者］

「アーシングによって誰もが今までよりももっと健康になり、生理学的にも何が正常か、新しいレベルの認識を確立させることになるでしょう」

チャック・ムニエル歯科医　オーガスタ、メイン州

「患者たちからの反響は現在すごいもので、これが人の人生をおそらく変えるだろうと、私は医者として知っているのです」

デビッド・ゲルステン医学博士［'ARE YOU GETTING ENLIGHTENED OR LOSING YOUR MIND ?' 著者］

本書に含まれている情報は、共著者たちの研究や、専門家としての個々の経験に基づいています。読者の方々の主治医や各種医療機関との面談を代行する意図で書かれていませんのでご了承ください。疾病の診断と治療はいかなる試みであれ、専門家の指示に従ってください。

本書の出版者は、特定の臨床手順を主張しているものではありませんが、書かれている情報が一般に利用可能であると信じています。

出版者および著者は、本書に採用されている概念や方法に起因する、いかなる悪影響や結果にも責任を負いません。

読者の方々がもし疑問点や質問があれば、著者および出版者は医療専門家やアドバイザーに意見を求めることを強くおすすめします。

Basic Health Publications, Inc.
28812 Top of the World Drive
Laguna Beach, CA 92651
949-715-7327 • www.basichealthpub.com

Library of Congress Cataloging-in-Publication Data
Ober, Clinton
Earthing : the most important health discovery ever! / by Clinton Ober, Stephen T. Sinatra, and Martin Zucker.
p. cm.
Includes bibliographical references and index.
ISBN 978-1-59120-374-2
1. Electromagnetism in medicine. 2. Electromagnetism — Physiological effect.
I. Sinatra, Stephen T. II. Zucker, Martin III. Title.
RZ422.O24 2014
612.01442 — dc22
2009048101

アーシング　目次

第2章 地球から電子をもらおう

第3章　地球とつながっていない症候群!?

アーシングのすすめ【その2】アマチュア科学者と心臓病学者の運命的な出会い

第4章 アーシングに気づいた一人の男【クリントン・オーバー物語①】

第5章　アマチュア科学者でいいじゃないか！［クリントン・オーバー物語②］

第6章 心臓病学者の好奇心［スティーブン・T・シナトラ医学博士の物語］

アーシングのすすめ【その3】科学的な根拠を求めて

第7章　アーシングの抗炎症作用

第8章 科学的に明らかになる！

アーシングのすすめ【その4】もっと、もっとアーシングを知ろう！／驚きの事実がこんなにたくさんあった！

第9章 こんなに簡単に地球とつながれる！

第11章 アーシングが心臓病に効く［スティーブン・T・シナトラ医学博士の視点］

第12章 頭からつま先まで全身に効くアーシング

第13章　女性をきれいに健康にするアーシング

第14章　スポーツ選手も必見！　アーシングの効果

第15章 大事なペットもアーシングで健康になる

第16章 死ぬまでアーシングを続けよう！

第17章　アーシング革命がやってくる！

アーシング普及活動の初段階において、惜しみない努力を注がれたケイ・ウィルソン女史。彼女を偲んで讃《たた》えます。アーシングが驚異の発見であることを理解し、それが要求されている現在の世界に向けて、その知識を発信するために、私が必要とした励ましと支援を提供してくださった多くの素晴らしき人々に感謝します。

――クリントン・オーバー

電気汚染に苛まれながら6年間は致死状態だった私の息子ステップは、アーシングの助けを借りて回復することができました。ステップ、あなたは精神力とポジティブな意図、そして愛が、癒しのプロセスをいかに強くするかを教えてくれました。私はあなたが教えてくれた多くのことに深く感謝しています。何よりも私の人生に今もあなたがいることへの喜びが無限大に感じられます。

――スティーブン・T・シナトラ医学博士

ロジータに本書を捧げます。そして、この惑星の素晴らしい変化のために。

――マーティン・ズッカー

装丁　重原隆
校正　麦秋アートセンター
本文仮名書体　文麗仮名（キャップス）

まえがき

ジェームズ・L・オシュマン博士
『エネルギー医学の原理―その科学的根拠』（エンタプライズ）と
『エネルギー療法と潜在能力』（エンタプライズ）の著者

この本は、みなさんがページをめくるごとに、すぐにでも自分の経験につながるような驚くべき発見を提供してくれます。

科学者にとって目新しい分野を探究することは稀《まれ》であり、また恐れ多い経験です。

本書に書かれているのはすべて〝地のパワー〟に関することです。

つまり、人々の生活がより健康的になって幸せになれる研究をしています。

私自身はアーシングに関する研究を通して、以前は考えついたこともないような質問を投げかけざるを得ませんでした。そしてその答えとして得たものは、夢中にさせられることから驚愕《きょうがく》することまで、実にさまざまです。

また生理学・医学分野において不明瞭だった、最も重要な課題に光を当てることにもなりました。

本書には意外な事実が多く暴露されていますが、基本的な常識として認識すべき点も含まれています。その一つとして、現代人の健康の中心テーマと見なされている「炎症」の問題に関する答えについて、今まで見落とされていた点が明らかにされています。

このような内容も含めて、将来医学分野の多くの学術的研究に新たなる基盤を築くことになるでしょう。

現代人の健康問題で深刻さを増している炎症については、図1のグラフをご参照ください。これはほぼ半世紀にわたって劇的に増加し続け、現在年間3万人にも及ぶ炎症の科学研究の結果を示しています。

よって炎症は私たち現代人のライフスタイルと密接に関係していると言えて、慢性病として世界的にますます広がっていく傾向にあります。治療費と苦痛の両側面からしても、現代人が抱える最大の健康上の問題と言えるのです。

現代人が抱える最も大きな健康問題の解決策は、みなさんがこれからお読みになるこの本が明かしてくれるでしょう。

激増する炎症について、また、それに対して私たちにできる最も重大なことについて、本書における研究が、前例のない予想外の対処法を示してくれます。

私は経験を積んだ細胞生物学者として、また世界最先端の科学雑誌に数多く記事を発表したことのある物理学者として、真剣にそう言い切ることができるのです。

この本を読み始めると、すぐにある程度のことを学ぶことができます。

それは、私たちと私たちが暮らすこの惑星との深遠な関係性、そして生命に関わるその影響力であり、これらは今までにまったく知らされていなかったことなのです。

たとえば、その関係性において、電子がいかに中心的な役割をしているかといったことが理解できます。

電子の役割を生物学かつ健康医学面で研究するのが、長年私の得意としてきた分野です。

生命の電子側面における私の研究で特に重要なのは、

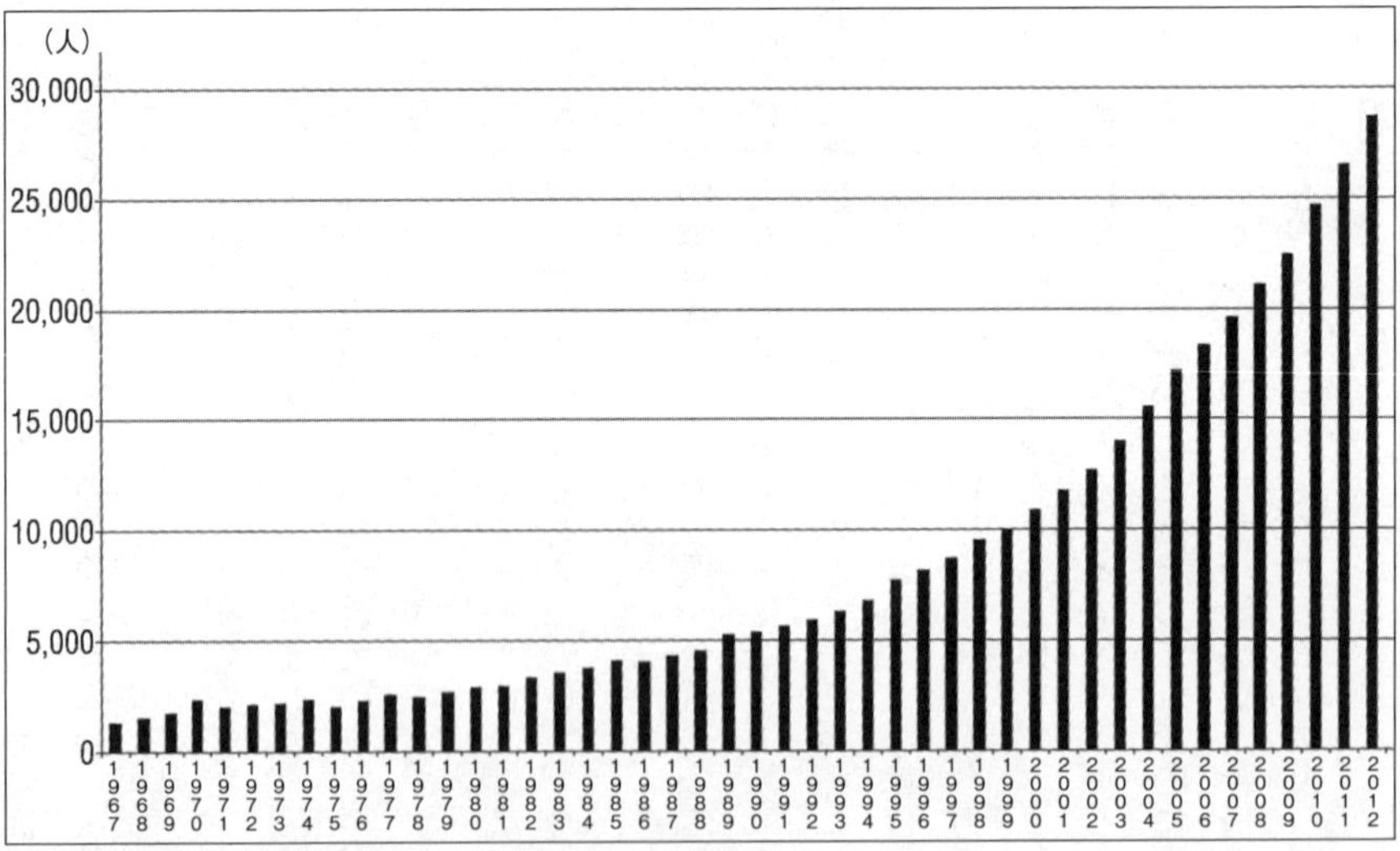

図１　毎年増加を続ける炎症に関する発表調査（1967～2012年）
情報元：PubMed（米国医学図書館データベース）（2013年１月現在）

1980年代にウッズホール海洋生物学研究所（マサチューセッツ）にて同じ課題を研究していたノーベル生理学・医学賞受賞者セント＝ジェルジ・アルベルト博士と世界中から集められた彼の弟子たちを含む先端研究グループとの共同リサーチです。

この新しい分野をアルベルト博士は〝電子生物学〟と特別に命名しました。この研究を行うために、電子工学技師や物質科学者といった偉大なブレインたちが募集されました。

セント＝ジェルジ・アルベルト博士は、20世紀が生んだ偉大な科学者の一人として認められています。彼の研究と著述は、多くの研究者たちの洞察の源であり続けています。

私自身は、体内で動き回ることができる電子についてと、電子の動きに影響を与えるさまざまな治療法についての一連の記事と、2冊の本を出版しました。

本書にまとめられている研究は、電子生物学に対してまったく新しい見解を加えるものです。

ケーブルテレビ産業の先駆者であるクリントン・オーバー氏は、野外で素足か、あるいは地面にちゃんと接続されている特殊な導電性シートやマットを用いて、室内で素肌とじかに接触する方法を〝アーシング〟という用語を使って表現しています。

そして本書は、その驚異的な健康方法の真実とその発見にいたる彼の経緯を辿っています。

多くの人々がアーシングを行った結果、素晴らしく健康を取り戻したと述べています。

この本に登場する話や研究では、我々の生活に欠けている最も重要なアーシングの基本と作用、そしてそれから得られる素晴らしい感覚を明らかにしています。

きわめて意味深いこの新しい発見によって、不眠症、多発性疾患や怪我による慢性痛、疲労感、ストレス、不安、早期老化といった現代病に通じる多くの健康問題が劇的に改善されるように思われます。

きわめて健康な人や優秀なスポーツ選手であっても、疲労やけがからの回復をいっそう早めることができます。

単純に体を地面に接続させることによって効果を得て、多種多様の健康問題から回復した人々を目の当りにして、私はこの研究にただちに心を奪われました。

私のマッサージセラピストがクライアントにアーシングを取り入れたところ大当たりしました。そこで、地域の医者たちは、彼女に最も治療が困難な患者を送るようになったくらいです。

さて、私の役割は、アーシングの諸々の効果を科学的にできるだけ正確に説明することにあります。

カリフォルニアや東ヨーロッパといった遠い場所の研究者たちもこの素晴らしいプロジェクトに参加してくれました。

私たちの研究は、さまざまな種類の炎症によって引き起こされる老化に伴う病や増殖性のある疾病、痛み、ときとして致命的な状況に対する最もシンプルかつ自然な治療方法です。

本書を読み進めていくに従って、この療法がどのように機能するかという我々の仮説が、これまで聞かれたどんなものともまったく異なることに気づかれるでしょう。

結論的に言うと、私たちは新しい治療パラダイムを提案しているのです。

要するに、アーシングは人体を最も自然な電気状態に回復させ、それを維持させます。

そして、それは日常生活で最適の健康状態と機能を促進させると言えましょう。

地球から出ている原始の自然エネルギーこそ、究極の抗炎症および老化防止治療であると言えるのです。

クリントン・オーバーは、懐疑的な世の中がこのシンプルかつ忘れ去られた事実に目覚めるまで15年以上もの間、辛抱強く使命を遂行してきました。

我々の足の下にある地球が大きな治癒エネルギーに満ちていて、自ら自身をそのエネルギーに接続させるとただちにその効果が得られます。

と同時にそのきわめてシンプルな方法を直観的に知ることができます。

どんな新しい発見も同じ道を辿るのですが、クリントン・オーバーも例にもれず、いわゆる専門家と呼ばれる人たちからの懐疑と愚弄《ぐろう》に耐えなければならず、彼が正気ではないと見なす者もいました。

それでも彼は主張をやめず、今ではその独創的な発想をバックアップするための重要な科学的根拠を多数収集しました。

そして何よりも、アーシングの概念を取り入れた何千人もの人々が、以前よりもずっと快感が増し、外見もよくなり、よく眠れるようになって苦痛が減っているというのは素晴らしいことです。

アーシングの概念を立証するために、すなわち、それが人体にどう影響するかの決め手となる研究におけるまったく新しいアプローチを私たちは開拓しました。

我々のような博士号を持つ学識者を導いていくだけの、徹底した献身をクリントンは見せてくれました。彼はしばしば自分のことを「科学的知識に欠けている」と言いました。けれども、「自分自身で知るべきことを、自分自身で学ぶ」という姿勢を多くの人々に気づかせることができたということ自体、彼は科学の本質に沿った膨大な仕事をやり遂げたことになります。論理的科学の通常辿り着く結論を超えている、彼の正確で緻密《ちみつ》な洞察に、私は脱帽しました。

単なる好奇心からではなく、真に人々の助けになろうとする本物の発明家兼先駆者といっしょに仕事をさせてもらったことを光栄に感じています。

スティーブン・T・シナトラ博士は、統合医療を専門とするコネチカット州の心臓病医です。

彼はエネルギー療法に関心があり、2001年にクリントンと初めて会いました。

そのときに、自分の専門である心臓医学だけではなく、一般医療にアーシングの大きな可能性を見出したのです。

彼はクリントンに、研究を遂行するよう励ましました。心臓病の原因は特に炎症に関係しているという見解に、シナトラ博士は達していたからです。

2010年にクリントンとシナトラ博士は、健康本や雑誌のベテラン執筆家のマーティン・ズッカー氏と共に、魅力的なこのアーシングに関する本の共著者になりました。

その出版以来、本は12の言語に訳されました。この第2版では、地球の治癒力の素晴らしさを証明するさらなる研究結果が加えられています。

新分野を切り開くとは、すでにできているものとは異なることで“Groundbreaking”（起工式）という言葉がこの革新的な本に当てはまるでしょう。

それはまさに文字どおりの言葉であり、また最適な比喩であるように感じられます。

この本は、まさに我々の足の下にある地面について書かれており、大地とそこに生かされている命にとって不可欠な電気的なつながりについて明かされています。

30分ほど地面に裸足《はだし》で立ったり、座ったりしてみてください。

生理痛や関節炎による痛み、腰痛、消化不良、時差ボケ、疲労感などの症状に悩まされているのならば、野外に出てください。

むろん天候によりますが、素足をじかに地面につけてください。

しばらくするとあなたは前より気分がよくなります。するとあなたはきっと気づくでしょう。

地球の表面に住んでいても、あなたの足の下に無限の癒しのエネルギーがあると感じられる生活から切り離されていたことを。

そうです。あなたのものになる無限のパワーがそこにあるのです。

アーシングのすすめ

［その１］

慢性病が急増する現代

第1章　文字どおり〝地に足をつけなさい！〟

地球のヒーリングパワー

私たちの足下にある大地は、食物や水といった形で糧《かて》を維持してくれています。

表面は私たちが立ち、座り、歩き、走り、泳ぎ、遊び、何かを建てるために提供してくれています。

そして、あなたが考えてもいなかった不思議な何か素晴らしいものを、さらに提供してくれています。ずばり言うと、それはヒーリングパワーです。実に素晴らしいパワーなのです。

これから読もうとしているこの本から、あなたは永続的なヒーリングパワーについて学ぶでしょう。そして、それは好奇心旺盛な何人かの人々のたゆまぬ努力の末に導かれた驚くべき大発見の結果です。

できるなら草や砂利、土や砂の上に、あるいはコンクリートの上でもかまいませんから、裸足で大地に立ちながらこの本を読んでください。

そうすることによって、あなたもこの本に書かれていることを直接自分で発見して体験することができるでしょう。

地球の自然の治癒力が注がれることによって、内面からよい状態への変化を感じられるでしょう。

この信じがたいパワー源に接続することによって、驚くべき結果に導かれた世界中の人々の例を、あなたはこの本を通して読むことになります。

そのような人々とは、たとえば次のような方々です。

◎　エリテマトーデス（炎症性の紅斑《こうはん》）という、壊滅的な自己免疫疾患が劇的に回復した『フォーチュン』誌（'Fortune'）に掲載されたトップ500社に入った1社の元弁護士

◎　糖尿病性神経障害を患って足が麻痺《まひ》していたが、感覚が戻ってきたオーストラリアの医者
◎　事故による後遺症で25年間足をまったく動かすことができなかったが、今では感覚が戻り、数歩歩くことができるようになったアラスカ在住の麻痺患者
◎　母なる地球につながることによって、一般的によくあるさまざまな疾患の苦しみから解放されたその他大勢の方々

あらためて地球に、大地につながることを、私たちは〝アーシング〟または〝グラウンディング〟と呼ぶことにします。

人間をアースする⁉

アーシングは、いつの時代にも実践でき、かつ現代の発見でもあります。

シンプルな言い方をすると、地球の自然な表面電荷《でんか》に接続する生活を意味します。

すなわち大地に素足で立つ、グラウンディングすることによって慢性炎症を自然に消し、防止する方法です。

健康上大きな意味があります。なぜなら慢性炎症を含む、成人病や老化現象など、その他さまざまな慢性病予防にこの影響が強くリンクしていて、健康維持に大きな意義があるからです。

「しかし、誰もが地球上に住んでいませんか？」とあなたは考えるでしょう。

そのとおり、私たちはみんな地球上に暮らしています。しかし私たちの多くはもはや土に触れることのない生活をするようになりました。

実際に歴史を振り返ってみると、かつて人間は肉体が地球の肌に触れる生活をしていました。

私たちの皮膚が地球の皮膚に触れていました。

裸足で歩き、じかに地面の上に寝ていました。

常に私たちは自然と地球のヒーリングエネルギーに接続された状態になっていました。

ところが今日では、ほとんどの場合、私たちは地球から切り離された状態で生活し、仕事をしています。

非伝導性の靴底の、合成加工の靴を履《は》き、カーペットが敷かれた床を歩き、床から離れたベッドで眠ります。

土の上で生活することもありません。さらには地面からずっと高く聳《そび》え立つビルの中に住んだり働いたりしています。野外でもめったに裸足になることはありません。

人間は地球から切り離された。
人間は地球のエネルギーが欠乏している。

その結果として私たちの体は慢性的に炎症におかされるという不自然な状況となり、免疫不全や炎症に関係する健康障害が大人や子供たちの間で激増しているのです。

炎症から身を守ってくれる地球の電気的な表面との、いたって基本的な電気的な関わりを私たちは失ったのです。

アーシングは、その地球との分離に対するシンプルな癒しを提供してくれます。

家やオフィスにいるときに裸足で外を歩いたり、外で寝たり、あるいは、家やオフィス専用に設計された伝導性装置をつけて室内でリラックスしたり、仕事をするといったような簡単な方法があります。

外であろうと家の中であろうと地球の自然な表面の電荷に再びつながることによって、自然な電気状態を体は回復させることができます。

本書にはどのように体を地球に接続させ、継続的にその状態を保つことができるかということと、それによって起きる一般的な効果について記録しています。

たとえば次のような効果です。

◎ 炎症の急速な軽減
◎ 慢性的な痛みの急速な軽減、または除去
◎ 健全な体の細胞と組織に不可欠な、酸素と栄養の供給を促す血流の劇的な改善
◎ ストレスの軽減
◎ エネルギーの増大
◎ 睡眠の改善
◎ けがや手術の治癒の加速化

アーシングは、あなたの健康を改善するための最も自然で安全な方法です。

きわめてシンプルな方法であるにもかかわらず、驚くほどの効果が期待できます。

これは治療方法というよりは、私たちが遠い昔に失

った自然の豊かさを取り戻すことなのです。

アーシングは、健康に関するさまざまな問題を解決してくれる、我々に必要な地球とのつながりと言えるでしょう。

本書はその理由と、どうすればよいかを教えてくれます。

健康に関するこれまでの最も重要な発見でしょう！

初版では本書の副題は疑問符となっていましたが、第2版では感嘆符を選びました(Earthing：The most important health discovery ever!)。地球（大地）に再びつながることが健康にとって第一に不可欠なことであり、慢性病に悩まされている社会への大きな貢献となります。画期的な健康に関わる発見であると、私たちはさらなる確信を得たからです。

第2章　地球から電子をもらおう

地球の表面から何かが出ている……

朝露《あさつゆ》でまだ輝いている芝生の上や砂浜を素足で散歩すると、かすかにジンジンとする感覚と共に温かさが伝わってくるのを感じたことがありますか？

そして、散歩のあとになんとなく元気になっていませんか？

それは、実は自然のエネルギーで生きている地球に私たちが住んでいるからです。

ほとんど誰も知らない現象ですが、地球の表面はかすかな脈を頻繁《ひんぱん》に打ち続けています。

足の下が、つまり砂浜や芝生、歩道などがエネルギーフィールドであると誰が気づいているでしょうか？

まさしくそれが地面であり、常に脈打っているのです。

別の言い方をすると、私たちの惑星は、太陽熱と稲妻《いなずま》、そして惑星中心部の熱によって常に充電されている60ガイ（0が20つく）トンのバッテリーだと言えるのです。

そして車のバッテリーがモーターを動かし、車輪を回転させ続けるのとちょうど同じように、地球もリズミカルな脈を打ちながら、自然エネルギーが全体にいきわたるようにさせています。

地球の表面からそれを放出させながら、人間や動物、魚類、草花、樹木、昆虫類、バクテリア、ウイルスといった地上や海の生き物も含めて、すべての命のバイオリズムとバランスを保っています。

遠い昔から人間は土の上を歩き、立ち、座ったり、眠ったりしていますが、そのような単純な接触方法によって自然の電気的シグナルが体中に転送されるということを知らないでいました。

その知識とコンタクトによる効果が、近年ようやく地球物理学、生物物理学、電気工学、電気生理学、医学分野の専門家らの研究によって証明されるようになりました。

地球のそのような電気的エネルギーが、オーケストラをまとめて拍子やリズムの流れを調整する指揮者のごとく、私たちの肉体の周波数の秩序を守ってくれているのです。

私たちはみな、電気的な惑星で電気的な機能を備えて生きています。私たち一人一人の何兆もの細胞は、生化学的に反応するプログラムによって絶えずエネルギーを送受信しているダイナミックな電気回路の集合なのです。

それぞれの目に見えない小さな細胞を、電気的な働きをする装置として考えてください。各々の細胞は、特有の周波数を持つ電界によって、調整されながら栄養素と水を運び込みます。

あなたの心臓や脳、神経系統、筋肉、免疫システムは、体内の電気的な働きによって活動しているよい例です。

実際のところ、あなたの動きや態度、アクションもすべて電気によって引き起こされ、活気づけられていると言えましょう。

地球から切り離された現代人

今日のように科学が発達した時代でも、ほとんどの人々が生体電気のことについてまったく気づいていません。

特に肉体と地球との間に起きている電気的な、あるいはエネルギー的な関係について、まったく気に留《と》めていません。

そういうことは学校でも教わらないので、私たちは地球から大部分切り離されてしまったことに気づいていません。

特に高度成長した社会においては、人々は電気的ルーツを失っていると言えるでしょう。

素足で、末端神経が集中している足裏を大地につけることはめったにありません。

合成の底が敷かれている靴を履いています。高く持ち上げられ、断熱材でできているベッドに寝ています。

近代生活をしている私たちのほとんどが地球の表面か

ら切り離されています。

おそらくこのようなことはあまり考えないでしょうが、切り離されたことによって、ひょっとするとあなたは必要のない痛みに悩まされているかもしれませんし、想像以上にひどく苦しんでおられるかもしれません。

それはちゃんと接触できていない電球にたとえられます。点滅していたり、弱く光っていたり、まったくつかなくなった電球と同じです。

多くの人々がそのような状態で生活し続けているのです。

本書は母なる地球の自然の周波数についてと、その源に継続的につながることによっていかに私たちの健康が維持され、また癒されているかについて初めて書かれている本であると私たちは信じています。

切り離されていると体は攻撃を受けやすくなり、順調に機能しなくなったり、炎症に関係する疾病におかされやすくなったりします。また老化のプロセスも早まります。

このようなことが科学的に立証され始めました。

それがこの本のメインテーマです。

私たちが語るところの地球の自然の周波数とは、〝自由電子〟と呼ばれている素粒子の動きによって生じるエネルギーの波のことを言います。

とはいえ、電子は目で確認されたことはありませんが、蜂の巣を思い浮かべてもらったらよいです。

蜂の巣の周辺でブンブンと飛び交う蜂は、ちょうどエネルギーに満ちた原子雲のまわりを飛び交う電子にたとえられます。

最近では、太陽のまわりの軌道を回っている諸惑星も電子にたとえられることがあります。

原子核はプラスの電荷を帯びた陽子と、その名のとおり電荷がない中性子からなり、電子は負電荷を帯びています。地球表面に自然な負電荷を与えるのはこれらの電子です。

降雨や毎分数千回にも及ぶ落雷による自然現象によって、地球の表面は無限かつ永続的に負電荷が供給されていると科学は事実を伝えています。

地面とのつながりを維持することによって、体は自然にそのような負電荷を帯びた電子でチャージされます。したがってアーシングすることによって自動的に電子を吸収し、身体の電気的バランスを取り戻すことができます。

すなわち慢性炎症や多くの疾病の原因となる酸化したフリーラジカル（不対電子を持つ原子）を中和し、体を自然な電気的状態に保つことができます。

これがアーシングを裏づける理論です。

地球は自由電子の宝庫だった！

電気伝導性のある人間と電気的な地球との基本的な関係性を理解するために、電気の働きに不可欠な伝導体、絶縁体、半導体といった3つの物質について少し考えてみましょう。

伝導体としては、家の壁の内側を伝う銅の配線か、電気器具からコンセントに差し込むコードを例として考えるのがよいでしょう。

伝導体の電子の波は、蜂が巣のまわりでブンブン飛び交っている様子か、太陽のまわりを周回する諸惑星と同じように、互いに接触することなく束になって原子間を動き回ることができます。

原子のまわりに一種のガスを形成し、固体である伝導体物質の内部全体に自由に流れることができます。

そういう理由で〝自由電子〟と呼ばれているのです。

固体のどんな原子にも束縛されない、ある意味で自由気ままなやつらです。しかし、絶縁体の中では電子は原子にしっかりとくっついています。よって自由電子ではなくなり、結果としてその物質内では電気は流れません。

絶縁体の例としては、プラスチック、ゴム、ガラス、木材が含まれます。

私たちがなぜ、ほとんどの間、地球から切り離されているか、もうおわかりでしょう。

私たちの靴底はプラスチックかゴムからできていて、家は主に木でできています。

半導体はその中間で、伝導性のある場合もあり、ない場合もあります。

電気は伝導体よりもよくはありませんが、絶縁体よりも悪くはないです。半導体は、電場の適性に応じて伝導をコントロールできるので、近年の電気器具に一般的に用いられています。

地球と同じようにあなたの肉体もほとんどが水とミネラルからできています。

どちらも伝導体として優れていて、それらがあなたと地球の電気的な伝導性を保っています。

数十万年前の原始人ホモ・エレクトゥスは、以上のような内容をまったく知るはずはなかったですし、彼らのあとに続いた人類の祖先である狩猟採集民も同じです。また400世代ぐらい前の、土を耕していた農耕民族もそうです。

そして、ずっとあとに続く産業時代の人間も同じです。

今日のように電気が発達し、ワイヤレスの時代を迎えた人間にしても、ほとんどが自由電子の宝庫である地面のパワーについて知りません。

1800年代後半になってから、科学者たちは世界の異なる場所で地球の表面に流れる微細な電流を測定することができ、その電流のことを彼らは、〝静かな電流〟とか、〝穏やかな電流〟というような言葉で表しました。

現代科学ではそれを〝地電流〟と呼び、雲や大気全体にも関係している〝グローバル電気回路〟と呼ばれるものにそれを含めています。

地球物理学者は、地球周辺で毎分平均5000回ほど起きている落雷によって、無限のエネルギーである自由電子が永続的に地球に補充されることを認識しています。

その専門的なノウハウはさておき、地球の表面の電気強度は、太陽の位置に関係しています。

日中太陽が照っているときにそのパワーは増し、夜私たちが眠っているときは弱まります。

このように1日を通して強くなったり、弱くなったりする電気的影響によって、私たちの睡眠・目覚めのサイクルとホルモン分泌の調整がされ、さらには健康が維持されるのです。

地球の〝氣〟をもらおう！

電気現象の基本については古代から知られていましたが、電気の歴史は意外に浅く、わずか120年ほど前から産業や家庭用に使われ始めました。

電子そのものについては1897年にやっと発見されたので、人類の歴史を通して電子について、実際はほとんど何もわかっていないと言ってもいいでしょう。

それにしても、地球には特別な治癒力があります。

自然と一体になることの大切さに関しては、ずっと長い年月にわたって人はたくさんの知識を得てきましたし、同時に地面は神聖なものと見なされてきました。この知識は、世界中において形式こそ異なっていても何世代も受け継がれ、残存してきました。生存と健康のために自然のサイクルに合わせることは、どの文明においても認識されていました。

古代の人々は、たとえば睡眠・覚醒サイクルを調整しながら健康を維持する基本的なリズムに気づいていました。さらには、地球のサイクルやリズムと調和して初めて人間は機能できるということを知っていました。地球の摂理と命と健康のつながりに対する気づきがあり、その時代の言葉でそれは表現されていました。

〝氣〟は、長い歴史を持つ東洋思想の基本原理であり、宇宙を満たす自然エネルギー、あるいは、自然力として捉《とら》えられてきました。

古代インドの聖典ヴェーダでは、それを〝プラーナ〟と呼びました。この言葉は、生命力を意味します。

東洋思想における天の氣は、日光や月光、そして月に影響される潮の満ち引きのように、天体が地球に及ぼす力によってつくられるとされています。エネルギーライン（地球の氣の経路）やパターンによって形成されている地球の氣は、天の氣によって制御され、影響を受けています。

また、地球の下に隠れている磁界と熱も同様です。その地球の氣の中に、人間も動物も植物も独自の氣のフィールドを持って含められています。

この考え方からすると、自然のものはすべて、天の氣と地球の氣の自然サイクルによる影響を受けて成長すると考えられます。

私たちが裸足で歩くとき、特に何も考えなくても、地球の氣を吸収していることになります。だから、裸足で散歩するととてもリラックスできるのです。

また、戸外で靴を脱いでヨガや太極拳、気功などをすると体が強くなり、心ももっとリラックスできる、ということも、地球の氣を吸収しているからだと説明できます。

中国の伝統的エクササイズの基盤は、「根を生やす」ことであり、足裏と地の間の交流を開発することにあります。

足裏の腎経の第1ツボ「湧泉《ゆうせん》（土踏まずの前側）」を通してこのプロセスが起きると言われています。

ギリシャ神話をひもとくと、古代ギリシャ人も、この概念について何かを知っていたに違いないと思われる例が出てきます。

たとえば、ギリシャ神話に登場する偉大な英雄の一人であるヘラクレスは、戦い好きな巨神アンタイオスと戦って倒しました。その神話は次のように語っています。

「アンタイオスは、自分の足が大地に触れている限り、そこから力を吸い込むため無敵で、負けたことはありませんでした。ヘラクレスはそんなアンタイオスの秘密を知っていたので、うまく巨神を地面から持ち上げて、絞殺しました」

言うまでもありませんが、アメリカ先住民は大地とのつながりを大切にしてきました。

ラコタ・スー族の首長であり、執筆家、教育家として知られているルーサー・スタンディング・ベアは次のように言っています。

「昔の人々は土が好きだ。母なる大地のパワーに触れるため、地面に彼らは座った。大地に触れることは皮膚にもよいので、老人たちはモカシン（靴）を脱いで神聖な地球の上を裸足で歩いた。土は気分をリフレッシュさせてくれた。体を強くしてくれた。浄化して癒してくれた」

大地とつながるとは？

大地につながることによって安らぎが得られ、強くなり、また癒しが起きることについて、本書には書いています。

この本を読むと、あなたの足の下にある地面に対する考え方や、またあなたが住むこの惑星とあなたの関係性が、まったく変わってしまうことになるでしょう。

ほとんどの人々にとって母なる地球とつながることは、たとえばキャンプやハイキング、ガーデニングをすることであったり、ビーチに行くことだったりします。心も体も大自然に包まれることを意味します。

本書で私たちが語る地球とのつながり方はそういったこととは違って、靴や靴下を脱いで座ったり、裸足で地面の上を歩いたりすることであり、まったくお金をかけず、安全で快適な場所でなら誰にでもできることです。

また家やオフィスの外の地面に差し込まれた棒にワ

イヤーでリンクされた伝導性シーツやフロアマットを使用したり、現代家屋のほとんどの壁に設置されているアース用コンセントを使用したりする、つながり方も含まれます。

どんな方法であっても、私たちが〝アーシング〟、あるいは〝グラウンディング〟という言葉を用いて表している大地とのつながり方です。

要するに、あなたが母なる地球につながるという意味なのです。

あなたも、電気専門用語でよく知られている〝アース〟はご存じでしょう。アースは、家電や機材のショートやショックを防ぐために設置されますが、それに似通ったことをするのです。

人間がアーシングとしてそれを応用すると、体のデリケートな生体電気回路が静電気のいたずらから自然に保護されます。

最も重要なのは、自由電子を取り込むことができるという点と、体内の電気シグナルを安定化させ、地球のエネルギーを直接もらえるという点です。

アーシングは、まったく自分では気づいていないような、体内の電気的に不安定な状態と、電子欠乏を治してくれます。

あなた自身が不足しているということも、また必要であるということさえもまったく気づかなかったものを、アーシングはあなたの体に再び満たしてくれるのです。

〝ビタミンG〟はグラウンド（地面）から

日光浴をすると健康には欠かせないビタミンDが体内で合成されます。地面に接すると電子という形で〝電気的栄養素〟が与えられます。そのような電子を〝ビタミンG〟と考えてください。ビタミンGのGはグラウンド（地面）です。ちょうどビタミンDと同じように、あなたの健康にはビタミンGが必要なのです。

みんなで〝裸足革命〟！

みなさんは、これからこの本を読んで「アーシングによって健康も活力も以前とは完全に変わってしまった」というような素晴らしい実例に出会うことでしょう。

たとえば、重度の多発性硬化症（MS）におかされていた36歳の一人の女性は、アーシングを実践した結果、改善しました。

彼女は嬉しさのあまり外に出て、近所の人々に聞こえるような大声で「みんなグラウンディングしなさい！」と叫んだくらいです。彼女は〝裸足革命〟をスタートさせて、どうすればみんなが健康になれるかを教えたいと言っていました。

病で絶望的になっていた彼女は、誰かからアーシングのことを聞かされました。それ以前は、お医者さんは彼女に、上下調節ができるベッドを購入し、寝室に大型スクリーンのテレビを設置してなるたけ楽に寝ながら養生するようにアドバイスしていたくらいです。

MSというのは、なかなかよくならない病だと医者から聞かされていましたが、彼女の場合は劇的に回復したのです。

もう一人、別の女性のケースがあります。

この女性は、ひどい交通事故にあったあと、負傷の痛み、炎症、疲労感と不眠症に悩まされながら5年間も過ごしてきました。

彼女は皮肉にもそれまでの長い間、健康関連の仕事をしてきたので、次から次へといろいろな専門家を訪ねたり、さまざまな治療方法を試みたりしました。

「まるでハンプティダンプティ（英語の童謡）みたいなのよ」と彼女は言いました。「ハンプティダンプティが塀に座った、ハンプティダンプティが落っこちた、王様の馬と家来の全部がかかってもハンプティの私を元に戻せなかったわ」と。

このように仕事にも戻れなかった彼女はあるとき、「草の上に寝ころんでみたり、砂浜を裸足で歩いてみたりしてみよう」と本能的に思いつきました。

地面の上で寝てみることを試み始めてから数か月以内に、痛みや疲労感、不眠症が消えていたのです。

スポーツ選手もアーシング

人間の肉体的能力を最高レベルで発揮するスポーツ選手たちでさえ、地球の自然なエネルギーに接続するためにグラウンディングすることを習得しています。

集団でアーシングの効果が最も劇的に現れているの

は、おそらく「ツール・ド・フランス」（毎年7月にフランスを舞台にして行われる自転車プロのロードレース）ではないでしょうか。

この肉体的にも精神的にも厳しいレースの最中に、選手たちがストレスから病気や腱鞘炎《けんしょうえん》、睡眠不足を引き起こしたりすることもしばしばあります。彼らは、けがからの回復がなかなか進まないことも経験します。

2003年から2005年と2007年のレースで米国チームは、毎日の競争が終了したあと、アーシングを試みました。

すると睡眠がよくとれて、病気にもほとんどかからず、腱鞘炎をまったく経験することなく、その日のレーシングから劇的に疲労回復し、傷の回復もずっと早かったと報告されています。

今となってアーシングがとても効果があるということが判明したので、トップクラスのほかのスポーツ選手たちも常にアーシングを取り入れるようになりました。

〝シンプル〟かつ〝パワフル〟

アーシングはシンプルで基本的なコンセプトでありながらもパワフルです。

人類のために多くをもたらすことができる、驚異的な可能性を秘めているアーシングは、健康に関するさまざまな問題を解決してくれる、本当の意味で我々に必要な地球とのつながりであると、私たちは考えています。

地球と再びつながりを持つことが、あらゆる疾病や症状を治してくれると言っているのではありません。

アーシングによって何が起きるかと言うと、地球上のすべての生き物を宿している地球の自然な電気シグナルとあなたがつながるということです。

すると、あなたの体内電気を安定させ、リズムを回復させることができます。

それによって、心臓血管、呼吸器系、消化器系、免疫系を含む体の機能が正常な状態になろうとします。

疾病の一般的な原因である炎症を抑えるために必要な電子の欠損を改善します。

ストレスが溜《た》まりぎみな神経系統を穏やかに落ち着かせるので、熟睡できるようになります。

地球とつながることによって、体が従来の正常な電気的状態となるので、体内調整がうまくできるようになり、自己治癒力が増すのです。

1863年に有名な生物学者T・H・ハクスリーは、次のように述べました。

「人類が抱く究極のテーマは、すべての問題の背後に存在するものであり、そして、すべての問題よりもはるかに興味深いのは、我々の自然界と宇宙との関係性を知ることである」

本書の内容は、まさにその質問をひもとくものです。シンプルな観点からすると、あなたの自然界と宇宙との関係において最も大切なことは、足下にある地球との直接的なつながりを常に維持することです。

さてここからは、人類が地球とのつながりを断ち切った結果、私たちの健康面にどのような影を落としたのかという点と、どのように断ち切られ、また再びつながることができたかについての珍しい実例の数々をご紹介します。

医者たちや社会的にさまざまな立場にいる人々の、驚くばかりの話が期待できるでしょう。

そして、何よりも重要なのは、あなた自身が地球といかに簡単に再びつながることができるかを学べることと、それから、いい気持ちになれることです。

第３章　地球とつながっていない症候群!?

人間が地球を裏切った！

「病気は前触れもなく私たちに降りかかるものではありません。病気は自然に対する私たちの小さな裏切り行為が日々積み重なって成長します。その裏切り行為が積もったとき病気はまるで突然のように出現するのです」　――ヒポクラテス――

医学の父と言われているヒポクラテスは、２５００年も前にすでに人間が自然に対するあらゆる裏切り行為をしていることをよく知っていました。

もし彼が今日生きていたとしたなら、世界でも先進国と言われている国の人々のことをどう思うでしょうか。想像してみてください。

米国の医療費は、公と個人を合わせると、国民総生産の17パーセント以上を占めていて、年間成長率は６パーセントにも上っていると言われています。２０１８年までに私たちの医療費請求額は、国民所得額の20パーセントに相当すると推測されています。なんと恐ろしいことでしょう！

これは病人が増え続けていることと、何よりも優先すべき予防医学が発展していない現在の医学システムの無力さを示しています。

この状態をヒポクラテスならきっと「裏切り行為が充満している」と言うでしょう。

今日のように科学が発達した時代に、免疫疾患や炎症による病がとんでもなく増えているのは、いったい何が原因か、専門家たちの間でさまざまな反響を呼んでいます。

２００８年3月のワシントンポストのロブ・スタインによる記事では、今の我々の健康状態悪化の第一の原因に着目していて、それは免疫力の低下だと言っています。

『現代的な生活様式が免疫システムを破壊しているのか？』というのが、彼の記事のタイトルです。「まずは、喘息《ぜんそく》や花粉症が、たとえば湿疹のようなほかのアレルギー症と共に増加している」とスタイン氏は書いています。

「あとは、小児科に通う子供たちの中では、なんらかの食物アレルギーを示す子の数が増え続けている」と指摘しています。

ループス（自己免疫疾患）の症状を訴える人の数が急増しています。

さらには多発性硬化症や、免疫力低下によって引き起こされるさまざまな症状が目立って増加している現状が、専門家たちによって明らかになってきています。

「データは、詳しく分析されているケースの影響で、特定の疾病が別の疾病よりも激しく増加しているという結果を示している恐れはある。が、多くのアレルギー疾患および免疫疾患などを含む病の種類と数が、このところ、たったの数十年間で2倍、3倍、あるいは4倍に広がっていると専門家らは推測している。ある研究においては、米国総人口の半分以上が、現在少なくとも1つのアレルギーがあることを示している」とその記事には書かれています。

ヨーロッパや北米などの先進国において急激な増加がまず現れ始め、それからそれらに続いて発展途上国においても同じような現象が見られるため、現代的な生活様式が原因であると研究者たちは見なしています。

炎症や免疫不全による疾病は、「インターナショナル炎症ネットワーク」（国際炎症学会）の2012年の報告書によれば、世界的に〝前例のない増加率〟であるとあります。

あるフランス人研究家は、自己免疫不全の増加一つを取り上げて、「実に気がかりだ」と言及しています。なぜならそれは、体の細胞や組織、器官を攻撃し、非常に治療が難しいのと、機能障害をしばしば引き起こす厄介な病だからです。そのような自己免疫不全として一般的によく見られるのは、ループス、慢性関節リウマチ、多発性硬化症、そして1型糖尿病が含まれています。

それらの原因はまだはっきりとはわかっていませんし、増加の原因も十分に理解されていません。合衆国全体で見ると最も一般化されている病気の一つで、1500万～2400万人の人々が苦しんでいて、その75パーセントが女性です。

炎症エイジングとは？

心臓疾患、2型糖尿病、そしてがんといった深刻な病の症状は、すべてが慢性炎症に関係しています。

医学研究でもここ数年間は、これが主なテーマとなっています。

2004年の『タイム』誌（'TIME'）の記事の中で、「慢性炎症が体に及ぼす害について、新たな発見が発表されない週は一度たりともない」とまで書かれているくらいです。

これは、心臓発作や脳卒中を引き起こす心臓や脳に血液を送るデリケートな動脈にひどい炎症を引き起こします。

動脈が慢性的に炎症した状態になると、脳神経細胞がおかされて認知症やアルツハイマーを引き起こすことにもなりかねません。異常な細胞が激増すると、がん細胞に変わっていきます。

『タイム』誌の記事では、「別の言い方をすると、これは慢性炎症で、おそらく中高齢者が最も恐れる病を引き起こす原因である」とあります。

医学界の炎症に対する意識が高まり、"inflamm-aging"（炎症エイジング）という新しい言葉まで生まれるくらいです。2006年にイタリアの研究家たちは、増えつつある炎症と、それに伴うストレスに打ち勝つ能力の低下を、「老化の2大特質」としています。

炎症は80以上の慢性病の原因であると今は認識されるようになりました。

現在、1つまたは2つ以上のこのような慢性病に、アメリカ人の半数以上が苦しんでいます。

そしてそのような病気によって毎年何百万人が命を落としているのです。

もっとも一般的な慢性病に合衆国が費やしているコストは、1兆ドル以上に上っています。そして今世紀中ごろには、6兆ドルに達する恐れがあると推測されています。

「炎症は、医学界における知られざる謎を解き明かす鍵を握っている現象かもしれない」と、東カロライナ大学のウィリアム・メッグス医学博士は、2003年に出版された彼の著書［'The Inflammation Cure: How to Combat the Hidden Factor Behind Heart Disease, Arthritis, Asthma, Diabetes & Other Diseases'（炎症完治：心臓病、関節炎、喘息、糖尿病およびその他の病気に打ち勝つための隠れた要因）］の中で語っています。

慢性病がはびこる現代

現代において、我々の免疫系の機能がどんどん低下してきていることは一目瞭然です。

その原因を科学的に見ると驚くようなことでもありません。

遺伝子の問題、食生活や大気汚染、肥満の問題、さらには、体を動かす機会が少なくなったことや、除菌ブームまでが免疫力低下の原因であると考えられています。

しかし、私たちからすると、科学は別の大事な要因を見落としていると言えるのです。

すなわち、我々の直下にあるものを。正確に言うとちょうど足下にあるものです。

本書第2版では、我々の惑星地球に自然に流れている表面の電気的エネルギーと分離させられて、電子欠乏になった肉体がどうなるかということもリストアップして加えています。

現代において、多くの人々がどんどん地球から切り離されていき、それに従って慢性病が急増している、ということを私たちの研究では強く示唆《しさ》しています。

ここで次のような質問をします。

① 地球の表面からの分離と電子欠乏が、統計上今までになく病気が増加していることのミッシングリンクでしょうか？

② それが最大の原因ではないでしょうか？

③ 炎症を克服することが現代医学の最大テーマならば、地球とつながることが答えでしょうか？

まず①は"yes"と答えられます。②と③の質問に対しては、私たちもまだはっきり"yes"とは断言できません。何年間も調査しなければならないからです。

しかし、それにしても実態観察や体験談も含めて、初期段階の研究において、すでに非常に興味深い証拠を提供しています。

そして、本書にはそのような証拠がたくさん載っています。

これから数ページにわたって健康を害する危険信号と我々が信じている数々のことについて記載しています。それらの内容は、まったく新しい健康基準であり、地球と分離されている大多数の人々が再びつながることを目的とする企業が誕生するであろうと私たちは考えています。

個人もまた職場や政府機関のような組織にいたるまでこの概念が広く採用されれば、多くの人々の健康管理の負担が軽減されると私たちは確信しています。

私たちが集めた証拠によると、慢性病や医者に見放された重度のケースであっても、いくつかの側面においては、地球と再びつながることによって、健康状態によい影響を受けていることを強く示唆しています。

人類の歴史からすると、ほとんど最近まで、私たちが肌を直接地球に接触させながら免疫系を守ってきたことには違いないのです。

要するに私たちは、自然にアーシングできていたわけです。

現代の生活様式のために電気的なエネルギーを安定させてくれる地球と分離されてしまい、体の自然なアース状態を失ったことによって、免疫系に不調が現れたのであろうという点に、科学はおそらく気づいてはいません。

免疫系や神経系、および体のほかの器官が正常に働かなくなったのは、私たちが絶縁性の底の靴を履き、自然環境の波動を通さない家屋で生活するようになったことと関係しているのでしょうか？

地球には脈がある

地球が放つかすかな電気的な脈を遮断《しゃだん》すると肉体はどうなるかという実験が、１９６０～70年代にかけて世界的に有名なドイツのマックス・プランク研究所によって行われました。

すると、劇的な結果が現れました。

研究者たちはボランティアからなる数人の被験者に、地球の電場が発する周波数を遮断するシールドを設けた地下室で、数か月間過ごしてもらいました。その間に被験者らの体温、睡眠、尿排泄やその他の生理的パターンが注意深くモニターされました。すると不整脈を始め、あらゆるパターンの乱れや異常が全員に見られたのです。たとえば、睡眠障害やホルモン分泌異常などの乱れが生じました。

地球表面で測定された電気的パルスと同じものを、その地下室を囲んでいる金属シールドにパルスとして送ると、被験者らの生理的パターンが劇的に回復したのです。

このような実験を、何百人もの被験者を対象に数年間にわたって繰り返し行ったことにより、地球自体が持つ電気的なリズムが、私たちの体内の生理的機能に深く関わっていることが明らかになりました。

実験の結果、体内に送られる地球の脈が、正常な状態を保ち、病からの回復や、若返りを促すとわかったことから、地球の脈がトータル的な健康維持には基本的に不可欠だと言えるわけです。

地球表面に流れている電気的なパルスを遮断する実験によって引き起こされた生理的パターンの乱れが、いずれは健康障害に通じることは明らかです。

結論としては、私たちの体内時計は、惑星におけるすべての生命の周期的リズムを司《つかさど》る地球の脈によって絶えず調整される必要があるということです。

このような制御された環境下における実験によって、劇的な根拠を得ることができます。

けれども、私たちは地底の生き物ではありません。地上で暮らしているとはいえ、土に直接触れながら生活しているわけでもありません。そこが問題なのです。

私たちは地球の表面から遮断されているのです。あなた自身も、そして、おそらくあなたの周囲にいる大勢の人たちを観察してみると、その遮断されている結果どうなっているかを知ることができるのではないでしょうか。

つまり、いかに病気の人が多いかということです。

その証拠として病の統計を一覧すると、〝つながっていない症候群〟に関係した病名がたくさん見つかるでしょう。

たしかに私たちは地球上に生きているのに、どのようにして地球と切り離されてしまったのでしょうか？

問題は靴にある

あなたが毎日履いている靴に注目してください。

フットウェアのほとんどが、足裏を包むというシンプルな目的から、保温効果や、地面から足裏を保護する目的へと進化しました。

みなさんはきっと精巧にできている靴を履いていらっしゃるでしょう。文化やファッション、行動、ステータスなどが反映されているものであったり、テニスやバスケットボールのスーパースターが履いているようなものであったりします。

実用的な目的に沿わない靴であっても、習慣的に着用している場合がよくあります。

故ウィリアム・ロッシ博士は、マサチューセッツ州の足病医であり、フットウェア産業の歴史家としてよく知られています。彼はその専門分野において、多くの本を書いています。靴によって私たちの足がどうなるか、観察のもとに厳しいコメントを多く書いているのです。

博士は、履物がフットケアには不可欠な要素であると強く信じていて、靴職人が足について理解しておらず、またフットケアの専門家たちは履物について理解していないとこぼしています。「靴を履く人にとって自然な歩行は、物理学的に不可能である」と、博士は１９９９年に発行された『足病学の雑誌』（'Podiatry Management'）の記事で述べています。

「生物工学的にも優れた機能を持つ現在のユニークな人間の足に進化するには、４００万年かかった。それにしても不用意に設計されている履物を身につけて歩くようになったのはほんの１０００年前からである。それによって私たちの自然な元の足の形が変形させられてしまった。足に重圧とストレスを加えるようになり、本来足に備わっている技術的な機能が妨害されるようになった。自然な形を否定したために、頭から足のつま先までの自然で優美な動きを失った」

と、彼はその記事で述べています。

以上のような足の機能に関する問題はさておき、ロッシ博士は「近代の絶縁素材でつくられている靴底によって地面と遮断されると健康上の問題につながる」というような側面まで注目しています。

「足裏は、１平方インチ当たり約１３００もの末端神経で覆《おお》われている」と彼は１９９７年の『フットウェア　ニュース』という雑誌で述べています。

「身体のほかの部分とは比較にならないほど、末端神経が集中している。なぜ足裏にそれほど神経が多くあるのだろうか？　それは地面と我々を接触させるためであり、物理的な地球と我々をつないでおくためである。これを〝感覚反応〟と呼ぶ。したがって足は、地球と体のリンクなのだ。すべての動物の足も人間と同様に多くの末端神経が集中している。地球は電磁気の層で覆われている。これによって人間も動物も感覚反応が与えられている。ほんの数分間、裸足で地面を歩いてごらん。人間も含めて命あるすべてのものは、足や根でその地面からエネルギーを得ている」

ロッシ博士の説明によると、足は一種のレーダーの役割をしていて、あまりよくは知られていないにしても、地球のエネルギーや土の栄養素を吸収する植物の根に類似するという、きわめて重要な機能を備えているということになります。

「地面から足に伝わる波動は、身体の生命力を促す重要なエネルギー源であろう」

と、彼は示唆しました。

身体へ引き上げられるこのエネルギーの源は、磁気だと彼は誤解していたにせよ、言わんとすることはまさに正しかったのです。

私たちの本の中心テーマは、さまざまな周波数で頻繁《ひんぱん》に変動を繰り返しながら形成される自由電子の電気的なエネルギーを、私たちが足から導き入れるということです。それらの周波数が私たちの体内時計をリセットし、電気的なエネルギーを体に供給しているのです。その電子自体は、地球の電位に等しく維持されていて、それが私たちの体に流れ込みます。

アースを引いて安定させることによって正常に機能する一般家電と同じように、ちゃんと身体が機能するためには安定したアーシングで基盤をつくる必要があるのです。

ロッシ博士は、現代の靴底が地面のエネルギーや感覚から私たちを切り離したという事実を嘆きました。足の感覚反応がいかに重要かということです。

彼は以下のように記述しています。

「私たちが履いているフットウェアの底は、事実上、“deadend”（行き詰まり）になってしまった。靴の断面図を見ると、外側、中敷、インソール詰め物材、クッション、ソックスライナーなど、いくつもの層からできている。これらによって感覚反応が完全に遮《さえぎ》られてしまう」

ロッシ博士は、第二次世界大戦後の靴製造について、シンプルな言い方ではあるにしても嘆いています。すなわち、ゴムやプラスチック、石油化学合成物といった新素材が靴産業に導入されたことについてです。

これらの素材が、従来の靴底だった革を、徐々に押しやり、主流になってしまいました。

カジュアルシューズや仕事靴がそのように変身していったように、このごろでは高級紳士靴のメーカーでさえ、ゴムやプラスチック、その他の非伝導性の素材にどんどん切り替わってきています。

伝統的な靴やサンダル素材である革は湿ると伝導性になります。軽くて、柔らかい靴底で、かかとのない伝統的な靴の代表として、〝モカシン〟があげられます。粗くなめされた1枚の牛革と革ひもで足を包むようにできています。

これがおそらく、私たちの足にとって一番理想的な靴と言えます。

その歴史は、1万4000年以上前にさかのぼります。

足と地面のつながりについて、ロッシ博士はもう一つ面白いことに注目しています。

それは官能的なつながりです。

「人間の足は、大地と接するとその豊富な震動と電磁場パワーを得ることができる。それが理由で、大昔から繁殖力と生殖機能と大地のつながりが伝えられている」

1999年に出版されたロッシ博士の『エロチックな足―足と靴の文化誌』(筑摩書房)では、足は性的神経を豊かに備えた一次性感覚器官であり、地面と接触しながら立ったり、歩いたりする一瞬一瞬に地面との知覚的なつながりを保っていると述べています。

「土や草、風、空気、砂、太陽、水に触れると性感が刺激される。そのような感覚は、暖かい日に靴やストッキングを脱いで裸足で草や砂の上を歩いたり、プールの水に足を浸けたりすると感じやすい。きわめて官能的な興奮が駆り立てられやすくなる」

とあります。

世界で最も危険な発明

栄養・健康産業界で有名な講演家であり、執筆家でもあるデビッド・ウルフ氏は、こう述べています。〝ふつうの靴〟がおそらく、世界で最も危険な発明だと。20年間のライフスタイルの研究から、「地球が持つ癒しのエネルギーから切り離された我々の生活で、靴が炎症や自己免疫疾患の最も破壊的な犯人だ！　靴を履いてごらん、免疫力がなくなるんだよ」

史上最大の医学実験？

マリカ・スボロス（南アフリカの主要経済新聞の記者で健康コラム担当）さんは、２０１３年5月29日付の『ビジネス・デー』という新聞の記事で以下のように述べています。

「我々が合成底の靴を履いて地面と切り離された生活をするようになったのは、実に第二次大戦後である。気づかずに毎日、非伝導性の靴を履いている何十億もの世界の人々を対象に試みた、かつてない最大の医学実験であろう。深刻な結果を招く危険に我々の中で誰が気づいているだろうか？　たしかなことして言えるのは、自己免疫疾患を含む、我々の免疫系に関連した疾病率が急増している。なかでもがん患者数は特に激しい」

糖尿病も靴に関係しているのだろうか？

これに関しては、１３０、１３１ページをご覧ください。

現代建築もベッドもダメ⁉

私たちの家や仕事場を含む生活の場の大部分が、地球の癒しパワーである電子を遮断する非伝導性の現代建築でできています。

あなたは、1日のうちどこで一番多くの時間を過ごすか、考えてみてください。マンション、一軒家、それとも地面から遠く離れた高層ビルにあるオフィスの中ですか？

こういった建物は、木材が積み重なり合い、また合成のカーペットやビニールが床を覆っています。土間やセメント、大理石などの石を敷き詰めた床で生活をしない限り、その下にある素晴らしいものを受け取っていることにはなりません。

地面から離れた高層建築物の中で生活したり、働いたりしていることが健康によくないかどうか、という点についてはあとで議論するつもりです。

靴や家と同じようにベッドもまた進化しました。

私たちの人生の3分の1の時間を費やしている睡眠中でさえも、今では地面からずっと離れているのです。

地面よりももっと高いところにある住居の中の、さらに高く持ち上げられた気持ちよさそうなベッドで、ぞろぞろ這《は》ってくる虫がいないところに寝られたとしても、寝返りを打ちながら多くの人々が不眠症に悩まされているのです。

ベッドを高く持ち上げるという習慣は、紀元前3000〜1000年くらいの青銅器時代に、古代エジプトのファラオやその関係者の裕福な人々の間から始まったという記録があります。

服装や寝床はその時代から何世紀も経て変化していますが、床から4本の脚に支えられたベッドの上で眠るという習慣は、変わっていません。

しかしながら、古代エジプト時代以前は、人間はもちろん、洞窟の中とか乾燥している場所を選んで地面の上に互いにすり寄るようにして夜を明かしていたようです。

信じがたいことですが、この現代という時代でも、まだ洞窟の中で生活している人々はいるのです。たとえば、中国北部の山岳地帯で暮らす人々などはそのよい例と言えるでしょう。

彼らは約4000万人いると推定されていて、地球に包まれるようにして生活しています。地球のエネルギーに囲まれながら、それでもケーブルテレビが通っているということです。

人類学者たちによって、南西テキサスで9000年ほど前の草の寝床が発見されたと報告されています。ちょうど心地よい高さにまで積み上げられた草が穴を埋めていました。藁《わら》か草か、羊の皮のような自然の素材でできていて、人間が発汗することでそれらが伝導性となり常に地球の電子を通すようになっています。

このような寝具は、今日でも世界中の温帯地域で暮らす先住民文化特有のものです。

1999年付のサイエンスニュース（オンライン）の記事には、「伝統的社会の大人は、分厚いスプリングが入ったマットレスではなく、たいていは敷物や地面に直接肌を接触させて眠っていた」と書いてあり、専門家の間では睡眠パターンや不眠症、夜行性の脳活動を研究するうえで、これを一つの手がかりとしています。

地球との関係を取り戻せ！

私たちの話は、19世紀のイギリスの生物学者T・H・ハクスリーが抱いた大いなる疑問である〝人間と宇宙と大自然の関係性〟へと導かれます。1969年にフランス人の農学者マテオ・タヴェラは、それに対するユニークな答えを一連の挑発的な仮説をもって1冊の分厚い本の中に著しています。

「この惑星の私たちがいる場所は、人間を含めてすべての生命が自然の電気的な力によって管理されている領域である」

と彼は主張しています。

農学とは、生物学、化学、エコロジー、地球科学、遺伝学といったような科学を組み合わせて応用する分野です。タヴェラは長年農業を実践しながら、自然を注意深く観察したうえで、「人間は自然から分離されたことによって退化と病という莫大な代償を払わなければならなくなった」という結論を下しています。

フランスで『聖なるミッション』（'La Mission Sacrée'）というタイトルで出版されたタヴェラの本では、今まで注目されたことがなかった、植物や動物、人類を含む地上から空までのすべての生き物の、電気的な関係性が重視されています。

タヴェラは、この惑星の生命はみんな上からと下からの継続的なエネルギーによって制御されていると述べています。

また、私たちの体は自然によってそのエネルギーをやりとりするように設計されているというふうに、このフランス人は捉えているのです。私たちの体をアンテナと見なしなさい、と彼は述べています。

「分離された床、化学繊維の衣服、ゴムの靴底といったあまりにもおせっかいすぎる近代化生活様式によって、電気的なつながりが弱くなっているか、あるいはまったく遮断されていることによって、慢性病が増えだしたことは明白である」

と、タヴェラは嘆いています。

化学物質が含まれていない自然食を食べて、きれいな空気を吸うことがもちろん健康にはよいのですが、『聖なるミッション』の中で彼は、そこに母なる地球と再びつながることの重要性を語っています。

「人間は誤った方向に歩み続けている。人体が健康バランスに必要とする電気的な関係を見出せないのなら、いくら自然が寛容であっても限界がある。地球と再びつながることがいかに大切か、人間は動物世界をよく観察して見習うべきだ」

とフランスの自然主義者は述べているのです。

「家畜として飼われている牛は、野生の牛と比べると体温が通常低くなっている。これは、非伝導性の建築材料で建てられている小屋によって、地球の電気的エネルギーがほとんど遮られているためである。牛たちを野原に放牧すると、たとえ天候が悪くても夜が寒かったとしても、とても元気にしている。

鶏に関しても同様の事実がある。自然に放し飼いされている鶏は、病気にはかからないが、小屋で飼われている鶏は薬を与える必要があるのだ。ウズラもまた同様で、野生のウズラは、どんなに冬が寒くても小屋で飼われているウズラのように特別に温めてやる必要はない」

と、タヴェラは語っています。

「犬の場合も、自然に逆らって土に接することのない、飼い主である人間と同じような生活を長く続けていると、健康を損ない、獣医の世話になることが増えるだろう。野生動物の衛生状態は、人間の土への介入がない限り、最高に保たれている。

我々の目には一見、自然界がたとえ不快に見えたとしても、野生動物が病気を知らないことからも、自然の力は想像できるだろう。野生の動物は常に地面に接しているので、単独でも生きながらえることができる。人間も少しはこの点を理解すべきである」

これはマテオ・タヴェラが、適量の電気的エネルギーを生活に取り入れた結果、知り得たことです。彼は私たちの現代生活様式に応用可能な地球電気の取り入れ方を本の中で提案していて、それには以下のような内容が含まれています。

◎　素足か、少なくとも伝導性の履物で、アスファルトの道ではなく、自然の道を歩くこと。そうすることで、自分の感情や健康状態が変化するだろう。毎日が楽しくて、イキイキとした気分になれるだろう。
◎ 体のどの部分であれ、直接自分の皮膚を土や草、自然の水（湖、小川、海など）に接触させる機会を多く持つこと。特に湿っている庭の草や芝生は、完璧な伝導体である。
◎ 木の幹にもたれると、木の電気を多少受け取ることができるので、健康にとてもよい。
◎ 湖や川の水、また特に塩分のある海水に浸かることはとても健康によい。できれば素足で水の中を歩くのがよい。その経験があるのなら、睡眠や食欲が改善され、気分もよい状態になるのが実感でき、神経系によいことがわかる。地球につながって電気的な交換ができるようになると、再び人間らしく健康的な状態が感じられるようになる。

マテオ・タヴェラは、環境と宇宙と私たちとの関係性について考えさせられる素晴らしい本を書きました。英語テキストに訳されている彼の本をお読みになりたい方は、www.earthinginstitute.net を検索してみてください。彼の言葉は、私たちと自然とのつながりに関する大きなインスピレーションを与えてくれることでしょう。

何よりも素晴らしいのは、タヴェラによる健康に関するコメントが、ある人物によって実証されたことです。

その人物は、由緒ある家系の科学者ではなく、ケーブルテレビ関連の仕事をしています。その人のいたって個人的な経験をこれからお聞かせいたしましょう。

アーシングのすすめ

［その2］

アマチュア科学者と心臓病学者の運命的な出会い

第4章　アーシングに気づいた一人の男［クリントン・オーバー物語①］

始まりはどん底から……

1993年に49歳を迎えた私は、成功者として最高の気分でした。

私は苦しく長い道のりを経て、やっと地位を得たからです。

そもそも私は農家育ちです。小さいころから牛を追いかけたり、干し草に囲まれたりして暮らしてきました。

夏は蕪《かぶ》や豆畑の長い列の間を裸足で歩きながら、よく草むしりしたものです。

私が10代のときには、父が白血病を患《わずら》って他界しました。そして、あとに残された母と私たち6人兄弟が、農場と作物の世話をすることになりました。

私は長男だったので、学校を中退して残された家族のために自営農業を継ぐことを余儀なくされました。

当時は、そのような境遇に置かれたのは、私だけではありませんでした。けっして珍しいことではなかったのです。

1960年になると兄弟たちはすでにみな成長していたので、私は前々からの大都会で暮らしたいという夢を叶《かな》えるために、生まれ育った土地を離れるべきだと思いました。

結論を先に言うと、私は始まったばかりのケーブルテレビ企業関連で働くことになりました。

当時私が住んでいた地域では、まだ2つしかテレビチャンネルがありませんでした。1つは政治的に右翼偏りで、もう一つは左翼偏りでした。このような理由で、当時誰もが得ることのできた情報は、どちらにしてもきわめて偏ったものでした。したがって、ケーブルテレビの未来の可能性を私はすばやく見抜くことができました。

そして私は、モンタナ州全域にケーブルテレビを普及させ、販売するという仕事を意欲的に行った結果、大成功することができたのです。

私も自ら電柱によじ登ってドリルで穴をあけたり、アース棒を接地したりしました。

また、各家庭にテレビ回線を設置したりもしました。私は地域のテレビ局の技術士として数年間仕事をしたあとに、デンバーのある会社の全国マーケティング部の部長として抜擢されました。

その会社は、まもなく合衆国において最大のケーブルテレビの配信会社に発展し、最終的に今日のＡＴ＆Ｔという大企業に買収されました。

そして、１９７２年より私は独立して、ケーブルテレビおよびテレビ放送局、マイクロ波通信の技術開発を専門とする会社を設立したのです。

私の会社はケーブルテレビ供給と設置サービスにかけては、合衆国市場最大に成長しました。わが社と契約を結んだ設置サービス陣が全国に広がりを見せました。ケーブルが通ることになった市町村が生まれるごとに、10～１００人の作業員を送り込みました。

彼らは、回線を希望する家々をくまなく回りました。作業が終わると、彼らはまた別の町に移動しました。数年後にわが社は、国中の何百万もの家庭にケーブル回線を設置することができました。

私はインターネット時代が訪れる以前に世界中の通信社からのニュース報道をパソコンに取り込むための、世界初の試みとなったケーブル・モデムの開発に協力しました。

ケーブル・ニュースネットワーク（ＣＮＮ）、ホーム・ボックス・オフィス（ＨＢＯ）、その他ケーブル・ネットワークを生んだ、創立者であるトップの人々と仕事をしていたのです。

私は企業家としてかなりの成功をおさめ、何不自由のない生活を送っていました。

私の持ち家は、デンバーとロッキー山脈の絶景を３６０度見渡せるコロラド州の山の頂に立っていて、５０００平方フィート（１４０坪）の広さでした。家の中は、さまざまな芸術品や高額品で満ちていました。けれどもそのような生活は、１９９３年に崩壊してしまいました。

なぜなら、不摂生がたたり、私の肝臓にかなり深刻な腫瘍《しゅよう》が何個もできてしまったからです。

自分の肝臓の80パーセントが危険にさらされました。そしてそこからの感染が、体中に広がっていました。すべての臓器が、正常に機能しなくなりました。

私は、医者から命の危険を覚悟するようにと、告げられました。そして、医者たちから身のまわりを整理するようにすすめられました。

そんなとき、一人の若い医者が、「まだ生き残るチャンスはある」と告げてくれたのです。

その医者が提案してくれた方法は、実験的なほんの小さな希望でした。つまり、ダメになった大半の肝臓を手術で取り除くことだったのです。たしかにあまり期待できそうもなかったのですが、それしか道は残されていませんでした。私は同意しました。

手術後28日間、私は病院で苦しみと闘いながら治療を受け、それから帰宅が許されました。私は次第に回復し始めました。3～4か月後には、少し歩けるようになりました。

半年が過ぎたころには、1マイル（約1・6キロメートル）くらい歩けるようになりました。驚いたことに、9か月も経たないうちに、私の肝臓は元どおりの大きさにまで回復しました。

自分探しの旅へ

完治への長い道のりを歩んでいたある朝のことです。私は目覚めてからすぐに、外に目をやりました。澄み切った青い空、そして木々は今まで見たことがないほどイキイキと美しい緑の葉をつけていることに気づきました。

その瞬間に私はそれまでにまったく味わったことのない気持ちのいい感覚になったのです。あらためて自分が生きていると、実感できたのです。

同時に、自分の家も山ほどの所有物も何もかも、何一つとして実際には自分は所有していない、ということに私は気づきました。逆にそれらの所有物が私を所有していたのです。

それまでの私の人生はと言うと、すべて自分の所有物を守ることに気をとられていました。蓄積することや貯めること、管理すること、そして、もっとたくさん得ることが人生に大事なことだと思っていたのでした。

また、別の角度から見ると、まるで自分の成功を見せびらかすことに人生を費やしてきたように思えたのです。自分が築き上げたものによって、自分自身が奴隷にさせられていたことに、私は気づきました。

その瞬間に私は自由の身となり、自らを解放することに決めました。

私は物以外に自分の人生を満たすことができる何かを探し求めようと決意しました。

私は「もうこんな人生はまっぴらだ」と、自分自身に向かって大きな声で叫びました。

「何かほかのことをやりたいのだ。残された人生を何かもっと価値のあることや目的に費やしたい」と自分自身に言い聞かせたあと、子供たちを呼ぶことにしました。

みんな大人に成長して国中のあちこちに散らばっていたので、私は全員集まるようにと、みんなに声をかけました。彼らが集まると、好きなものを全部持って帰ってほしいと私は頼みました。残ったものは誰かに譲ってしまうと告げたのです。

私は家を売却し、ビジネスも社員たちに譲りました。

そして私は、ＲＶ（レクリエーションやキャンプなどで活用される移動交通手段と居住空間を併せ持つ乗り物）を購入し、ごくわずかな必需品だけを積み込んで旅立ちました。

４年間ほど国中を運転して回りながら、自分自身と、そして自分の使命を探す旅に出たのです。

途中であちらこちらに住んでいる私の子供たちを訪ねもしましたが、ほとんどの時間はただ何もせずに過ごしました。ある場所まで車を運転して向かってはそこに車を止めて、何かが起きるのを待ちました。

そして、１９９７年のある夜に私はフロリダ州のキー・ラーゴに辿り着いたのです。そこで私はとうとう焦《あせ》りが募り、イライラしてきました。なんの啓示も受けることができなかったからです。

私はまったく自分の生きる目的を明確にすることができなかったのです。私はキー・ラーゴで数か月を過ごしました。じっと座りながら海の向こうを眺めていました。自分の心の導きを祈っていたのです。きっと何かが待っているはずだという直感はありました。それからＲＶに戻ってくると、ある言葉がふと心の中をよぎったのです。私は思わずその言葉を紙に書き留めたのを憶《おぼ》えています。

それは、「対極の電荷になれ」というひと言でした。

私にとってそのときの対極の電荷といえば、人に関わることで相手に刺激を与え元気づけることです。ちょうど、また人々と関わり合いたくて、我慢できなくなってきていたのはたしかでした。

そして2番目に私が書いたのは、「決まりきった物事の考え方は敵である」という言葉でした。

しかし、その意味は自分でもよくわかりませんでした。ただし、何もしていない自分の現状にうんざりしていたことは間違いありません。ただそれだけでした。私はなぜか、その2つの言葉が走り書きされた黄色いメモ用紙を、大事にとっておきました。それらの言葉が何を意味するのか、私はまったくわからなかったのです。

次の朝を迎えるころに、地球そのものが私に何かを伝えようとしているのではないかと、奇妙な考えが私の脳裏に浮かびました。

それにしてもいったい何のことかわかりませんでした。しかしながら、何かを強く訴えているのだと感じました。その答えを求めて、ともかく西へと向かうべきだと私は直感的に思ったのです。

私はロサンゼルスまで車を走らせましたが、そこはあまりにも騒然としていたので、そのあとツーソンとフェニックスに向かいました。しかしながら、どちらの場所も私にはピンときませんでした。

ですから私は北へと車を走らせ、ある夜、10時にセドナに到着しました。

私は小川のほとりのRVリゾートに宿泊することにしました。

翌朝まわりを見渡しながら、あまりにも美しい大地の景色に私は圧倒されてしまいました。その光景は、心の真髄に語りかけてくるものでした。自然界とのつながりを大切にするアメリカ先住民文化に触れながら私が育ったモンタナ州の片田舎を思い出させてくれました。

「自分が探し求めているものが見つかるまでは、ここに留《とど》まろう」

と、私は自分に言い聞かせました。

そのときから2年近く私はそこに滞在しました。

私は現地の多くの芸術家やギャラリーオーナーと友達になりました。私は趣味と実益を兼ねて、町のあちこちのアートギャラリーを訪ねては、芸術作品に触れることに多くの時間を費やしたのです。

そのような生活をしていた1998年のある日、ついに私はひらめきました。

ある公園のベンチに腰を掛けて、自分の前をひっきりなしに通っていく世界のあちこちからやってきた旅行者たちをじっと眺めていたときでした。そして、なぜかわからないのですが、それぞれの観光客が履いているさまざまな靴に目をやっていました。そして、ゴムやプラスチックでできている分厚い靴底の運動靴が多いのに気づきました。そのとき私も、同じような靴を履いていました。

すると、何気なくこんな考えが浮かびました。「私も含めてみんな、私たちの足の下にある大地の電荷と切り離されている」と。

私は静電気についてと、もしかすると、そのように絶縁させられていることが健康に悪影響を与えているのかもしれないと思い始めました。どうにかして答えが得られないものか、と私は考えました。このような概念が、私の頭の中にどこからともなく入ってきたのです。

私はテレビ局にいたり、ケーブル業界の仕事をしたりしていた時代のことを思い出しました。

ケーブルが導入されるようになるまでは、テレビ画面にたくさんの斑点が映ったり、ノイズが入るのはふつうでした。雪が降っているように見えたり、横線が入ったりするのは、みな一種の電磁妨害を受けているからでした。

このような現象を知らない時代に育っている方は、車のラジオを思い浮かべてください。電線の下などを車で走ると、ラジオの音がひび割れたりしてちゃんと流れません。そのような電波障害によく似た現象なのです。

ケーブルの仕事においては、各家庭にケーブルを設置する際に、不必要な電磁信号や電磁界から保護するため、全ケーブル装置にアースを接地する必要があります。

それでテレビを見ている人たちに完璧な信号と、はっきりとした映像を提供することができるのです。

さらには、周囲の環境に信号がもれることもなく、警察の無線やほかのテレビ局の電波を妨害するようなことも起きないわけです。

ケーブルは、内部が銅伝導体と絶縁層と外部のシールドから成り立っています。そのシールドは、電気的に地面に接続されています。そうしてアース（接地）されているので、地球は電子を供給するか、あるいは吸収することができるので、電荷による損傷を防ぐことができます。

すべてのケーブルシステムは、アースする必要があり、地球の表面と同じ電位が保持されなければなりません。

静電放電とは？

静電気とは、我々誰もが経験することであり、火花を飛ばす一種の感電現象です。

たとえば、カーペットが敷かれた部屋を歩いて反対側の金属製のドアの取っ手に触れたり（イラスト参照）、車のシートに腰を掛けながら、少しずらしたりしたときなどに起きやすい現象ですが、たいしたことはありません。

しかし、ある専門的分野においては、まさにとても大事なことです。数世紀前に軍隊は火薬庫の点火を防ぐために、静電気制御手段を用いなければなりませんでした。今日では石油業界が同じ手段を必要としています。静電気による突然のスパークによって爆発につながる危険性があるからです。

今日のエレクトロニクス産業では、静電放電（ＥＳＤ）は、きわめて精密にできている電子部品やマイクロチップなどの破損を引き起こし、それによる損害は毎年数十億ドルにも上ります。ＥＳＤは、製造費、製品品質、製品信頼性や収益に影響する問題です。静電気制御を導入している産業を見渡すと、リストバンドや靴製造業界、さらには、広範囲に伝導性の床張り材料を使用している電機製品製造

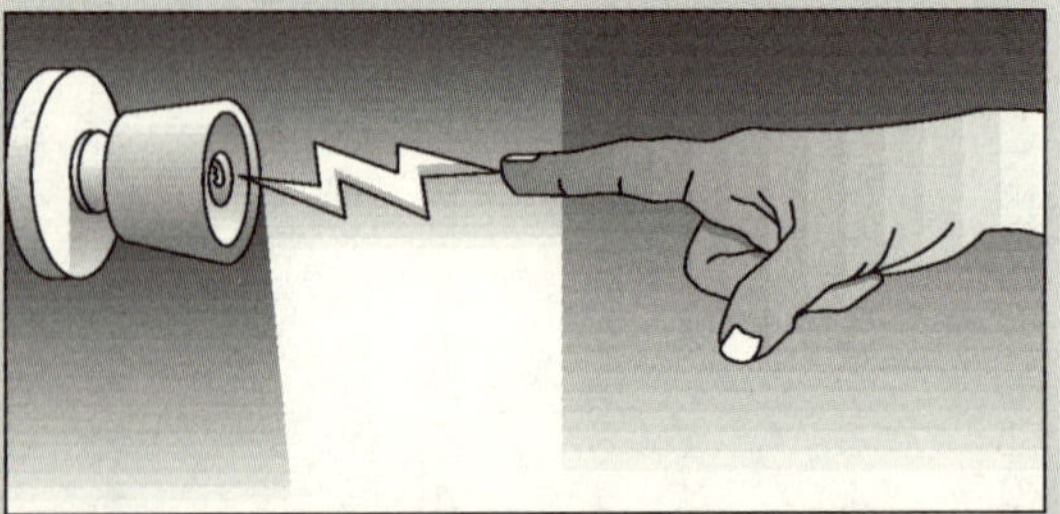

ドアの取っ手に近づく指先から出ている静電気

産業などがあげられます。破壊的な電気チャージを妨げることを使用目的としています。

冒険の始まり

当時の私は何も気づいていなかったのですが、まったく予想外の方向へと人生が新しく生まれ変わろうとしていました。

そして目覚めている間、ほとんどすべての時間を私はそれに費やしていたのです。

あれから十数年経過した今でもまだ同じです。

ほんの些細《ささい》な疑問を抱いたことから始まりました。それは、「私たち誰もが履いているゴム製かプラスチックの靴底が、地面から私たち自身を絶縁させているので、それが健康に影響しているのではないか？」という疑問でした。

当時の私は腰の手術の後遺症で、ずっと痛みを抱えていたので健康に特別に関心を抱いていました。熟睡することは、まず無理でした。私は寝る前と朝に必ず痛み止めを飲むことによって、やっと1日を過ごすことができたのです。その痛みの度合いによって、ほかにも別の鎮痛剤を服用していました。

私は人体が伝導性であることを知っていたのです。すなわち、人間の体は電気を通すということを。それは何も電気について学ぶほどのことでもなく、単なる生きていることの証《あかし》です。

特に乾燥している日にドアの取っ手に触れると、そのつどパチッと電気を感じることは誰にでもあります。人間の体は布で覆われている家具に触れたり、カーペットの上を歩いたりするだけでも常に静電気が起きます。

自分自身をアースしてみた

あのとき、公園のベンチに座って通り過ぎる人々の足下を観察しているうちに、この現代的な世界で暮らしている私たちは、ほとんど、あるいはまったくと言ってよいほど、地面に接触することがないということに私は気づきました。

たとえば、東南アジアやアフリカ、南米のような熱帯地域の人里離れた場所に暮らしている人たちのほとんどが、裸足で歩き、地面の上に寝たりもします。彼らはグラウンディングできています。

私は自分自身に問いかけていたことへの回答を、とうとう得ることができたのです。

私は自分が借りていたアパートまで電圧計を取りに戻りました。電圧計によってあらゆる電気器具と地面、あるいは電気回路の異なる2点の電位差を測定することができます。

私は電圧計に15メートルほどのワイヤーを接続し、そのワイヤーを居間の外へと引いていきその先にシンプルな接地棒を取り付けて土の中に差し込みました。

それから私は地面から絶縁されている部屋の中を歩き回り、自分の体の電位を測定しました。1歩ずつ足で踏むごとに体の静電気の量が異なるという数値を簡単に測定することができました。

最も興味深い発見は、私の体の電磁場（EMF）の変化で、私がランプに近づくとボルトが上がり、遠ざかると下がることでした。私はリビングやキッチンのすべての電気器具でこのような実験をしました。

私の体のEMFに変化を起こさせなかったのは、唯一冷蔵庫とパソコンでした。なぜなら、それらはアースされていたからです。

私たちの肉体のEMFに電気的な影響を与えないためにもすべての電気器具にアースを設置しなければならないということが、私はケーブル関連の仕事に以前携わっていたことから、すぐにピンときました。

次に私は寝室に向かいました。ベッドに横たわると、私の体の上でEMFの電圧は最高水準を示しました。すなわち、私の寝室は、家の中でも最も電気的に活発なエリアであることがわかりました。ベッドは壁に沿って置かれていて、その壁の中は隠れている電線でいっぱいです。

そこで私は、もしかするとそれらのEMFが、私が常に熟睡を妨げられている原因ではないかと考えました。このような疑問から、私の好奇心は実に掻き立てられました。

翌日、私は金物店に行き、配管工事用の金属製のテープを購入しました。そのテープを格子網のようにベッドの上に貼りめぐらせました。私はクリップをそのテープの端に取り付けて、ワイヤーをクリップに接続しました。そして、そのワイヤーの端にアース棒をつけてから窓を伝って外へと垂らし、地面に差し込みました。電圧計がついているアースとよく似たものができあがりました。

そのようにして再びベッドに横たわると、メーターがほとんどゼロを示していることに気づきました。すなわち、外の地面の上に直接横たわっているのと、まったく変わらない状態になったということです。

私が設置したすべてのケーブル装置のように、私の体自体がアースされました。そのベッドに横たわりながら、電圧計をいじっていると知らない間に眠りについてしまい、気がついたのは翌朝でした。電圧計が胸の上にそのままありました。

私は誘眠剤を飲む必要もなく、深い眠りにつくことができたのです。何年ぶりだったでしょうか。しかもまったく身動きもせず、一晩中ぐっすりと眠ることができました。「なんと素晴らしい！」と、私は思いました。

実に面白いことが起きたのですが、それにしても、実際にその意味を理解してはいませんでした。

私は次の晩にも同じ実験を繰り返しました。その夜もまた誘眠剤なしで寝入りました。その翌日も、また次の日も同じことが続きました。

アーシングで熟睡できる⁉

そのような状態が数日間続いたので、私はそのことを友人たちに伝え、彼らのベッドにも同じように金属製のテープを貼ってほしいかと訊ねました。

そんなシンプルな行為が、私が人々をアーシングに導く始まりだったのです。ただ何気なくしたことでした。

そのように私がしてあげた友人の一人は、「いやあ、何かが起きているみたいなんだ。ぼくの関節炎の痛みがずいぶん楽になったよ」と、私にこう言ってきました。

そのとき私は彼の言ったことをあまりよく考えませんでしたが、そう言われてみれば、2日ほど経ったあと、私自身の慢性痛もたしかに軽くなっていました。痛み止めの薬を、もはや必要としなくなっていたのです。それにもまして、全般的に気分がずっとよくなっていました。

私は生物学についてはなんの知識もないので、神経や筋肉がどのように働くのかよくわからなかったのですが、概念的にようやく理解し始めたのです。

私は、人体とケーブルテレビとの類似点があるかもしれないと思い始めました。ケーブルには、何百という情報チャンネルが流れています。それと同じように、人間の体には無数の神経や血管、そして電気信号を導く回路が流れています。そして、肉体がグラウンディングされると、体内回路を電気的に邪魔する〝ノイズ〟の侵入を防ぐのではないかと、私は考えました。

人体がグラウンディングされていないと、常に私たちは寝室やオフィスや、あらゆる場所の電磁場と静電気にさらされているのではないかということを、私は理解し始めたのです。私たちがグラウンディングできていると、そういった影響を受けることはないのでしょう。

グラウンディングを行ったために電気的チャージが取り除かれ、私も友人たちも全員熟睡できるようになり、また気分的にも以前よりもずっとよくなりました。6人ぐらいの友達を、アーシングしてあげたことでみんながよく眠れるようになり、また、体の痛みをやわらげることもできたので、私自身もとても気分がよくなったのです。みんな喜んでくれたので、それが私をモチベーションの高いハイな状態にさせてくれました。

私の心はますますやる気で満ちてきました。ひょっとすると偉大な発明に導かれたのではないかと、ついに思えるようになり、さらによく追求する価値があると考えました。

私は幅広くあらゆる分野を探求しましたが、グラウンディングと健康に関する情報をあまり見つけることはできませんでした。

1999年ごろは、まだインターネットも今日ほど普及してはいませんでした。まだ目新しくて何も情報は見つかりませんでした。私は、アリゾナの文献豊富な大学の医学図書館で調べましたが、そこでも何も見つかりませんでした。しかし、いくつかのアメリカ先住民の民話を知ることはできました。私は幼少時代をモンタナ州で過ごし、そこにはインディアン居留地に住む友人が大勢いたことを思い出しました。

すると、あることが鮮明に私の記憶によみがえってきたのです。私のある友人でしたが、彼の姉妹がひどい猩紅熱《しょうこうねつ》にかかってしまったのです。彼女はとても重症でした。すると彼らの祖父が地面に穴を掘ってからその少女を穴の中に置きました。そして彼はその少女を温めるように穴の周囲に火を起こし、ほとんど動かず眠り続ける少女のそばで数日間を過ごしました。そうしているうちに、少女の容態はずっとよくなりました。

裸足で歩こう！

私はもう一つ思い出したことがありました。

幼いころ、学校の帰りにある友人の家を訪ねると、その子の母親が靴を脱ぐようにと言いました。「靴を履いていると病気になるよ」と、彼女が言っていたのを思い出しました。

そのときの私は、変なことを言うなあと思っていたのですが、アメリカ先住民たちのしていることは、私たちがふつう教えられることとは違っていたのを私は思い出しました。彼らの自然に対する知識は、私たちが教わったことよりもはるかに素晴らしく、常にちゃんと理屈の通る意味があるのだと、あとになってから私は理解しました。

心地よいことが理由で、裸足を長い間守り続けている人たちのことについて私は知りました。

地球の表面を靴下も靴も履かずに裸足で歩くことを、意図的に実行している人たちの協会が世界中にあるということです。

彼らの経験と、それに加えて生体力学の分野における医学研究からすると、足腰の多くの問題は、靴を履くことが原因で引き起こされていることが多いと強く示唆しています。つまり、人体の自然な動きが、靴を履くことによって無理が生じたり、ストレスが引き起こされているというわけです。

この著明な例としては、素足のランナーがうまく成功しているように思われることがあげられます。北アメリカにおいては、裸足で走る人たちと比較すると、靴を履いて走るランナーたちの負傷頻度が高いことについて説明がつくかもしれません。たとえば、研究家たちは裸足で走る人たちの関節への負担がより少なく、また靴底が薄いほど筋膜とむこうずねの負担が少ないことを発見しました。それにしても、以上のようなことは私が探していた情報ではなかったのです。

私はやっと、少し手がかりとなる情報を得ることができました。

それは、静電放電についてと、コンピュータを組み立てたり、電子チップ製造に携わる人々が、製品に破損を加えないために彼らがアースされていなければならないことに関係した情報を見つけたのです。しかし、それだけでは十分ではなかったので、私は探し続けなければなりませんでした。

さらには、私が自分のベッドをアーシングして、これを私は〝グラウンディング〟という言い方をしていますが、そのようにして寝ることによって身体に害はないかどうか、ちゃんと調べなければなりませんでした。

電子工学の専門家に訊ねてみると、その概念は完全に安全であると言って私を安心させてくれました。

これについて考えていただくと、アーシングされた状態でいることは、歴史からしても生態系にとってたって自然な状態であるということがわかります。むしろ、地球と切り離されていることが不自然な状態なのです。

しかしながらこういったわずかな知識だけでは、自然的なグラウンディングの欠乏から引き起こされる健康上の影響があるのか、ということに関する具体的な情報はまだ見出すことはできませんでした。

第5章　アマチュア科学者でいいじゃないか！［クリントン・オーバー物語②］

人生最高の日と最悪の日……

私の気持ちは、まるでジェットコースターに乗っているようでした。

私はある結論に達しました。

それは過去も現在もアーシングと健康の関係性について研究した者は、誰一人としていないということです。

私は関連情報を見つけ出すことはできませんでした。それに関して私以外誰も知らないと気づいたときは、人生最高の日が訪れたと思いました。なぜなら、自分は大々的に社会貢献できる重要なことを発見したと感じたからです。

私はついに自分の使命を見つけました。そして、私しかそのことに気づいていないのです。しかし、その幸福感も長くは続きませんでした。発見とは、おそらくそんなものでしょう。きわめて意味深い理解やブレークスルーに1人で到達したとしても、誰がそれを受け入れてくれるのだろうかと、じわじわと自信喪失が襲ってくるものです。

私の場合は、このことについて語る相手の誰もが、私のことを狂っていると思ったのです。誰も私の話を真面目に受け止めてくれませんでしたし、また、誰もそれに関する知識を持ち合わせていませんでした。

どんなに私が熱心に説明しても、返ってくるのは無関心か、否定的な反応ばかりでした。「誰がそんなことを言っているのかね？」と言わんばかりに、人は確たる証拠を求めました。誰もが、科学的に検証できることを求めているのです。

地面が痛みを楽にしてくれて、よく眠れるようになると吠《ほ》えたところで、私は元ケーブルマンにすぎないのです。私はいったい何を知っているんだ？　私の肩書は？　このようなことで私は、人生最高の日から早くも最悪の日を迎えることになりました。

私がセドナでとても落ち込んでいた1999年のある日、私がアーシングしてあげた友人と座りながら話をしていました。彼はとても体調がよくなり、人生が変わったと私に語ってくれていました。そう聞かされたとたん、私に再びやる気が湧いてきました。

「ぼくもこのおかげでずっとよくなったよ。ほかの人たちもみんな同じことを言ってくれる。明らかにこれは本物。でっち上げなどではない。ひょっとしたら、というレベルではないことはたしかだ。ただはっきりとした答えを見つけなければならないのだ」

と、私は彼に言いました。

私は新たに決意を固め、荷物をまとめてから自分のRVに乗って、カリフォルニアへと一路向かいました。まるで自分が、謎を解こうとするアマチュア探偵のように感じられました。そこで数か月過ごせば、きっと誰か専門知識のある人物が見つかり、そして私にもっと教えてくれて、いかにこれを検証することができるか、はっきりするだろうと期待に胸を膨《ふく》らませました。

相手にされない日々

南カリフォルニアに到着して、最初に私がしたことは、睡眠に関する研究をしている専門家たちにぜひとも関心を抱いてほしいと試みたことでした。

何か所かに私は電話をし、また直接訪ねて行くこともしました。

私は自分自身について、以前電気関係の仕事に携わっていて、睡眠と痛みに関する興味深い発見をした者だと紹介しました。「劇的な結果に導かれたので、自分の見解を誰か専門家に確認してほしい」と私は言いました。

私はそのような専門家たちにアプローチしている際に、ずいぶん前にロバート・ハインラインという有名なSF作家が書いた、『見知らぬ土地の知らない人』（邦題：異星の客）という小説のヒーローになったかのような気さえしてきました。というのも、まったく別の惑星にでも辿り着いたかのような世界だったからです。つまり、私は彼らの専門用語がわからなかったうえ、彼らもまた私がふだんしゃべっているようには語らなかったからです。

　私がやっとのことで科学者や医者のオフィスに足を運ぶことができるようになったとしても、どんな気持ちでいたか想像してみてください。

　彼らのオフィスの壁には、表彰状や卒業証書がいっぱい掛かっていました。誰もが自分の分野の専門家になるまでに何年もかけて努力を積んできています。そして、私といったら、そういった分野のいかなる専門知識も持ち合わせていないのです。

　彼らは、私が聞いたこともない生物学用語を使って語りました。彼らとの会話を、私自身が理解できる電圧とか電界、アーシング、そして肉体の正と負の電荷などといった電気専門用語に切り替えると、私が彼らの話を聞いている状態と同じくらい、彼らはまったく理解していない様子でした。したがって、コミュニケーションがまず問題となりました。

　そしてもう一つの問題は、ほとんどの科学者や博士たちは、私の研究のように科学的に検証がなされたり、理論立てされたりしていないことに関しては、自らの名前を貸そうという気は毛頭ありませんでした。

　ある科学者は私を完全にバカにして笑いました。


「釘を地面に差して、それをメタル製のベッド敷きに接続させて、その上に人々を寝かせると痛みが取れると、君は真面目に信じているのかね？」

　と、彼は私に言いました。それが『ニューイングランド医学ジャーナル』誌に記載されても自分は信じないと、彼は言い切りました。

　たとえ私が言っていることが真実であるとしても、靴を脱いで裸足になることで回復するという無料の方法を、どうして患者に教えられようものかとある医者は私に言いました。

　また別の人は、体をアーシングさせることに関するすべての公の研究データを揃えれば、考慮してもよいと言いました。私はその人に、研究データがまったくないので検証してほしくて来たのだと説明すると、その人は、誰かがグラウンディングの効果を立証したら戻ってくるようにと言いました。

　そして、私の話に興味を示したある人は、そのような研究にどれほどの時間と費用がかかるか考えたことがあるかと、逆に私に訊ねました。たとえ実際の科学的データを揃えて発表するにいたるまで辿り着けたとしても、５年間という月日と500万ドルという研究費用がかかるだろうと言いました。

私がアプローチした専門家たちはみんな丁寧に対応してくれましたが、誰も興味を抱いてくれませんでした。私に「幸運を祈るよ」と、そう言ってからみんな私を送り出しました。このようなことで、私自身がまず自ら研究を始めなければならないきっかけとなったのです。

アマチュア科学者の第一歩

睡眠に関する研究をしている専門家たちへのアプローチはすべてが無駄というわけではありませんでした。

ある大学の睡眠クリニックで、何人かの気さくな学生たちに私は話しかけることができました。彼らはこの研究を私がどのように進めていけばよいのか、助言できるだろうと言ってくれました。私はどのように始めればよいのか、まったく手がかりがつかめなかったのです。私が理解せねばならないことの一つは、人々を一定の時間をかけてグラウンディングさせることを十分に繰り返し、測定可能な結果を識別することでした。しかし、人々は常に動き回っています。彼らは忙しいのです。よって私は以前の経験を再び活かすことにしました。

この実験をするのにたった一つ残された方法として、夜ベッドに入って寝ている誰かに行うべきだと私は気づきました。そのときだけ人はじっとしているので、これが測定する方法として一番実用的ではないかと思われました。したがって、それにはベッドパッドを使うのが一番ふさわしいと考えました。それにしても私が自分自身や友人のために使っていた金属テープを網の目につなぎ合わせたお粗末なものよりも、何かもっとよいものをデザインする必要がありました。

そこで私は、エレクトロニクス産業用の保護機材を製造する会社に問い合わせました。私はいくつかの特殊な導電繊維素材を手に入れることができました。そして、それらを1×2フィートの羊毛フェルトパッドに接合させました。被験者はベッドの上に敷かれたそのパッドの上に直接横たわり、眠ることになりました。そのパッドに金属製の留め金でワイヤーを接続させ、そのワイヤーを寝室の窓から地面に差し込まれたアース棒につなぎました。これで用意万端です。あとは被験者になる人たちを待つばかりでした。

当然ながら、私の些細なこの研究に患者さんたちを回してくれるような医者などいませんでした。

私は1人でこの実験を進めなくてはなりませんでした。

私はある日、髪を切ってもらっているときに、ボランティアを募集するということを思いつきました。ヘアサロンで、人々が自分たちの健康についての悩みを語り合っているのを耳にしたからです。ヘアサロンはボランティアを集めるのによい場所ではないか、と私は考えつきました。まずはヘアサロンのオーナーの女性にアーシングを試してみないかと説得しました。

私はアースされたベッドパッドを彼女に供給しました。彼女からはとても肯定的な反応を得ることができました。つまり、彼女は今までよりも深い睡眠が得られたのです。彼女は何人かのお客に、私の研究に参加するよう熱心に誘いかけてくれました。

私は当時住んでいたカリフォルニア州ヴェントゥーラの10軒のヘアサロンに、ビラを置かせてもらいました。そのビラを見て手をあげてくれたうちの一人は、看護師さんでした。彼女は私にとって大きな支援となりました。なぜなら私が見知らぬ人の家に入り、ベッドパッドについて説明し、実際にそれを人々のベッドに設置して、寝室の窓の外の地面に差し込んだ単純なアース棒に接続することを可能にしてくれたからです。

よく考えてみると、私がやっていたことは、常識を超える行為でした。最終的には60人が被験者になってくれました。そのうち38人は女性で、22人は男性でした。それぞれが不眠症や、関節痛、筋肉痛などさまざまな苦痛を抱えていました。

睡眠クリニックの学生たちのアドバイスをもとに、私はボランティアたちを2つのグループに分けました。

1つのグループ（30人）は、アーシングしたパッドの上で眠りました。

あとの半数は同じようにパッドの上で眠りましたが、比較のために私は伝導を遮ることにし、地面に差してある棒にスペーサーを挿入しました。ボランティアたちは実際につながっているかどうかは知りませんでした。私だけが知っていたのです。30日間の実験にその看護師の方が関わってくれて、そのあとでデータを収集してくれました。

それから私たちは、そのデータを証拠事例として、静電放電をテーマとする記事や専門紙、ニュース、書評などを、ＥＳＤ（電子的にソフトウェアを配信するシステム）で配信するオンラインジャーナルに公表しました。その結果は驚くべきものでした。アーシングされているグループとされていないグループの比較は以下のとおりです。

◎ 85パーセントが、より早く眠りにつけた。
◎ 93パーセントが、夜を通してよりよく眠ることができた。
◎ 82パーセントが、筋肉の硬直が著しく減少したのを経験した。
◎ 74パーセントが、慢性的な腰痛や関節痛が除去、あるいは軽減されたのを経験した。
◎ １００パーセントが、目覚めたときによりよく休めたと実感した。
◎ 78パーセントが、一般的に健康が改善した。

予期していなかったことですが、数人の被験者は、喘息および呼吸状態、関節リウマチ、高血圧症（高血圧）、睡眠時無呼吸症候群および月経前症候群（ＰＭＳ）などの症状がかなり軽減されたという報告を得ました。

さらには、更年期の症状であるほてりが減ったという報告もありました。

「魔法の痛み除去パッチ」の発見

私の研究に参加した一人の女性は、手と腕の関節に重い慢性関節リウマチを患っていて、歩くのにも苦労していました。

私は、彼女の寝室で彼女の体がどれくらいの電荷を帯びているのかを測りたくて、そのために彼女に小さなテスターを握ってもらうように頼みました。しかし、彼女はそれもできませんでした。なぜなら、彼女のリウマチはそれを握るのも辛《つら》いほどひどかったからです。

ですから彼女の数値を測定するために、お医者さんが心電図を記録する際に用いるのと同じ電極パッチを彼女の前腕に付着させ、そしてそれを外の地面から彼女の寝室につながったワイヤーにクリップでつなぎました。そしてそのクリップを私は接続したり、外したりしてアーシングされた状態とされていない状態の彼女の体の電荷数値を測定しました。

そのあと、私が彼女のベッドにアーシングパッドを設置し、おしゃべりしていた5分から10分ぐらいの間、彼女は自分の腕の痛みがかなり楽になったと私に告げたのです。

そして彼女は「腕の電極パッチをもう片方の腕に移動させてくれないか」と頼みました。彼女のその言葉は、私にとって信じられないくらいでしたが、彼女の言うとおりに、私はもう片方の腕につけてあげました。

数分経過すると、その腕の痛みも同じように劇的にやわらいだと彼女は言いました。

彼女の家を去ったあと、私はすぐにリウマチの痛みで苦しんでいる何人かの友達に電話をしました。そしてそれぞれに電極パッチにアーシングワイヤーとアース棒のついたセットを渡しました。私は、局部の痛みが同じように劇的に減少したかどうか確かめたかったのです。

著しい結果が出ました。それぞれ全員が、痛みが迅速に減ったと報告してくれました。

友人たちの2人は、これを〝魔法の痛み除去パッチ〟と呼んでくれました。

このようにして私は、身体の局部の痛みがアーシングによって迅速に、しかも劇的に軽減されることを初めて発見したのです。ちょうど火に水を注ぐような現象だと言えるのです。

そのとき、私は勇気づけられ、とても興奮しました。しかし、科学者たちは私の発見を真剣には受け止めてくれないでしょう。あの睡眠クリニックの学生たちは、持論を裏づけるためにさらにより多くの根拠のある情報を集める必要があると私に言ってくれました。事例研究だけでは十分ではなく、科学的な精査に耐えないだろうと、彼らは言いました。

発見の絞り込み

まず初めに私は、静電気を除去し、かつ環境上の電場から身体を保護するという肯定的な実験結果が得られたことに着目しました。

この仮説は、まったく真実であることが判明しましたが、ただよい結果だけを説明するものでした。私が最初の研究で人々の家にアーシングシステムを設置したときは、彼らがベッドに横たわっているときの体の電圧をまず測定してから、アーシングパッドを設置したあとの体の電圧を測定しました。そして体の電圧が非常に高い人に対して、私はその人からとてもよい結果が得られることを心の中で期待しました。

ある日私は、慢性的な痛みと不眠症の問題を訴える65歳の男性ボランティアにアーシングシステムを設置しました。彼のベッドのまわりには電気器具はまったく置いていなくて、床はコンクリートのままの状態でした。彼の体を測定すると電圧はゼロに近く、ごくわずかな体電圧だけだったので、あまり劇的な変化は期待できないと、私は思いました。しかしながら、実際の結果は、高い体電圧の人たちと同じくらいよかったというフィードバックを彼から得ました。

彼のケースは、アーシングそのものが、もともとの体電圧の高低にかかわらず、よい結果を生むことを私に教えてくれました。

この気づきは私を立ち止まらせました。すなわち私は、地球の電気的な特性についてあらゆることを学ばなければならなかったのです。たとえば、地球の表面が常に負の電子で覆われている、つまり、自由電子で満たされているという意味だということを私は知りました。それらは正電荷を移動させ、減らすことができます。自然界では、稲妻は正電荷を縮小する負電荷の最もよい例です。

仮にアーシングが人々の慢性疼痛《とうつう》を軽減させるのであれば、痛みというものが正電荷と関係があることを私に示唆しているということになるのです。

このようなことで私は、人々を低いかあるいはゼロの電場の環境でアーシングさせて観察することを始めました。そして、ただアーシングするだけで痛みを軽減させることができる、ということを確認できました。結果は一貫していました。

電場の環境を問わず、アーシングは、痛みを減少させました。慢性疼痛と炎症と電子の役割について私が学んだのはずっと先のことでした。

ストレスによるホルモンを正常化⁉

我々の研究が、一番最初に発表されたときに、多くの専門家たちの間で反響を呼びました。我々の発見が、さまざまな分野の専門家たちを、混乱させたからです。

環境電磁場による健康危機を研究する専門家もいれば、代替医療に関わる者たちにも混乱をもたらしました。

私がこの時期に出会った一人に、電場を研究するモーリス・ガーリという南カリフォルニアの元麻酔専門医がいて、彼に私は自分が学んできたことを伝えました。残念なことには、彼は私の理論をまったく受け入れようとはしませんでした。

アーシングが効果的だといくら私が彼に言っても、理屈に合わないと一方的に拒否されたのです。

ガーリ博士は、私が間違っていることを証明したいと言い始めました。そして、予備研究を行うことを、彼は決心したのです。

ガーリ博士は、アーシングした複数の人間の睡眠前後のコルチゾールの分泌を測定しました。

博士は、彼らのコルチゾールが24時間周期でどう変化するか、数週間測定をしました。

コルチゾールとは、〝ストレスホルモン〟として知られています。人の心に心配や恐怖、不安などが満ちてくると、コルチゾールのレベルが一気に上昇します。コルチゾールが上昇すると、私たちの体の自律神経系の枝である交感神経を刺激することになります。すると体は、必要であればいつでも戦うというモードに切り替わります。あるいは、逃げようか、という警戒モードになってしまうのです。これは、神経専門用語で「闘争《とうそう》・逃走《とうそう》反応」と呼ばれています。そして、私たちの警戒／緊張モードが解除されると、ホルモンは再び正常値に下がってくるようになっているのです。

お金や仕事のことを常に考えたり、人間関係などに問題があり、そこからくるストレスがたしかに半端なく多い社会に暮らす我々。その身体のコルチゾール量のレベルは一気に上昇し、そのままの状態が続き、やがて体は交感神経の働きが過剰状態に陥ります。

それにしても、我々現代人のコルチゾール量のレベルが常に非常に高いことは、ストレスから健康上の多くの問題が引き起こされていることを示しています。たとえば、睡眠障害や高血圧症、心血管疾患、免疫機能の低下、自己免疫疾患、感情疾患、血糖値不規則といったような症状をあげることができます。この類《たぐい》のストレスが、炎症を促進させています。

私の最初の研究は、私がアーシングしてもらった人々からのフィードバックに基づいた主観的なものだったのです。

しかし、次なるステージは、実際に人間の体内で分泌される物質を測定する方法でした。

そうすることによって、生理学的なアーシングの効果といった客観的な測定を可能にしました。科学的な大きなステップを一歩踏み込むものとなりました。

この研究にあたって私は、以前のベッドパッドよりもさらに効率よく仕上げられたものを必要としました。

そこで私は、ベッドの上のマットレス全体をカバーできる以前より頑丈なベッドパッドをデザインすることになりました。

そして、不眠症の人たちや、痛みに悩まされている人たち、ストレスで悩む人たち12名が被験者として登録してくれました。私がつくったアーシングパッドの上で全員に8週間寝てもらうことになりました。彼らそれぞれの普段のコルチゾールの量をまず測ってもらいました。実験の前日に4時間ごとに24時間、各被験者のコルチゾールの量を測定しました。そして実験開始から6週間目にもう一度唾液検査を行いました。さらには、実験中参加者が感じたことを毎日報告してもらいました。

その実験については、2004年発行の『代替・補完医学ジャーナル』誌（'the Journal of Alternative and Complementary Medicine'）に公表されました。

その実験結果は、実に驚くべきものでした。

睡眠中にアーシングしているとコルチゾール分泌量が、その自然な分量を分泌できるリズムに共鳴し、午前8時に最高値で、真夜中に一番低くなっていたのです。図5－1は、グループのコルチゾールの分泌が劇的に改善されたことを表しているものです。

主観的に言うと、参加者たちの痛みは軽減され、不眠症やストレスなども同様に改善されたという報告です。さらに印象的なのは、アーシングを始めた1日目にそのような報告が提供されたという事実でした。

以下はさまざまな発見をまとめたものです。

◎　2人を除く被験者全員のコルチゾール分泌リズムが正常化しました。例外2人のうち1人は初めから正常でした。

◎　被験者12人のうち11人は早く眠りにつくことができたと述べています。

◎　12人全員が夜中に起きる回数が減ったと報告しています（平均2・5回から1・4回で、44パーセント減少）。

◎　12人のうち9人が日中のエネルギーがアップして疲労感が減り元気になったと、そして3人は変化なしと報告しています。

アーシング前後のコルチゾール分泌量

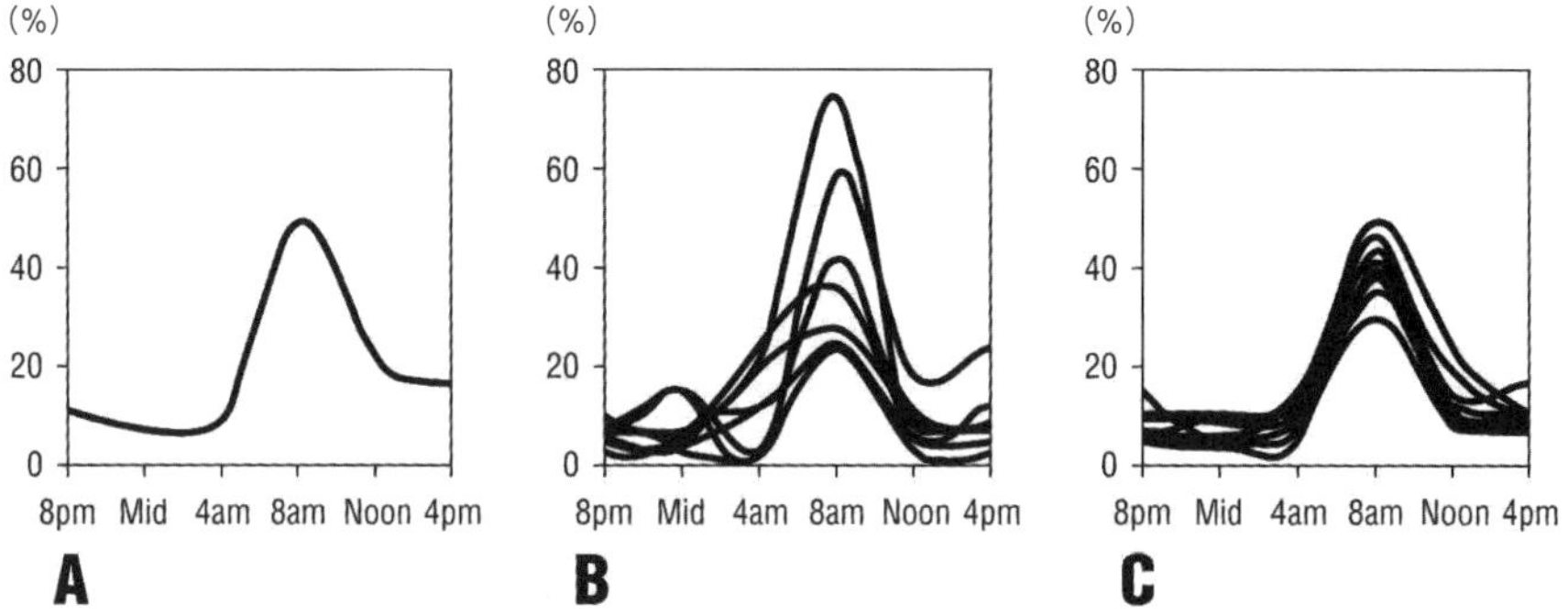

図５－１　コルチゾールの自然分泌リズムの調整
ストレスのない正常な人の、24時間を通したコルチゾール分泌パターンは、夜中の12時ごろに一番低くなり、午前８時ごろに一番高くなります。（グラフＡ）
アーシングする前の被験者のそれぞれ異なるパターンを表示しています。（グラフＢ）
アーシングしたあとの被験者の改善したパターンを表示しています。（グラフＣ）
グラフＣは、コルチゾールレベルのきわめて安定したパターンを示すものであり、参加者のうち７人は、平均値である53.7パーセント以下に下がり、それによって悪夢が減ったと報告しています。６人は午前８時に平均値と同じ38パーセントに上昇しています。（データは、2004年発行の『代替・補完医学ジャーナル』'the Journal of Alternative and Complementary Medicine'）

◎　アーシングする前に日常の行動に支障がある痛みを抱えていた11人の参加者のうち7人はアーシングによる改善を現在報告、4人は変化なしと報告しました。
◎　12人のうち9人は、感情的なストレスが軽減され、不安や鬱《うつ》傾向、イライラといった感情的なストレスが改善されたと報告。2人は変化なしと報告。1人がストレスが増したと報告しています。
◎　胃腸症状のある参加者7人のうち6人は、改善を報告しています。
◎　月経前症候群（PMS）、あるいは更年期障害を持つ6人の女性のうち5人は症状がやわらいだと報告しています。
◎　顎《がく》関節症（TMJ）の痛みを持つ3人は、不快感が改善したと報告しています。

興味深い睡眠とアーシングの関係

当初のアーシングの研究のうち公表されなかったもう一つの利点について、裏づけとなるまったく別の面白い調査結果が生まれました。

参加者のうちの8人は、脳内分泌ホルモンであるメラトニンのレベルが、2～16パーセントまで増幅していることがわかったのです（3人の被験者のメラトニンのレベルにはまったく変化がなく、そのうちの1人のメラトニンレベルは6パーセント減少）。このような発見は、たしかに我々チームの胸を躍らせてくれました。

なぜかと言うと、メラトニンは、きわめて重要なホルモンの一種であり、私たちの睡眠を調整すると同時にほかの生体リズムも調整してくれ、さらには、抗がん性の特性を備えた強力な抗酸化物質であるからこそ非常に興味深かったのです。

私の初期の実験も含めてアーシングの睡眠に関する影響は、著しいものでした。

これは、注目すべきことです！　私たちはみな、日々の活動から回復し、リフレッシュするための十分な休息を必要としています。〝活動と休息〟というサイクルは、自然の摂理です。

アーシングがいかに人間の睡眠を助けるかを知ったあと、私は睡眠障害について研究しはじめました。

2002年に発行された『ニューズウィーク』誌（'Newsweek'）の〝睡眠の研究〟に関する記事によると、アメリカ合衆国内だけで概算すると、7000万人の人々が睡眠上の問題を抱えていることがわかったとあります。

2004年発行の『ビジネスウィーク』誌（'Businessweek'）のあるカバータイトルは、"I Can't Sleep"（私は眠れない）でした。私は、その記事を始めとしてほかにも多くの睡眠に関する記事を世界の隅々から集めてきました。そして明らかとなったのは、睡眠が健康全般に深く関わっているということと、よい睡眠状態が健康な体をつくり、悪い睡眠状態が不健康な体をつくるということです。

これはまた、延命と明らかに関係しているということを1970年代初頭に行われた研究結果から私は知りました。よい睡眠がとれるためには、朝食をちゃんととり、間食を避けることが一番大切です。肥満、喫煙、アルコール摂取量にも関係していることが次にリストアップされていました。

のちの研究によると、睡眠不足が体内の細菌増殖を促すかもしれないということと、十分な睡眠が逆に増殖を抑えるという可能性がわかりました。さらにその後の研究では、睡眠妨害はバクテリアの繁殖を促し、十分に睡眠がとれているとバクテリアの繁殖を抑えることができるとわかりました。

そして、ごく最近の研究によると、睡眠妨害によって体の炎症が悪化することが判明したのです。睡眠不足は、たとえ夜間2、3時間の睡眠が減っただけで、明らかに免疫が低下し、健康な組織や器官にも負担がかかることがわかりました。また別の新しい研究では、睡眠不足は繰り返す鬱病パターンの1つの原因かもしれないことを示唆しています。

私の終わりなき調査において、ストレス医療の父と言われているハンス・セリエによる1950年代のパイオニア的な研究から、コルチゾールの不調和が炎症の痛みと関係していると医学の研究で判明しているということを私は知りました。

アーシングが人々の人生を多くのさまざまな面でよりよいものにしてくれることが、私にとってますます明らかになっていきました。

この展望によって、この分野に関する専門知識や資格のない私が、高等教育でさえまったく教わったことのない、ましてや科学界にもまったく知られていない概念を証明するということに対する私の挑戦は果てしないものであったにもかかわらず、やり続けることができたのです。

次から次へとアーシンググッズ

私の初の睡眠に関する研究が、２０００年に出版されたときには私は飛び跳ねて喜んだものです。

ベッドパッドを欲しいという人々が殺到しました。突然にして未完成の製品への需要が生まれたのです。そのときは自分がアーシングパッドの作り手であることに気づいていなかったのです。

後日私がスポーツ業界の人たちのためのアーシングに関係したとき、彼らはベッド全体を覆うアーシングパッドを要求していませんでした。持ち運びに不自由だからです。彼らはバッグの中に小さくおさまるもので、旅にも持っていけるものを求めていたのでした。したがって、〝リカバリーバッグ〟（回復袋）が誕生しました。それは、伝導性の銀の糸が織り込まれた綿のシーツで、ちょうど寝袋のようになっているものです。

アーシングの製品は、アーシングについて聞いたことがある人々の要求と、科学的な研究を続けたいという私自身の要求によって開発が進んでいきました。すべては伝導性のダクトテープを即興的に組んだものを接地棒に接続させるという原始的なものからスタートしたのです。それがアリゾナにいたときの私や友人たちが使っていたもので、すべてが間に合わせだったのです。まったく洗練されたものではありませんでした。そしてこれが進化していき、人々がより好む、より洗練されたものになっていったのです。

シーツが欲しい人たちもいるので、私は織物業の専門家に相談しました。最初は何気なく、私は炭素糸を織り込んだポリエステルを試してみました。しかし誰もポリエステルを望まなかったので、私は銀の糸を織り込んだ綿に変えることにしたのです。この開発に要した資金は１００万ドル以上で、しかも開発に３、４年もかかりました。最初に私は取引するメーカーを見つけなければならなかったのです。実験に実験を重ねるのでメーカーにとっては面倒の種であったでしょう。これらはすべて利益を出すべき多くのコストがかかったプロトタイプ製品でした。また、それらの製品の大方は、研究のためなどの目的で、スポーツ選手や医者をはじめとした多くの人々への寄付となってしまいました。

それらすべてが急成長しました。

私は１つのモデルを除いて、新素材の別のパッチを次にオーダーしました。するとまた注文から新しいアイデアが生まれる喜びを味わうことができたのです。まさか自分が睡眠やベッドに関係した仕事をするなどとは思ってもいませんでした。最初の段階でたくさんの医者から、彼らの患者のための製品の注文を受けることになりました。

そういった中から、ベッド全体をカバーしなくてよい〝ハーフシーツ〟はないかと、注文する医者が出てきました。それで私は、なぜなのかと、その理由を聞きました。すると医者は、その理由は〝夫婦の問題〟だと答えたのです。

このようなことが起きていたのです。

もし、ベッドパッドを得たある女性の夫が気分を害して、妻の無駄遣いにはいっさい関わりたくないと言った場合は、どうすればよいのでしょうか？　もしベッドパッドを夫が妻にプレゼントしたが、今度は逆に妻のほうから、夫は頭がおかしいと言いだし、ベッドの自分サイドから外した場合は、どうすればよいのでしょうか？

ちょうどその当時のシーツのトレンドは、できるだけ繊維密度を高くさせることでした。

たとえば、糸を３００本、６００本、１２００本、２４００本といったように増やした織物だったのです。糸の数が多ければ多いほど、布はもっと高級で、もっと柔らかく、もっと肌触りがよくなり、人気がありました。ただし、繊維を増やせば、高くなるだけだという専門家もいました。私はこの問題に頭を抱えました。繊維の少ないシーツでは、時代遅れだという問題にぶつかったからです。

さらには、インテリアと色の好みに色彩が一致するかというデザイナーの色の問題もありました。

典型的な夫婦は、たいがい妻の承諾なしには、ことは進みません。特にベッドに関することになると、よけいそうなのです。したがって、いくら健康によいものであっても、ベッドにどんなものでもかまわないなんてことはありません。私はこの種の問題を避けたかったのです。

ある日私は、ベッドの足周辺部分がカバーできるくらいの〝ハーフシーツ〟をつくってみることにしました。ベッドの上で足周辺だけが、地面に埋もれたようにアーシングされる状態になるシーツであり、これがみんなの「素足コンタクト」になるのだと、私は考えました。〝ハーフシーツ〟はまた、配偶者がそのシーツを完全に拒否するのであれば、ベッドの半分をカバーできるシーツでもあるのです。〝ハーフシーツ〟は、私の頭痛の種を解決してくれる発想であり、同時にその上に眠る人たちの痛みのレベルを緩和させるものでした。

第6章　心臓病学者の好奇心［スティーブン・T・シナトラ医学博士の物語］

電子医療とは？

心臓病の総合的な治療家として、私は自分の心臓病患者を助けるために従来の医学と代替医療の両方を施してきました。

この治療方法は私が医者としてできる限りの範囲で、素晴らしい結果に常に導いてくれるものでした。なぜなら、それは細胞内代謝と、体内を走る6万マイルもあると言われている血管全域に血液をポンプで行き渡らせる心筋の細胞に特にフォーカスするからです。

そのため私は栄養価の高いサプリメントを多く扱ってきたのです。たとえば、コエンザイムQ10や、エネルギーを生み出す細胞内代謝を促進させるカルニチン、マグネシウムなどです。

医者として10年治療してきて、私は数年前に興味をそそるパターンに気づき始めました。

それは苦痛を訴える患者が増えてきたことです。はっきりした不整脈や胸痛（狭心症）が、満月あたりや太陽のフレア活動が激しいときに増えるのです。

どのように症状と天体の関係性に気づいたのか思い出せませんが、おそらく患者の誰かが教えてくれたのかもしれません。たしかにそれを説明するすべを私は持っていなかったのです。

私の好奇心は駆り立てられ、私は情報を探し始めました。

それが〝電子医療〟（電磁場医学）という驚くべき世界に私を導き入れてくれたのです。

〝電子医療〟という用語自体は、科学の分野においてけっして目立つことはありませんが、フランケンシュタイン博士や、ドクター・シヴァナ、ゴールドフィンガーなどといったようなイメージが第一に浮かんでくる分野であることはたしかです。

しかしながら、電子医療は、心電図（ＥＫＧ）および磁気共鳴画像法（ＭＲＩ）のような日常の医療ツールを含み、そうした医療分野では十分に受け入れられている科学であり、近年ますます注目を浴びるようになっています。たとえば痛みを軽減してくれる、低周波の電圧を利用した経皮電気的神経刺激（ＴＥＮＳ）機械なども長年使用されてきており、痛みや筋骨支障をパルス電磁界ユニットのような電磁気によって処置する装置などもあります。私は自らの研究と専門家たちとの会話を通して、電子医療に対する理解を深めました。

宇宙と、ちょうど私たちがここにいるこの星とで電磁場的な事象がどのように起きていて、プラスであれ、マイナスであれ、互いに応答し合っているという見解に私は辿り着いたのです。

心臓であろうと、脳であろうと、また身体の別の部分であってもそれは同じであり、私たち、地球の生き物である地球人は、宇宙全体から切り離されてはいません。それどころか、私たちは地球上の人造の電気やエレクトロニクスに及ぶまで、銀河宇宙と太陽の力の影響をどこにいても受けているのです。

すべての存在は、生物電気エネルギーの集まりです。本質的に我々の人体は、よりよい状態であろうと、悪い状態であろうと、どちらもダイナミックな電気回路の集結として機能します。

身体の主な電気的な実体の一つは、いうまでもなく心臓です。

脈を打つそれぞれが、心臓内部の心筋（医者のＥＫＧを経験する場合、記録される活動）からの電気信号が引き金となって起きます。それぞれの信号が止《や》むことなく繰り返し、電気回路を通って心臓を収縮させ、血液を心室に押し出してから体全体に行き渡らせる役目を果たしています。

心臓病はこの正常な電気的なポンプ運動が妨害されることであり、たとえば、不整脈として知られている電気システムの問題は、血液を正常にポンプ運動させるのが困難な症状です。

私のような好奇心旺盛な心臓病医にとっては、心臓の電気的な性質、循環器系に影響するエネルギーと電気的概念には強く興味を引きつけられるのです。

アマチュア科学者との出会い

２００１年に私はサンディエゴでの電子医療会議にて話すことを依頼されました。

そこで私はクリントン・オーバーに出会ったのです。ちょうど彼は、アーシングのコルチゾールとストレスへの影響についての第２弾の研究を完成させたところでした。そして彼は自分の研究について、誰か電子医療に関心を持つ心臓病学者と話し合いたかったのです。

会議で彼は私に話しかけてきました。私は彼の発想にすぐに興味を示しました。

そのあと私たちは、彼のＲＶで再び会ってから、より詳細なことを語り合いました。その場には、もう一人の医者と、血管の弾力性を測る腕輪を開発した研究者がいました。

その研究者は、持参していたその腕輪で、私たちを測定しました。

誰でも動脈の状態がよくて弾力性があってほしいと望んでいます。硬くて収縮した血管は、高血圧や動脈の病気の兆候です。私の測定結果はよかったのですが、クリントンはもっと素晴らしかった。私より２歳年上の彼に私はとても感動しました。

私は予防医学に関する本や、健康な生活に関するニューズレターを数多く執筆しているのですが、なぜ、この男性のほうが私よりも優れた結果が出たのか、そのように私はあのとき感じたのを記憶しています。

クリントンは、彼自身が常にアーシングしているという事実が、そういった素晴らしい結果に関係しているのだと信じていますと、静かな口調で述べました。彼はアーシングして眠り、許される限り裸足で歩いています。そしてまた彼は、アーシングに医学・科学界はあまり興味を示さないことに彼自身が憤りを感じているということをシェアしてくれました。

彼は科学界の扉の向こう側に踏み込むのに苦労していたのです。

心臓病学者をワクワクさせた大発見

私にとってこの出会いは、最も予測できない人物によって開拓された新しい癒しの世界への扉のように感じられました。

医者として数十年間のキャリアの中で、私は、医者、科学者、ノーベル賞受賞者など医学分野の偉大な専門家たちから幾度となく素晴らしい話を聞いてきました。しかし、クリントン・オーバーはそのいずれにも当てはまらない人物です。

彼は自分のことを、痛みをやわらげることができる方法を発見した、単なる〝ケーブルテレビマン〟にすぎないと言いました。

私は彼の誠実さと信念に心を打たれました。彼からは使命感が感じ取れたのです。たしかに彼は、ただ心臓病だけに限らず、大勢の人々に役立つ、何か重大であり、またとても基本的なことに取りかかっていると私は感じたのです。

彼は自分の研究を裏づける科学的根拠を、たった今つかもうとしているところでした。彼の発見は偉大なことであり、ワクワクさせてくれることであると同時に、ずばり当たっている。私の直感はそう捉えたのです。

私は何年間も酸化防止作用について多くを研究し、記事を書いてきました。臨床を通して私が見つけた抗酸化栄養サプリメントは、コエンザイムQ10などがあり、私の患者たちの治癒に素晴らしい助けとなっています。私は、クリントンの発見が抗酸化作用と消炎になんらかの関係があるか、そのことを知りたかったのです。

ちょうどその1年ほど前にハーバード大学の研究員たちは、心臓発作や心臓病の主な原因が慢性炎症であることを発表しました。それは、血液や栄養、酸素を心臓と脳で詰まらせることによって引き起こされます。

それで、私がクリントンに出会ったとき、炎症と抗酸化が私の頭の中にあったのです。

私は彼に〝グラウンディング〟は、炎症を抑えるのか、と訊ねてみました。

それが可能であれば、グラウンディングは、米国で一番危険な病とされている心臓病や、そのほかのたくさんの炎症がもとで起きる病気に対する新兵器となるはずです。私はその答えを知らなかったし、クリントンも知りませんでした。

私は彼にその答えを探せないのか頼んでみました。彼はできると答え、実際にそうできたのです。最初はほとんど自分1人でそれをやろうと試みましたが、のちにジェームズ・L・オシュマンという素晴らしい生物物理学者の助けを借りることができました。

アースボディ医学とは？

電気とケーブルテレビをアースする知識があるクリントンは、生理学と免疫系を徹底的に勉強し始めました。彼は既知の事実から迅速に推測し始めました。

電気技師は、地球の表面が自由電子で脈打っていることを知っています。医者はそのことを知らないのですが、肉体が本来電気的な性質をしていて、フリーラジカル（不対電子を持つ原子）が電子を引きつけるので、ほかの分子から電子を奪うことから、炎症や組織破壊、病気のプロセスが始まるもととなることをよく理解しています。

クリントンは、もしもアーシングによって痛みを抑えることができるとしたら、炎症の過程である痛みの原因となるフリーラジカルを減らすか、中和させることができるはずであることを理論づけました。自由電子が炎症を抑えているはずです。

クリントンは、あるとき私に電話をかけてきて、アーシングが肉体に働きかけるもう一つの重要な説明を見つけたと、興奮しながら言いました。

アーシングが単にコルチゾールを標準化し、睡眠を改善し、ストレスを減らすだけでは、あたかも物足りないと言わんばかりの様子でした。仮に誰かが直接地面に裸足か、あるいはアーシングパッドで地面に接しているのならば、自由電子は身体の電導回路の中に流れ込んで炎症を消すでしょう。

炎症が痛みの原因なのです。痛みのある人たちがアーシングをすると、痛みが軽減されるのを経験します。彼からすると、その関係性は単純なものでした。

「グラウンディングして、よくなって、痛みから解放され、治ろう！」といった具合でした。

人々は〝マインドボディ医学〟について語り、私も何年間もそれを実践してきています。

しかし、クリントンと会う以前に私は、〝アースボディ医学〟について聞かされたことはありませんでした。

私にとって、これはもう一つの画期的な進展でした。これは文字どおり地面から上へともたらされる〝電子医学〟なのです。

ちょうど私の足下に太古の秘密が隠れていたのです。私にとってこれは、消炎の起源であり、究極の抗酸化作用を発見したことになります。

アーシングは心臓病に対するツールになる！

私はクリントンに出会ってから、彼がつくった元のタイプのマットレス用アーシングパッドを手に入れて、それで睡眠をとるようになりました。

違いは明らかでした。私も妻もより早く寝入ることができたのです。

今日でも同じパッドを私は使用しています。

２００２年に私が発行した『健康ニュースレター』にアーシングで眠ることについて書きました。すると多くの購読者が、アーシングベッドパッドを自分たちのために手に入れました。なかにはその素晴らしさを私に報告してくれた人たちもいます。彼らの生活が変化したと言いました。

そのうち私はクリントンの研究プロジェクトに関わるようになり、人々から「心臓の機能が改善した」という喜びの声を受け、アーシングが心臓病に対する道具として使える可能性が結晶化し始めました。

私は、自分の講演をしたり、医学会議に出席したりするためによく旅し、そのつどホテルに滞在するのが常に問題となっていました。

あとになってから、クリントンがポータブルタイプを開発したので、出張中もちょうど家でアーシングしているのと同じように眠りにつくことができるようになったのです。

今となっては、そのポータブルアーシングパッドなしには家を離れないし、また、機会さえあれば、できる限り素足で歩くように心がけています。

私は何年間も足や肘の皮膚が乾燥し、炎症を起こす悩みを抱えていました。

私はフロリダ海岸でボーンフィッシング（熱帯の浅瀬で毛鉤釣《けばり》り）を楽しむことがあり、釣りをしたあと数週間はその炎症がいつも消えていることに、あるとき気づいたのです。

私は、それが戸外で太陽からのビタミンDと海水のミネラルを十分吸収し、忙しい医者としてのストレスから逃れて休日を楽しんでいることに理由があると考えていました。

ボーンフィッシングでは、透き通った海水に膝まで浸かり、白砂の上を長い時間歩きながら釣り糸を投げます。

クリントンに出会ってからは、私の乾燥肌が釣りでよくなる理由がはっきりしました。釣りをしながら私の足は、裸足で塩水に長時間浸かっている状態になっています。海水は、伝導性が非常に高いので、私はアーシングしていることになるのです。

釣りをしながら同時に自分を癒していたのです。今となっては夜もアーシングしているので、私の乾燥肌の悩みはほぼ完全に消えてしまいました。

ボブ・トルブは、ニューヨーク、スカースデールに住む、私の古い釣り仲間の一人です。

私がアーシングについて彼に打ち明けると、ある面白い話をしてくれました。

ボブは私と同じく63歳で、長年建設業に携わってきました。

彼が若かったころ、年上のノルウェー人の大工たちとしばらくいっしょに仕事をしたことがありました。彼らはボブに、重労働の仕事を長年続けたければ、彼らと同じようにしろと、助言しました。それは、まず朝起きると一番に外に出て、裸足でまだ湿っている大地を歩くことであり、そうすることによって仕事で負った筋肉痛などの痛みを取り除くことができると、彼らは言ったのです。

ボブはその助言をけっして忘れることはありませんでした。

アーシングのすすめ

［その３］

科学的な根拠を求めて

第7章　アーシングの抗炎症作用

アーシングしていない状態から起きる電子欠損が取り除かれ、そこから癒しのプロセスが展開します。あなたの体の中のある部分に炎症や痛み、疾病があったりすると、小さくても、大きくても関係なく、それは、その部分の電子欠損のサインです。

その治療としては、地面にできるだけ接近した生活をすることなのです。

2000年にクリントン・オーバーはある友人から、重い関節リウマチで寝たきりになっているある老紳士を、アーシングで助けてあげてほしいという依頼を受けました。

その老人の両手や肘や足は、炎症が原因でみにくく歪んでいました。その痛みのせいで彼は、ゆっくりと少し動ける以外は、ほとんど体を動かすことができなかったのです。その男性は心地よいホスピスで、手厚い看護を受けていましたが、専門家によるとあと6か

寝たきりの老人がなぜ？

地球そのものが、抗炎症作用の源であると言えます。さらに言うと、地球そのものがこの惑星への最大の電子供給者なのです。

これはいったい、あなた方にとって、何を意味しているのでしょうか？

たとえ目には見えなくても、地球上で最もパワフルなものを想像するとしたら、それはフリーエネルギーである自由電子の騎兵隊のような世界です。

それは、あなたの足の下の大地から、あなたの体の中に侵入し、目まぐるしくあなたの体内を駆けめぐり、体のどこかにたとえば炎症を起こしているところがあるとすると、自由電子が圧倒的なパワーでフリーラジカルをやっつけてくれる、というような世界なのです。

月くらいか、おそらくはそれ以内しか生きられないのではないかと予測されていた患者でした。

その老人に何ができるか、オーバーは確かめるために行くと言いました。

そして、その老人のベッドに３人がかりでアーシングパッドを敷きました。

そしてパッドは外のアース棒に接続されたのです。

10日ほど経つと、オーバーはその老人から、リスがアース棒につながっているワイヤーを食べてしまったので来てほしいと、電話を受けました。それで、「なぜ、そうだと言えるのですか？」と、その理由をオーバーは老人に訊ねました。すると、その老人は、自分が外に出ていき、リスが食いちぎっているのをちゃんと見ていた、と返事しました。

「どうして、寝たきりの老人が立ち上がり、庭に出ることができるのだろうか、それもほんの数日間でどのように？」

不思議に思ったオーバーは、すぐにとんでいきました。

彼はオーバーに、よくなったと言ったのです。そして、たしかにワイヤーは、ある動物によって食いちぎられていたのです。オーバーは新しくそのワイヤーを取り替えてあげました。

その後オーバーはその老人が、ベッドパッドを１年間使い続け、さらにずっとよくなって健在であることを、友人から知らされたのです。その老人は自分で家事をし、自分の家の暖炉の火にあたることができ、さらにすごいことに、自分で薪《まき》を家の外から中へ運ぶことができるようになった、と。腫《は》れは引き、体を動かすことができるようになり、快適な暮らしをしていたのです。

オーバーの友人は、かつて寝たきりだったその老人から、

「わしの体は、もはや病気ではない」

と言われたそうで、その老人はあれから死ぬまでの５年間、ずっとアーシングパッドで寝ていたということを伝えてくれました。

この驚くべき結果は、まさに地球そのものの力です。地面は、自然界のうちでも抗酸化作用と抗炎症作用が著しく、癒す作用があるという未知の事実が明らかになりました。

本章において私たちは、地球と炎症との間の癒しの

関係性を述べます。

炎症のメカニズム

健康をよみがえらせ、痛みを暖和してくれるという、この地球とのつながりには、無限の可能性があることをみなさんも今気づき始めているでしょう。

そのつながりがなく、切断された状態にある社会では、どれほどお金を注ぎ込んで研究や治療が進んでも、現実的には病におかされる人々が日々増えつつあります。

しかし、地面がどのようにして炎症を吹き飛ばすかという話に戻る前に、まずは炎症についてよく確認してみることにしましょう（105ページの「炎症とは？」参照）。

あなたの免疫系は、病原体からあなたを守り、傷や手術を受けた組織の回復を促進させます。

体のどこかで問題が起きると、あなたの体は救急車を呼ぶのと同じことをします。

アラームが鳴ると、白血球とその場に駆けつけることができる特殊な細胞が、一番最初に反応します。

ウイルスやバクテリア、ほかの微生物による危機が迫ってきたり、あるいは、なんらかの外傷によって引き起こされた細胞のダメージも含めて、白血球はその組織全体に警戒態勢を敷き、絶えず警官のようにあなたの体の組織を巡回してくれます。

武器として白血球のうちのある細胞は、〝酸化バースト〟と呼ばれる、強力なフリーラジカル（不対電子を持つ原子または分子）のシャワーを発生させることもあります。

それによって微生物の侵入や組織のダメージから組織を守ることができるのです。

フリーラジカルは、かなり評判が悪いのです。

その理由はすぐにわかると思いますが、実際には体にとって基本的な役目を果たしています。手短に言うとフリーラジカルとは、電子に飢えている原子または分子です。つまり、分子構造を安定させるために、1つないし2つの電子を必要とします。電子を求めていることから、それらを〝求電子〟と呼ぶ場合もあります。

通常は、それらのフリーラジカルは、病原体および損傷した組織から剝《は》ぎ取るように電子を得ます。この活動は、体が望むところである悪い菌を殺し、破損を受けた細胞を除去してくれるためのものです。

治癒力が徐々に弱まるに従って、体の抗酸化作用か自由電子によって免疫反応が中和されるため、フリーラジカルが過剰に増えるわけです。体が病んだり、負傷したりすると、常にこの反応が起きるのです。これを〝炎症反応〟と呼びます。その結果、炎症の兆候および症状を感知するかもしれません。つまり、その部分に腫れや赤み、痛みが生じたり、熱を帯びたりするのです。体の部分にもよりますが、運動範囲が減少させられます。

炎症とは？

人間は誰でも炎症に対して敏感に反応します。

いくら優れたスポーツ選手であろうと、体をまったく動かさずにソファでじっとしている人であろうと同じであり、それはときをかまわず襲ってくる憎まれ者です。

〝inflammation〟（炎症）という言葉は、〝inflammatio〟というラテン語から派生し、〝火をつける〟という意味を持ちます。

〝炎症〟は複雑な生物学的反応を起こし、実際に身体を脅かす刺激です。

たとえば、バクテリアやウイルスなどの病原体が、体の細胞にダメージや刺激を与えたりすると、体を保護しようとする働きが炎症なのです。

炎症により組織の傷を取り除こうとしたり、攻めるような症状を与えたりするのは、おかされた組織においてすでに修復（癒し）が始まっている証拠です。

その炎症がなければ、傷や感染からの癒しのプロセスは起きず、さらには、組織の破損が進行し、命に関わる場合もあります。

現代人は電子欠乏状態⁉

炎症は、急性、あるいは慢性といった2つの形で起きます。

急性タイプは、有害な刺激に対する体の初期反応として起こります。損傷した組織への黄色い液体の血液成分である血漿《けっしょう》と白血球の流動に関連することであり、それはよくないことではなく、むしろ望ましいことなのです。

それともう一つは、長く継続する慢性の炎症があり、これは望ましくありません。

慢性炎症とは、炎症部分でその活動が止まらず、発展し続けることを意味します。

組織の損傷と治癒の刺激を同時に受けることになりますが、有害なフリーラジカルが周囲の健康な組織を侵略していくのです。そのような破壊が持続すると、深刻に傷つけることがあります。

フリーラジカルは、免疫反応に最も大きな影響を及ぼすのですが、炎症がおさまったあとでも減少しない場合は問題が生じます。健康な細胞を脅かすことになります。ちょうど番犬が泥棒を襲ったあと、飼い主に咬《か》みつくようなもので、攻撃し続けて健康な組織を酸化させてしまうのです。免疫システムは過剰に働いて、白血球を送り続けるので、フリーラジカルをもっと増やすことになります。

このような現象が起きることから、フリーラジカルは、実に悪名高く、フリーラジカルの活動が慢性病や老化の原因であり、過剰に増えると寿命も短くなると、専門家たちは誰もが口を揃えてそう言っています。

通常、炎症は人間が地面との接触を失ったことから急増したと、私たちは信じています。

体内で暴れまくるフリーラジカルを抑え切れない電子欠乏状態が、人々を苦しめているのです。

フリーラジカルは、損傷部分に隣接した健康な組織を攻撃し続け、悪循環をどんどん拡大させていきます。やむことのない攻撃モードは、慢性炎症として現れる自己免疫反応を起こさせます。免疫システムは狂い、つまり、主であるあなた自身を攻撃するようになります。

ごく簡単に説明しましたが、基本的にそのようなメカニズムで働きかけます。破壊的なこうしたプロセスが体内でひそかに展開し続け、何十年も続くことすらあるのです。それが多くの複雑な現代病へと発展していきます。

私たちはこれを、新しい科学専門用語として、〝炎症エイジング〟と呼ぶことにしました。

これでその言葉の意味を理解していただけたでしょ

うか。

すべての病気のもとは炎症

慢性炎症が病気のもとであるという概念は、25年ほど前からかなり重視され始めました。

当初は、バリー・マーシャルとロビン・ウォレンという2人のオーストラリア人研究者たちが、「胃潰瘍はストレスやスパイシーな食事によって引き起こされるのではなく、細菌感染によって引き起こされる炎症が原因である」ということを発表しました。

この発見は2人にノーベル賞をもたらしました。

これに引き続き、心臓学の分野でブレークスルーが起きました。

1800年代半ばにルドルフ・フィルヒョーという名のドイツの有名な病理学者は、炎症を起こした動脈が心臓発作の原因かもしれないと言いだしました。

彼のその認識は当時認められず、時間の経過と共に忘れ去られました。その後20世紀の後半には、〝コレステロール理論〞が出現し、そのときから医学界はコレステロール値を下げることに取りつかれたため、薬品と食品業界に数十億ドルのビジネスを展開させることとなりました。

しかし皮肉なことに心臓発作や脳卒中を起こした人々の半数は、正常なコレステロール値であったことを医学データは示しています。したがって、1980年代になると何人かの心臓病学者は、フィルヒョーの炎症に関する考えを再検討し始めました。

2000年から始まった重要な一連の研究によって大飛躍が訪れました。

2万8000人の健康な閉経後の女性をモニターした初の研究から、心血管疾患の新たなるリスクが証明されたことがスポットライトを浴びました。

C反応性タンパク（CRP）という炎症を示す生化学物質が血液中で測定されました。CRPが最高レベルの人たちは最低レベルの人たちと比べて、心疾患の危険性が5倍にもなり、心臓発作や脳卒中の危険性は4倍にもなることがわかりました。コレステロールも含む12の最大要因がまったくない女性でも、CRPの危険性があることを研究者たちは述べています。

ハーバード大学の研究主任であり、心臓病学者であるポール・リドカー博士は、「ちょうど関節リウマチが炎症性の疾病であるのと同じく、心臓病も炎症性の疾病と見なす」と語っています。ポール・リドカー博士は、アメリカ人のおよそ25パーセントが普通か、あるいは低いコレステロール値だと推測したので、それらの人々は安心するかもしれませんが、彼らは高いＣＲＰ値については知らされていません。

これは将来、心血管の問題が生じるリスクが高いということを、何百万もの人々が現在まったく気づいていないということを意味します。

動脈においては、軽度の炎症は目立った症状はないですが、いずれ組織を脅かすようになる火種と見なすべきです。それは、心臓発作と脳卒中を引き起こす直接の原因となる頸動脈プラークがやがて弱くなり、最終的には破裂に結びつきます。

なぜコレステロール値が正常であっても多くの心臓発作や脳卒中が起こるのか、ＣＲＰの炎症がそれを説明するのに役立っています。

炎症に関係していて、ますます一般的に見られるようになった疾患としてもう一つあげられる例は、糖尿病です。

1型糖尿病は、若者に影響を及ぼす種類であり、身体の免疫システムがインスリンをつくる膵臓《すいぞう》細胞を攻撃します。インスリンは血糖値をコントロールして、エネルギーを生む糖分を送るために細胞の扉を開く役割をするホルモンの一種です。

2型糖尿病は、成人に生じやすい最も一般的な病気であり、インスリン抵抗から始まることを研究は示唆しています。これは、きちんとインスリンに反応してエネルギーを生産することができなくなることを意味しているのです。特に腹部の脂肪組織から過剰の炎症性物質が放たれることが、その原因であると研究者らは考えています。

脂肪細胞は、かつてエネルギーの貯蔵庫にすぎなく、代謝しにくいと考えられてきましたが、今や炎症の温床であると知られるようになりました。

これによって、なぜ肥満が糖尿病につながるか説明がつきます。

さらには、いくつかの研究によりますと、一定の食品を摂取することによって体に炎症を引き起こしやすくなり、糖尿病のリスクも高まることがわかりました。

それらは、糖質やほかの甘味料の多い食品や、白い小麦粉製品、トランス脂肪酸、不飽和炭素を多く含む

表7－1　慢性炎症に関係する疾病

疾病	健康への影響
アレルギー	アレルギー反応に結びつく炎症を警告するヒスタミンを放出する。
アルツハイマー病	プラークを起こす脳組織の炎症；脳細胞を殺す慢性炎症。
筋萎縮性側索硬化症（ALS）	身体の過剰炎症によって運動ニューロンがダメージを受け、細胞死させる。
貧血	炎症の伝達により赤血球生産に危害を及ぼす。
関節炎	慢性炎症が関節軟骨を破壊し、関節をスムーズに動かす関節液が放散されなくなる。
喘息	炎症によって空気の通り道である気管支に支障を起こす。
自閉症	自閉症の子供の脳には、炎症が一般的によく見られる。
がん	炎症によってフリーラジカルが増え、腫瘍を大きくする。さらには体内の異常細胞を防ぐことができなくなる。
心血管疾患	炎症によって血液濃度が異常に濃くなり、動脈の病気を引き起こす。心臓と脳に血液を供給する血管内が詰まったり、プラークや危険な固まりが増加したりすると危険に結びつく；炎症はさらに心臓弁に損傷を与える。
糖尿病　1型と2型	1型は、炎症が免疫システムに影響を及ぼし、膵臓のβ細胞を破壊する。2型は、脂肪細胞が原因で炎症伝達が起き、インスリン分泌が低下する。
線維筋痛症	炎症性の結合組織が体内に高レベルで増える。
一般的な腸障害	クローン病、過敏性腸症候群、憩室炎などを含む腸疾患は、炎症と深く関係し、痛みを引き起こすと同時に消化と栄養分吸収を妨げる。消化器官のデリケートな内部に損傷を与える。
腎不全	炎症が循環を悪くし、血液をろ過する腎細胞にダメージを与える。
全身性エリテマトーデス	炎症による副産物が、自己免疫システムを攻撃する引き金となる。
多発性硬化症	炎症による副産物が、神経組織を攻撃する。
一般的な痛み	痛みのレセプタが作動する。痛み信号の伝達と過敏になった神経組織は、すべて継続的な炎症と炎症反応によって引き起こされる。
膵炎	炎症によって膵臓の細胞に傷を引き起こす。
乾癬および湿疹	炎症によって引き起こされる皮膚炎

ALSはルー・ゲーリッグ病と呼ばれることもある。

植物油、加工肉などが含まれています。

炎症が、ある疾病の核となる理由であると指摘する新しい研究がほぼ毎日のように報告されています。

炎症性疾患は世界的な流行病となりつつあり、我々の時代における最も壊滅的ないくつかの病も含まれています。

表7－1は、ほんのわずかな例にすぎません。炎症に関する意外な新事実と共に、痛みの状態は急性、あるいは慢性の炎症が原因であるという多くの証拠を研究者は集めました。すべての痛みの源は炎症と炎症反応にあると、痛みを研究するある専門家は仮定しています。

何が炎症をそれほどにも当たり前で、危険なものにしてしまったのか、多くの内科医や研究者は不思議に思っています。

まず何が炎症の原因なのか、ハーバード大学のリドカー博士が訊ねられたときに、「我々は現在、生物学的な進化を目撃中なのです。過去において人間は炎症に順応できましたが、今日になって我々の近代的環境において順応性がなくなったのです」と博士は答えました。

アーシングと炎症の関係性の発見は、〝炎症〞と呼ばれるものに対して、かつて私たちには順応性がありましたが、直接地面に触れることがなくなった私たちは、電子欠乏のためおそらくダメになってしまったのだろう、ということを示唆しています。

地球から人間に電子が流れる⁉

惑星地球の表面である地面と海は常に電子が絶えることなく補充されて生きています。

地球の表面に直接接触をすることによって、私たちの導電性の肉体は自然と地球の電場と等しくなるようにできていて、電子レベルが低くなった肉体に電子を補充することができます。

では、どのようにして私たちは外から電子を体に取り入れるのでしょうか？

多くの方法が知られていますが、その一つはいたって常識的です。

地球は負の電荷を帯びています。事実上、無限の自由電子を供給してくれています。2つの伝導性のものを接触させると、たとえばあなたの裸足の2本の足を地面につけると、電子は多いほうから少ないほうに流れます。すると両方の電位は等しくなるのです。

それがアーシングであり、同じように地面にアース棒を差し込む場合もワイヤーを伝って電子は少ないほうへと流れます。

冷蔵庫にしても、テレビであっても、あなたの体であってもアースを引くと同じ作用をするのです。あなたの体も冷蔵庫と同様に伝導性だからです。

フリーラジカルと電子は、高速で非常に複雑な生物電気化学的な交換を通して絶えず相互作用しています。たいていのフリーラジカルは、正に荷電する分子であると考えられていますが、しかし、実際には中性のものもあれば、負の電荷を帯びていることさえあります。これらの反応性分子は、電子に飢えています。

地球は私たちの肉体に莫大な電子を流入することができ、体にダメージを与える炎症の原因である過剰に増えたフリーラジカルを抑制するか、消滅させてしまいます。

たとえば、あなたの体が電子に飢えて暴れ回るフリーラジカルと戦っているのであれば、地面と接触するとどうなるでしょうか？

負の電荷をたくさん帯びている地面は、電子に飢えているフリーラジカルを圧倒する。

これが答えであり、科学はこの常識を証明してくれます。

すなわち身体は、電気衝撃を受け入れる素晴らしい伝導体の一つなのです。

生体物理学者のジェームズ・L・オシュマン博士は、細胞は〝生きているマトリックス〟であると言っています。細胞は、核から外膜まで内部をすべて接続する〝細胞骨格〟として知られている内部構造を含んでいます。このような細胞の構造は、各々の細胞内から周囲の環境へと、また逆に外から細胞内部の中心の核へとエネルギーと情報を伝達する分子を含んでいます。

同様にあなたの頭から足のつま先まで、伝導性のコラーゲンやその他のタンパク質が細胞膜に含まれ、ネットワークを形成しています。よって細胞の内外に存在する〝生きているマトリックス〟は、体中に一種のネットワークを提供しています。

したがってそのネットワークは、神経系統や知覚レセプタ、そしてさらには、全身につながる各細胞のゲノムをも含む細胞のすべてとつながっています。この全体性のあるシステムは、体のあらゆる部分に浸透しているので、身体の最も大きな内臓システムを示していると言えましょう。

これこそすべての生命の本質なのです。

第3章でフランス人の農学者マテオ・タヴェラ氏が、すべての生命はアンテナのような役割をしていると述べました。

そう考えてみれば、私たちはどのようにして宇宙的なエネルギーの流れにつながっているかが理解できます。

私たちも星々もそのエネルギーに浸っています。

マイケル・ジョーダンと生きているマトリックス

生きているマトリックスを身体内部の一種の超高速コミュニケーションネットワークと見なしていただきたいのです。

ノーベル賞を受賞したハンガリー出身の生理学者セント＝ジェルジ・アルベルトは、ビタミンCを最初に発見した人物で、量子力学を生化学に適用し、がんに対する理解を深めた、時代に先立つ科学者の一人でした。

超高速コミュニケーションネットワークという身体に対する展望から1941年にそれを〝電気的生物学〟と彼は呼びました。「生命はあまりにも迅速に進むのに対し、ゆっくりと進行する化学反応や神経インパルスは説明するには微妙すぎます。タンパク質は、生命のドラマが展開するステージに立っていて、役者たちは、電子や陽子のように非常に小さくて移動性ある者たちにすぎません」と言いました。

超高速コミュニケーションネットワークである〝生きているマトリックス〟を、オシュマン博士は偉大なバスケットボール選手のマイケル・ジョーダンにたとえて説明しています。

ゲームが引き分けで終わろうとしている最後の数秒間に、当然ボールはジョーダンのところに向かってきます。それと同時に彼は空中に舞い上がります。ゲーム終了のブザーが鳴り響くときにはボールはフープをくぐって落下します。

ジョーダンの信じられないシュートが彼のチームを優勝させます。そして彼はテレビのカメラに向かって微笑みながら、「どうやったかなんて聞かないでください！」と言わんばかりに肩をすくめます。

医学は、非常に実際的で役に立つ方向で、生きたマトリックスの概念を利用しています。

医者は、心臓、脳と筋肉の電気的活性をモニターするための診断用ツールとして、心電図や脳波測定器、筋電図のような電気生理学に基づいた生医学的な機械を使用します。

これらの装置は内臓と体皮膜の間に存在している特定の伝導力がある経路を辿り、その逆の働きも同じです。体の内部から電極パッチがついている皮膚表面への経路を辿って測定装置に導かれます。ペースメーカーや細動除去器、電気鍼《でんきばり》療法などは、皮膚から体内部の組織や器官に、この伝導性が逆方向にいかに働きかけるかを実証しているのです。

電子は、電気における最も小さな単位の負電荷であり、負電荷（電子）が正電荷に引きつけられることはよく知られていることです。

身体を地球に直接つけることは、体の生きているマトリックスである伝導性ある組織が、自動的に地球の自由電子を取り込むことになります。これが生じると、免疫反応に悪影響を与え、電子に飢えているフリーラジカルに突如変化が起きます。

供給される利用可能な自由電子と結びつき、酸化や炎症のプロセスが緩和されます。中和されたり消えたりするのです。たとえると、子供にアイスクリーム店のカギを与えたり、ドラキュラに血液バンクを知らせたりするようなことが起きるのです。

その結果、免疫系の健康な組織を常に酸化させるフリーラジカルの失われた電子が補われ、フリーラジカルは自然と消えます。

暴れ回って慢性炎症と自己免疫疾患を引き起こすメカニズムは当然ストップさせられます。

地球の自由電子によって地球の自然な電位が保たれ、体は従来の働きに導かれます。

我々の観察と研究による結論として言えるのは、地球と再びつながることによって慢性炎症が妨げられ、消耗や急性外傷や軽傷は迅速かつ一貫した回復に導かれるということです。

本書の第11章、第12章では、それが実際にどのように起きるのか、驚異の物語の数々をお読みいただきましょう。

炎症に関係する痛みが迅速に軽減されるのは典型的です。急性頭痛が数分以内に消えるケースがあり、また、慢性的な激痛が20～40分以内に著しく軽減することもしばしばあります。

アーシングの炎症や痛みに対する劇的な効果は、2004～05年にわたるサーモグラフィーを使った一連の事例研究で示されています。

別名赤外線画像として知られているサーモグラフィーは、人間生理学的に正常か異常かを皮膚表面温度から分析する非侵入性の臨床技術です。精巧なコンピュータ化技術を利用して温度データを読み取り、それから考えられる病気またはけがの兆候を評価するイメージを生む技術です。

この技術はすでに30年以上も存在し、何千回もの医学研究を重ね、重要な役割を占めています。とりわけ、広範囲に利用されていて、乳がん、糖尿病、神経系および代謝異常、傷、頭痛、疼痛症候群、首や腰の問題、動脈の病気などを分析するために役立っています。

臨床サーモグラフィー国際協会の会長であるウィリアム・アマル（カイロプラクター）氏は、筋膜性疼痛症候群、筋肉の筋違い、靭帯《じんたい》の捻挫、末梢神経障害、手《しゅ》根管《こんかん》症候群、関節の炎症、ライム病、慢性の副鼻腔炎を含むさまざまな病に悩む20人の患者を対象にアーシングの研究を行いました。

被験者たちは、彼のオフィスにて伝導性の電極パッチをつけるか、あるいは各々の自宅でアーシングパッドが敷かれたベッドで眠るかのどちらかで実験を行いました。

結果は一目瞭然でした。127～130ページのカラー写真をご覧いただくと、劇的な変化がわかります。

何人かの患者は、たった1回のセッションで改善されたと感じることができました。

2～4週間（週に2～3時間半の治療）のうちに60～80パーセントの改善が確認できました。

数週間から数か月間アーシングを続けると、患者たちはさらに楽になり、なかには完全に症状が消える患者も現れたほどでした。

「あなたの素足が地面に接したり、ワイヤーを通じてアーシングした瞬間にあなたの生態系は変化し、即座に正常化が始まり、抗炎症スイッチが入るのです。

人々は、病や細胞を破壊する体のフリーラジカルを中和させる自由電子の宝庫である地面にまったく接触しないので、炎症を起こすのです」

と、ジェームズ・L・オシュマン博士は述べています。

第8章　科学的に明らかになる！

生物物理学者も納得！

ガエタン・シェヴァリエ博士は、南カリフォルニアのお堅い生物物理学者兼電気生理学者であり、身体の電気的回路を専門とする科学者です。

2008年の夏に彼は、アーシングによってもたらされる体の生理的機能へのさまざまなインパクトを調査するための研究を行いました。

その研究のための実験を準備中に、彼は友人だった元保護観察官を呼び、モルモット代わりになってもらいました。その被験者を応接間に置いてあるような心地よいリクライニングチェアに座らせて、アーシングをしてもらいました。

その間、クリントン・オーバーが彼に話しかけていました。

「そうして数分会話しているうちに、私の友人が自分の手に実は痛風の痛みがあると、しゃべりだしたのです。それについては私も知っていたが」

と、シェヴァリエ博士はそのときのことを思い出しながら語りました。

すると、クリントンは彼に、現在その痛みの度合いを0～10の数値で表してほしいと依頼しました。10は耐えられないほどの痛みです。私の友人は「8が左手で、9が右手」だと言いました。

それでクリントンは、電極パッチをそれぞれの掌に設置し、その電極パッチは外のアース棒にワイヤーで接続されていました。

そうしながらまた会話を続けました。30分経過したあと、クリントンは再び私の友人に痛みの度合いを訊ねました。

友人は驚きの表情を見せました。痛みの数値が突然にして下がったことに彼は気づいたからです。

「左が2で、右が3です。これほど痛みがやわらいだのをしばらく経験したことがありません、これは素晴らしい、と彼は言いました」

シェヴァリエ博士は、これとよく似た実験を彼のヨガのインストラクターに行ったことを述べています。

彼女は親指に重度の関節炎があり、たとえばコップのようなものを持ち上げようとすると、激痛が腕まで走るので、ものを落としてしまうと言うのです。

「彼女は研究所にやってきて、私たちは30分間彼女にアーシングしました」

と彼は述べました。

「去る前に彼女はまったく痛みが消えたと言ったのです。私は毎週ヨガクラスで彼女に会いますが、あのあと何か月も親指の痛みが消えて、まったく戻ってこなかったと言っていました。今は彼女も毎日最低30分はビーチを歩き、その上、アーシングしたベッドで眠っているらしいのです」

初期の研究におけるポジティブな結果は、アーシングが身体にどのように影響し、身体内部のその複雑なメカニズムに関するより深く、もっと洗練された調査を促しました。

最初の実験から10年経過した今、人間の健康に大きな意味を持つ多様性のある仮説が、この驚くべき話に組み込まれ、やむことのない研究へと導かれています。

本章では最も重要かつ参考になるデータを提供することにしましょう。

アーシングの基本

電気技師のロジャー・アップルホワイト氏によって2005年に公表された研究は、2つの非常に著しい事実を確認しています。

［1］アーシングすることによって電子は地球から身体に移動し、そして、その逆も同じく起きるのです。これによって身体は地球と等しい電位を十分に維持できます。

［2］アーシングは、周囲の電磁場による身体の交流電圧を強力に減少させます。

アーシングの背景となる基本的な物理を実証することの重要な研究を示すため、そして特に人体が地球の力強い表面のエネルギーを自然に取り入れる伝導体であることからして、電気専門用語を省いて語ることは困難です。けれども、シンプルに説明できるように最善を尽くします。

アップルホワイト氏は、ハイテクおよびエレクトロニクス産業のための静電放電システムをデザインする専門家です。

彼の研究は、雑誌『ヨーロッパの生物学と生体電磁気学』（'European Biology and Bioelectromagnetics'）の中で、アーシングされた人とされていない人の電位を測定した一連の図として公表されました。

アーシングは、身体のいろんな場所に電極パッチをつけたり、あるいは伝導性のシーツの上に横たわってもらい行われました。

特殊設計されたハイインピーダンス測定器を使用すると、アーシングした身体とアーシングしていない身体の両方で、まずは電磁場による身体上で生成された電位（ボルト）は、60ヘルツであると記録されました。

すると即時に、電極パッチあるいはシーツでアーシングしているほうの環境電位は少なくとも70パーセント減りました。

図8－1は、その減少をグラフで示したものです。

したがって地球との接触によって、有益な電子〝ソース〟が供給され、同時に体に有害な環境電磁場を妨げる〝シールド〟が提供されることが研究の一端として得られました。

電磁場対策はアーシングに限る

最近、科学界やメディアでは、人工的につくられる電磁場による人体への悪影響についてよく議論されるようになりました。この問題への関心は拡大しつつあるので、アーシングとの関連点を特に補足するように心がけます。

私たちすべてが、人間が生み出した目には見えない電磁場の海に浸されながら生きています。

電磁場はあらゆるところに存在しているのです。私たちが生活している家の中や職場、戸外などで、主に送電網によって生み出されています。

北米では送電網は、60ヘルツで振動する電磁場をつくります。家電のスイッチが抜かれていても、壁の中を伝うワイヤーによって電磁場は形成されているのです。

図8－1　電極パッチの影響　60ヘルツでアーシング

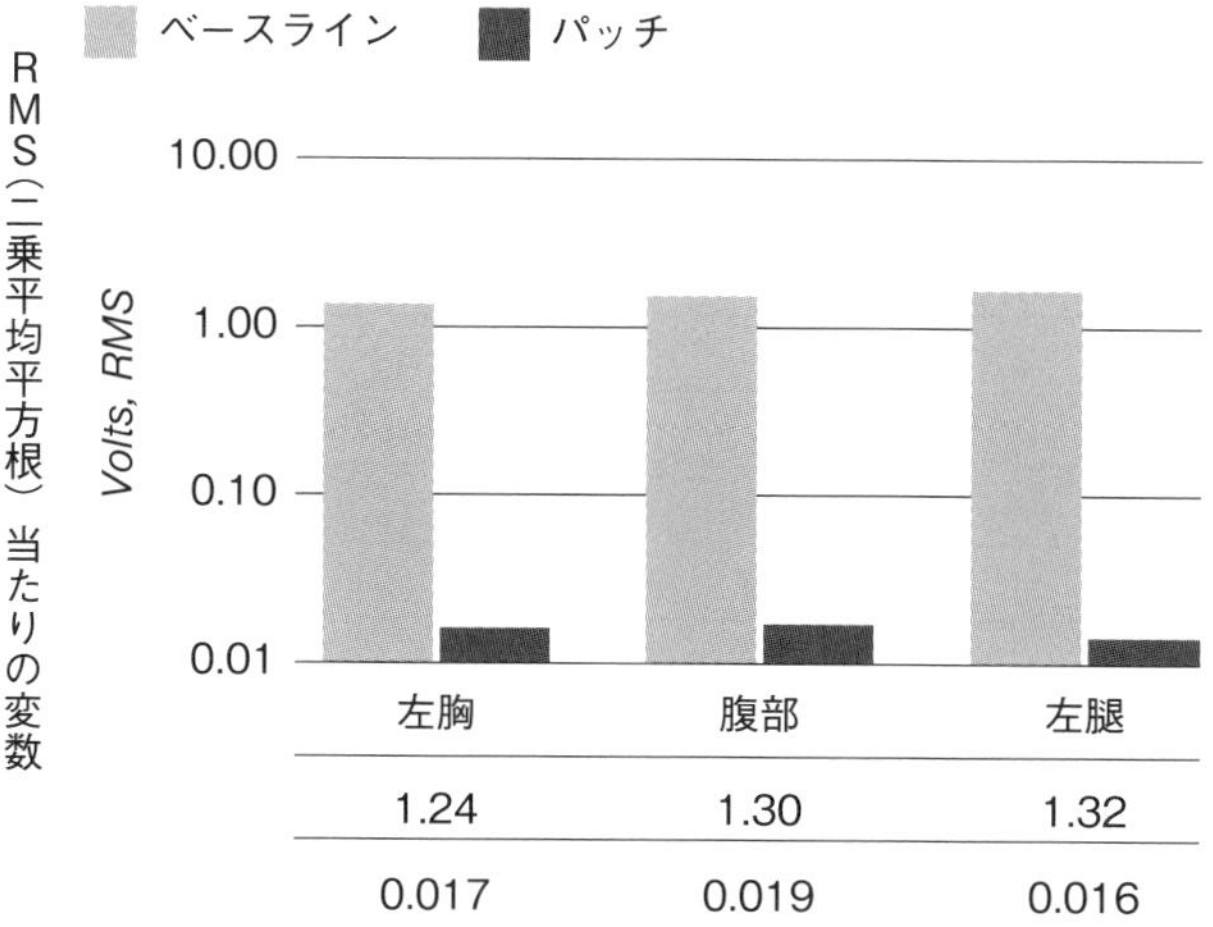

グラフは体の3か所（左胸、腹部、左腿）におけるベースライン（アーシング前）と、アーシング中に測定した環境電場の大きな違いを示すもの。

私たちの体への影響は人によっても異なりますが、電磁場の強度によっても異なります。

アーシングしていない身体の電子と他の荷電粒子は、周囲の電磁場に反応して不自然な震動を生みます。アーシングされている身体は、地球の電子によってそのような震動から守られるのです。

電磁場の影響にかなり過敏に反応する人たちもいて、ひどい影響を受ける場合があります。

この〝電磁場過敏症〟は、ふつうの人が受ける影響よりも少なくとも50倍もひどく、どのようなメカニズムでそれが起きるのか、既知の事実では説明がつきません。

それにしても電磁場過敏症は実際にある現象で、おそらくストレスと、地球との接触が失われていることに関係すると私たちは見ています。

第12章では、電磁場過敏症を克服したという劇的な話を読んでいただくことになります。

私たちにとっては、アーシングされていない体は、まるで風に飛ばされる葉っぱのように、不安定な環境エネルギー任せに漂っていると言えましょう。

私たちの体が地球にじかに接しているとき、基本的

表8－2　被験者がベッドに眠っているときに電磁場によって引き起こされた身体の電位

被験者	アーシング前の電位（ボルト）	アーシング後の電位（ボルト）
1	3.94	0.003
2	1.47	0.001
3	2.70	0.004
4	1.20	0.002
5	2.70	0.005
6	1.67	0.005
7	5.95	0.008
8	3.94	0.008
9	3.75	0.010
10	2.30	0.009
11	5.98	0.020
12	3.64	0.006
平均	3.27	0.007

にそれが電磁場から身を守ることになるということをアップルホワイト氏による研究は示しています。

この発見は基礎物理学で受け入れられていることであり、121～123ページの「アーシングの傘効果」をご覧いただくとよく理解していただけると思います。

さらには、第5章で記述されたコルチゾールの実験による研究から学んだことも立証しています。

その実験においては、12人の被験者らが睡眠中にアーシングを行いました。ベッド周辺の電気配線やコードの影響を受けて形成される電磁場にさらされている彼らの体の電位をアーシング前後で測定しました。

もしベッドの横にランプや電子時計、ラジオを置いて寝ると、たとえそれらの器具のスイッチが入っていなくても、それらが発する電場に体はさらされるということをほとんどの人は気づいていません。

被験者たちの寝室をアーシング前に測定すると、電圧計は平均3・27ボルトを示していました。しかし、アーシングしたベッドで彼らが眠ると平均0・007ボルトと著しく下がりました。この劇的な変化とアーシングの防護効果は、表8－2にまとめられています。

結論からすると、ロンドン大学のインペリアルカレッジとワシントン大学の環境および労働衛生科学部の研究チームが私たちの研究を支援することになりました。

オフィスで働く人々を対象にした実験で、屋内で長時間にわたり電気的なエネルギーにさらされた状態でいるとストレスや老化に関わる病が増加し、酸素摂取量や活力が軽減すると、２００７年度の報告書に彼らは記述しています。

「ほとんどの人間が現在定期的に環境電磁場にさらされていて、この1世紀ほどの間にそれは劇的な変化を見せ、それは自然環境がつくり出すものとはほとんど似ていない」

と書かれています。

「身体を覆う合成素材によって強い電荷を引き起こすことがあり、また不適切な量の電磁場や逆極にさらされることがあります。特に自然界の有益な電磁場を遮断するなど、個々の電磁場環境の性質を大いに変化させました」

と記述されているのです。

アーシングの傘効果

アップルホワイト氏の研究は、環境電場に対するアーシングによる保護効果を示しました。

これについて考えるもう一つの方法は、〝傘効果〟です。

ではここで少し、地球表面と地球のエネルギーの電気的な特性が、我々の生理現象にどのような影響を及ぼすのか、見てみましょう。

ノーベル賞受賞の物理学者リチャード・ファインマンは、彼の名を残す講義において、１９６０年代初期から地球の微妙なエネルギーについて語っています。

すでに理解していただいたように地球の表面は、負電荷の電子で豊かに満ちています。あなたが、たとえば１７５センチメートルぐらいの背の高さで、ある晴れた日に靴を履いてか、あるいは木製かビニールのフロアの上に立つと、絶縁状態なので次ページの図８－３（A）のように地面からあなたの頭まで3

５０ボルトとなります。それにしても、地面は０ボルトであるということを心に留めておいていただきたいのです。

ここで、「頭から足まで３５０ボルトならば、外に出るとなぜ感電しないのだろうか？」という疑問が湧いてくるでしょう。

答えは、空気は伝導体として比較的弱く、実質的に電流がないからなのです。

もしあなたが、図８－３（Ｂ）のように裸足で外に立っているとすると、あなたはアーシングされている状態にあって、全身が地面と電気的なつながりが持てます。人間の体は比較的よく電気を通し、皮膚は地球表面と常に同じ電位を保つことができます。

もう一つ図８－３（Ｂ）で注意していただきたいのは、アーシングしていると電気的チャージは頭上よりさらに高いところまで押し上げられているという点です。

地球と直接接しているものは、人間であろうと、犬や木であろうと、このようなシールド効果を形成することができ、地球の自然な電界の傘下で守られた状態を保つことになります。

この守られる現象は、アーシングパッドのような接地装置を使用して地面とつながるこ

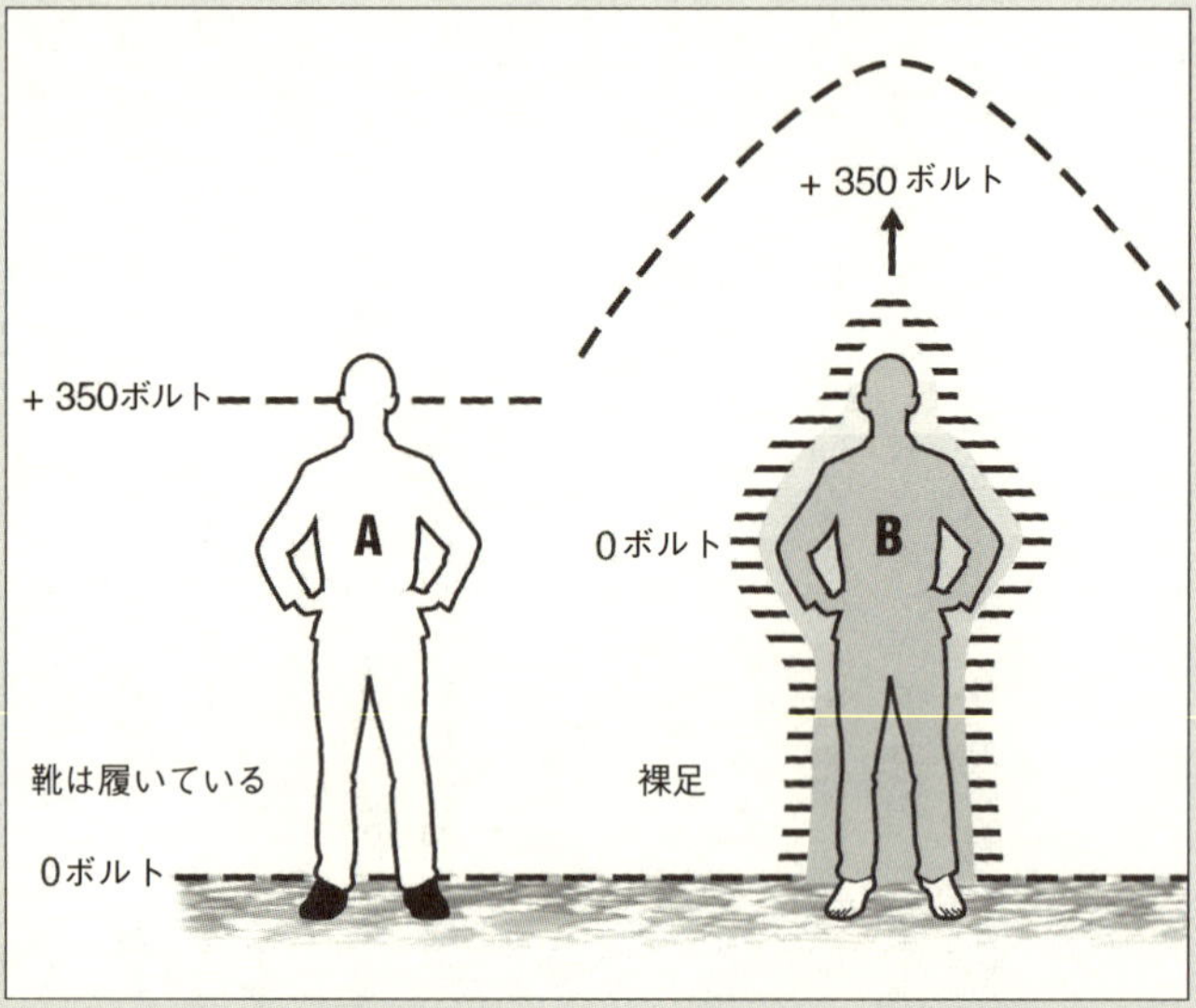

図８－３　アーシングの傘効果

とによって、家の中やオフィスでも可能となります。

電磁場汚染におかされる一つの原因と考えられるのは、人間も含む伝導体となる物質に対して適切なアーシングが損なわれていることにあると彼らは述べています。

アーシングは神経系にも影響を与える

2003年に電気生理学者のガエタン・シェヴァリエ博士およびカリフォルニア人間科学大学院の森一仁博士は、神経系機能におけるアーシングの影響について調査しました。

無作為に選ばれた58人の健康な成人が参加して、二重盲検《もうけん》試験により、脳と筋肉に関する一連の測定が行われました。

それぞれ足の裏に伝導性の粘着電極パッチをつけてもらって、快適なリクライニングチェアに腰を掛けてもらいました。パッチは戸外に導かれているワイヤーに接続されていました。被験者の半数は、アース棒にそのワイヤーがつながっていたので、正しくアーシングされている状態でした。すなわち、家の外で裸足で立っているか、座っているのと同じような状態だったのです。

残りの半数はアーシングされていない状態でした。同じように電極パッチをつけてはいましたが、ワイヤーはアース棒に接続されていませんでした。

このようにして、最初の30分間は実験準備期間で、あとの30分間は実際にアーシングされているか、それとも偽のアーシングか、各被験者が監視されました。

見せかけのアーシンググループを、研究員たちは〝コントロール〟と呼びました。

その目的は、彼らがリクライナーに心地よさそうに座っているということだけではなく、ちゃんとした結果を記録するためでした。そもそも二重盲検試験であったので、テストされている側も、テストをする側も、どちらも誰が本当にアーシングされているか、また見せかけだけなのかはわかりませんでした。

二重盲検試験は、多くの研究分野で重要なツールです。実験のデータが記録されたあとのみ、研究員たちはその結果を分析して比較することが可能となり、また被験者たちの区別がつくようになります。

脳波計（EEG）は、脳から送られる電気信号を頭皮の上から測定して記録します。異常な結果は、てんかん発作があるかもしれないことを示しています。

筋電図（EMG）は、筋細胞から発生した電位活動（電圧）を検出します。この実験において、筋電図の電極はダイヤモンド形なので僧帽筋と名づけられた首の両側の大きな肩の筋肉の上に設置されました。

EEGとEMGは、30分にも満たないアーシングによって、脳と筋肉の電位活動（電圧）に著しい影響を与えることを示していました。

実際にはアーシングすると即座（2秒以内）に劇的な変化が表れたことが記録されました。

脳の活動すべての周波数において全般的に減少が見られ、特に思考と関連づけられる左脳には著しい変化が表れました。

このことからすると、アーシングは思考による脳の疲れをやわらげてくれることがわかります。

筋肉に関しては、2つの興味深い結果を導いてくれました。

［1］ハイテンション気味の参加者の両肩筋肉の緊張が軽減しました。一方で、緊張がほとんどない人の肩の緊張度が増しました。

このような結果から、アーシングは筋肉の緊張度を正常な状態に調整しなおしてくれることがわかります。

本書の冒頭に記述されているストレスの正常化に関係するコルチゾールレベルの研究と平行した結果が見られました。

［2］アーシングしている参加者（見せかけのアーシングではない）のEMGの振動は大きくて、個人差はあるが著しく遅い振動（1振動が20〜40秒）が見られました。このような振動は、生理学上の研究において過去に見られたことはありませんでした。

筋肉も含めてあなたの体全体が、電気的な働きをすることを心に留めておいてください。

神経インパルス（興奮）は、筋繊維に収縮するように指示します。その収縮は、自然に電気的かつ小さな機械的振動を引き起こします。そして、その両方は皮膚の表面で電位が変動する周波数を生み出します。この電気的な雑音を、EMGはキャッチします。ゆっくりとした振動は、電気的な収縮がよりリズミカルに起きることを意味します。

これは、大勢の人々がみんなバラバラに歩いているのに対して、規律正しく行進する軍隊にたとえることができます。バラバラに歩くよりも軍隊の行進のほうが、秩序があるのは言うまでもありません。

アーシングの筋肉への影響は、秩序を生むと同時に、筋肉の働きがより効率的になります。

この研究結果は、筋肉がさらなる電気的な統合によって、疲労なしにより長く、より激しく活動することが可能かどうかという実験へと導きました。

第14章では、アーシングしたスポーツ選手が、いかに素晴らしいパフォーマンスに導かれるかという実例を紹介いたします。

改善された筋機能を得たスポーツ選手の例だけではなく、老化による筋力の衰えに対しても、アーシングを生活に取り入れることによって生まれる可能性についてご紹介しましょう。

このような発見は、筋肉が持つごくふつうの能力であり、ただ今までアーシング実験されたデータがなかっただけだと私たちは思っています。このようなこと以外にも、全体的な結果としてストレスや緊張レベルが軽減し、神経系がストレス刺激による交感神経モードから穏やかな副交感神経モードに切り替わることが証明されました。

この研究は、『ヨーロッパの生物学と生体電磁気学』誌（‘European Biology and Bioelectromagnetics’）に2006年1月に掲載されました。

アーシングで氣の流れを活性化

裸足で歩くことによって、足裏前部あたりが地面にしっかりと接触します。

東洋医学によると、このあたりには経絡《けいらく》の最初のツボである〝湧泉《ゆうせん》穴〟と呼ばれている重要な経穴（ツボ）があります。そのツボは地球の氣（地球のエネルギー）を吸い上げる通路だとされていて、そこからずっと上のほうにある膀胱《ぼうこう》に、経絡でつながっています。

膀胱経は、東洋医学的に見ると体の主な臓器に届いていて、肝臓、隔膜、心臓、肺や脳までが含まれています。さらには、主な経絡が交差する背中の経穴につながっています。

先ほど電気生理現象の研究過程を述べましたが、ガエタン・シェヴァリエ博士と森博士は同じようにしてまた58人の参加者のうち半数はアーシングし、あとの半数は見せかけだけのアーシングでテストしました。

今回は電極パッチを足裏の〝湧泉穴〟のツボに設置して、裸足で地面を歩くときと同じ刺激を与えました（図8－4参照）。

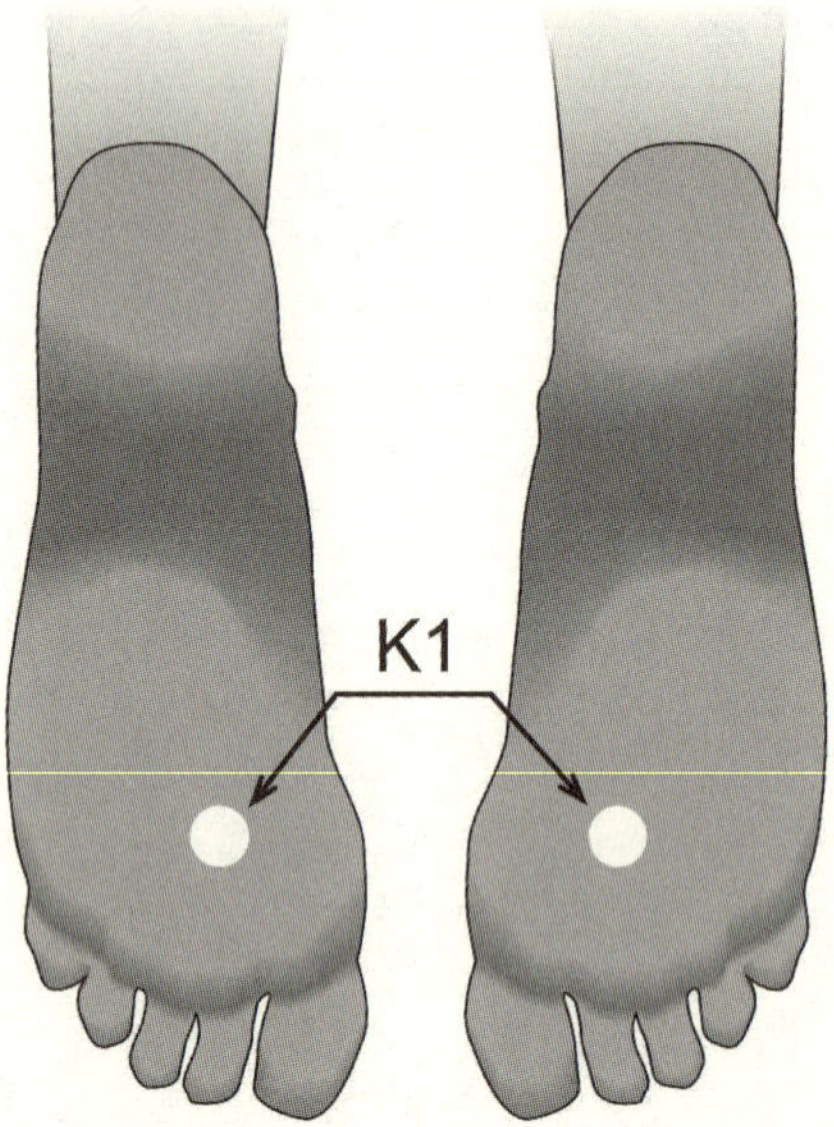

図8－4　「湧泉穴」

研究員たちは各々の実験参加者の体の二十数か所以上の経穴（ツボ）にワイヤーを設置して、綿密な電気測定を行いました。アーシングしている身体の炎症が軽減されると同時に内臓が活性化されることがわかりました。内臓の緊張と炎症が軽減し、副交感神経の働きが活性化するという以前の所見を支持できる結果が得られました。この実験は、地球の電子が身体に高速移動できるということを示しています。体のあらゆる部分を結ぶ腎経と膀胱経に関係している経絡は、水路のように非常に効率のよい伝導体として捉えることができるからです。この研究レポートは、２００７年発行の『サトルエネルギーと氣医学』（'Subtle Energy and Energy Medicine'）という雑誌に掲載されました。

赤外線画像に見るアーシング効果

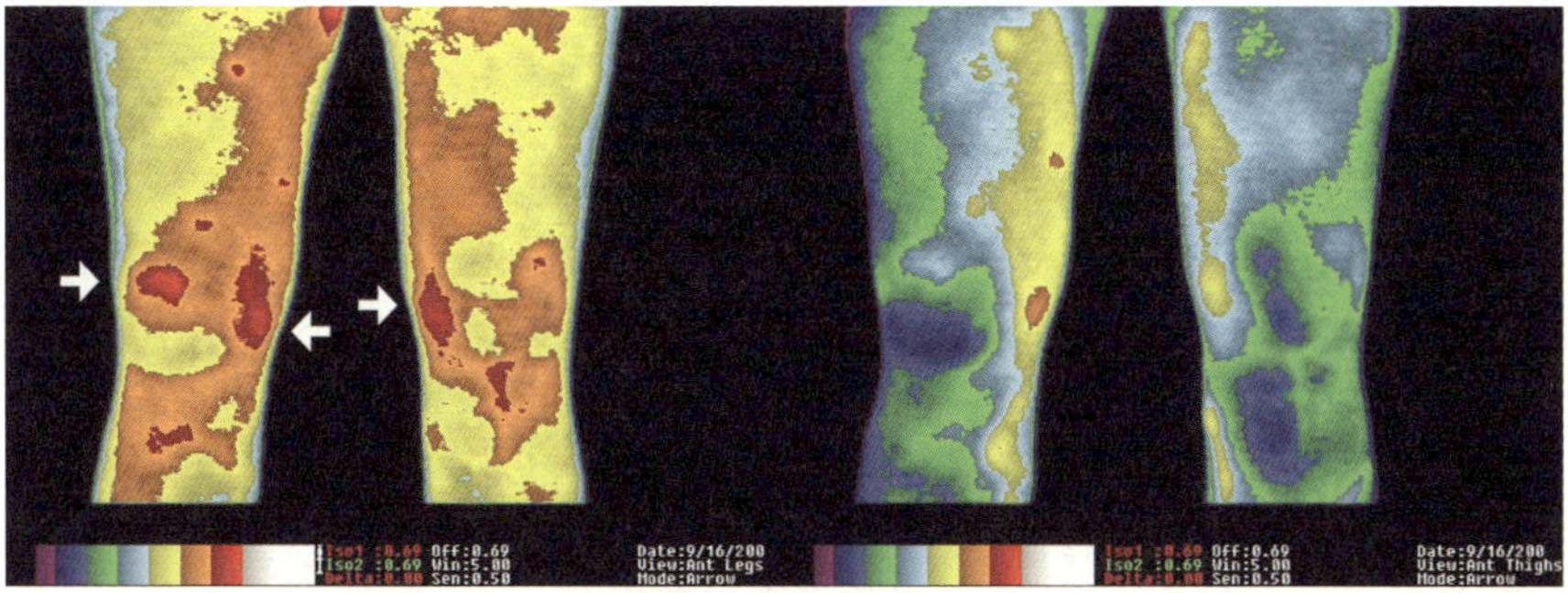

プレート１　赤外線画像で見る炎症。赤外線（サーモグラフィー）カメラは、皮膚温度の微細な変化を色分けされたイメージマップで捉えた。組織の損傷によって熱の増加が引き起こされるからであり、異常に高温の部分が炎症箇所を示している。ここに示した赤外線写真は、左がアーシング前で、右が30分間のアーシング後の写真。この２枚の写真から、炎症がすぐにおさまったことがわかり、慢性的な痛みや凝りなどを含むさまざまな症状に対してアーシングが与える影響について説明できる。

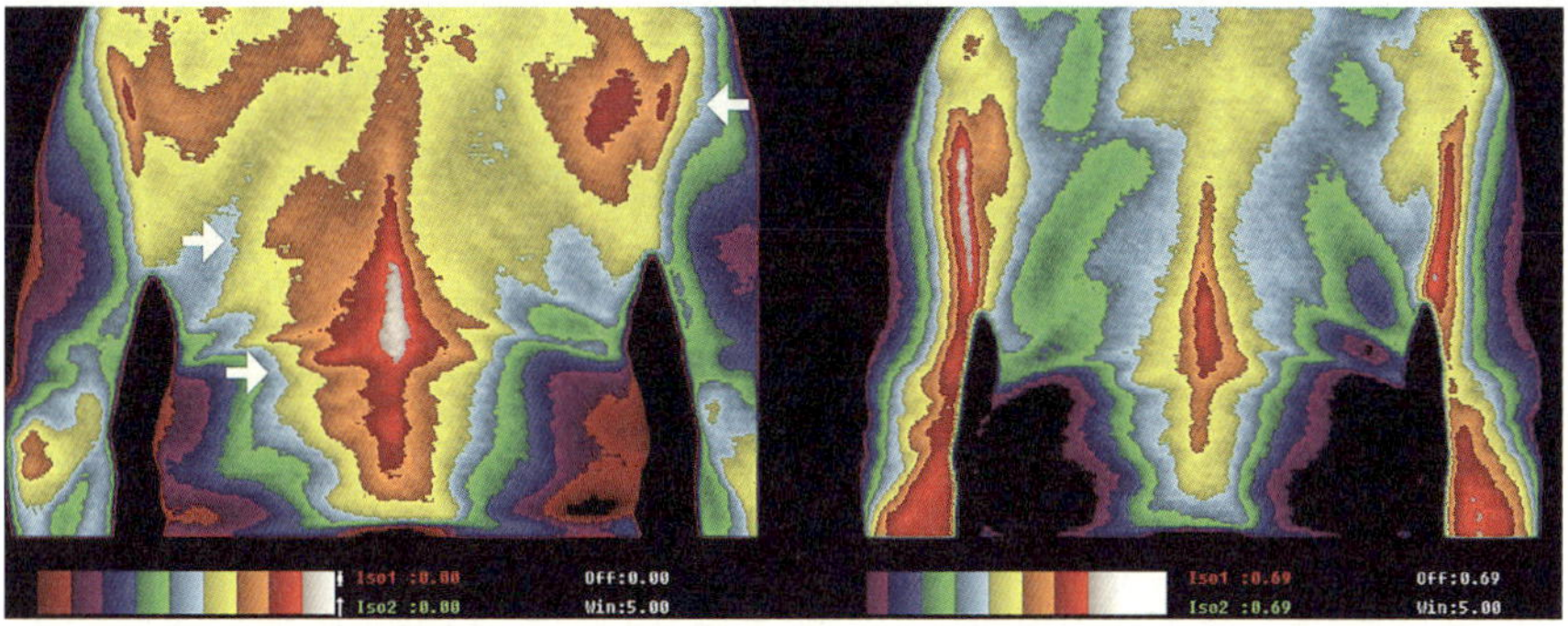

プレート２　この患者は85歳の男性で、左腰と右肩に睡眠が妨げられるほどの激痛があり、痛みと硬直で目覚めるといった毎日を送っていた。内科治療に長く通っていたが、あまりよい結果が得られなかった。アーシングをして一晩眠ったあと、痛みが50パーセント減って、歩いているときのこわばりと痛みは75パーセント改善したと報告している。左写真の矢印が示す部分は、極度の炎症と痛みがあった箇所である。右写真はアーシングを行った２日後に撮影されたもので、左右均等な温度を示し、正常に戻っていることがわかる。アーシングを行って４週間後に患者は、たまに凝りを感じる以外は、肩と腰の痛みとこわばりが完全に消えたと報告している。「元どおりの生活に戻ることができた」と患者は述べている。

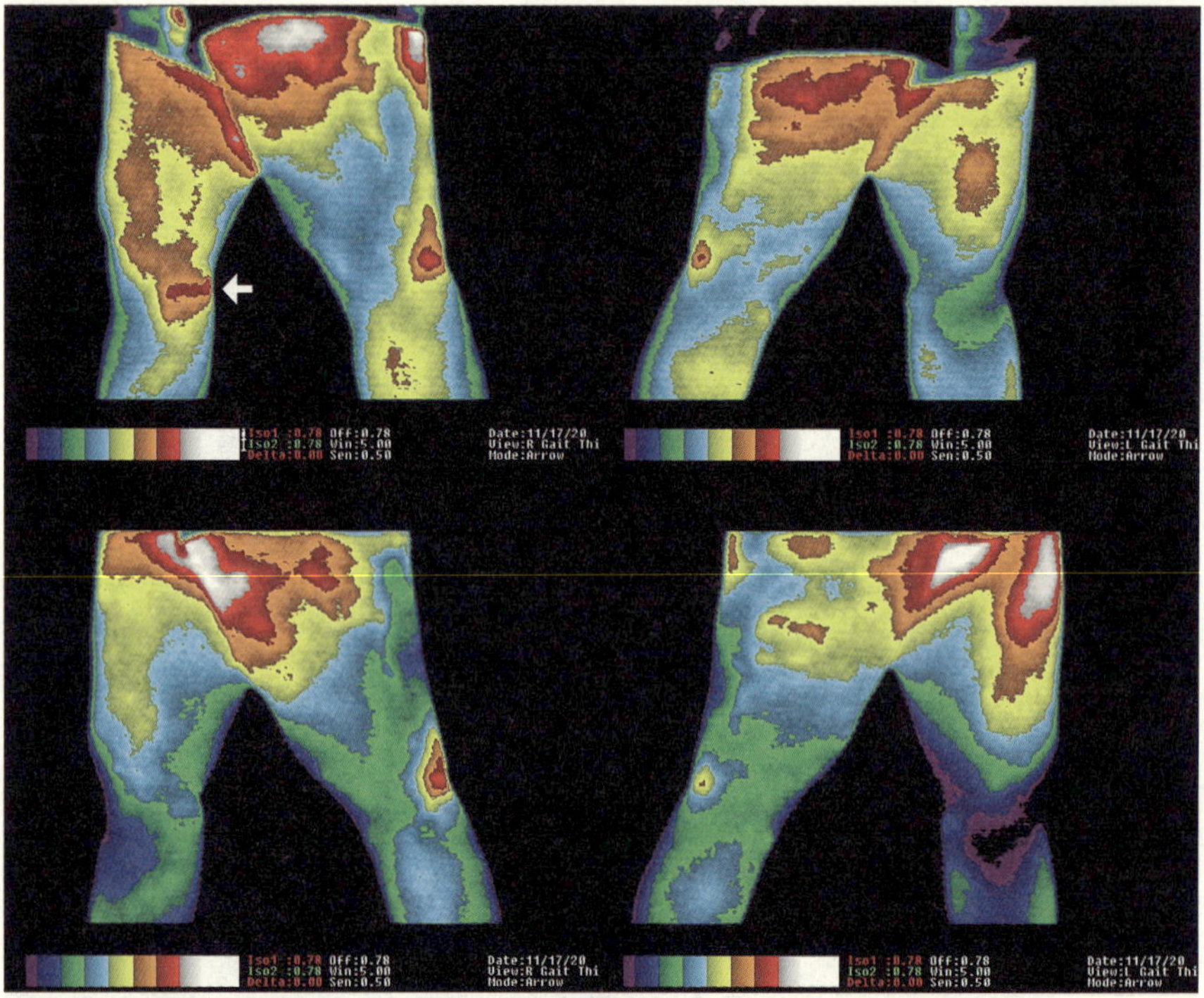

プレート３　この赤外線画像は、15歳のときに運動で負った傷がある33歳の女性のもの。この患者には長期にわたる慢性の膝の痛みや腫れがあり、不安定になるため長い間立っていることができなかった。運転などを含む軽い動きでも症状が悪化することがあった。痛みを軽くするために、彼女は枕を膝の間に挟んで眠る必要があった。外科治療や整体治療を何年間もときどき受けていたが、痛みが軽減されるような効果はあまりなかった。
左の写真は、歩いているとき両膝の中が見えるように撮ったものである。矢印はちょうど痛みを感じている箇所で、ひどい炎症が起きていることがわかる。右は、電極パッチを使ってアーシングを行った30分後の写真である。患者は痛みが少しだけ軽減されたと報告した。膝のあたりの炎症が劇的に減少していることに注目していただきたい。
６日間のアーシングのあと痛みが50パーセントまで減って、痛みを感じずに長い間立っていることができるようになり、寝ているときに枕を膝の間に挟む必要がなくなったと彼女は報告した。４週間の治療のあと気持ちよくサッカーができるようになり、15年ぶりに初めて不安定感がなくなり、痛みがだいぶ消えたと彼女は述べている。12週間経過すると、痛みは90パーセント近く消えて完全に腫れが引いた。長年することができなかった水上スキーを再びできるようになった。最初の治療から６か月経過後、彼女はハーフマラソンを完走することができるようになった。

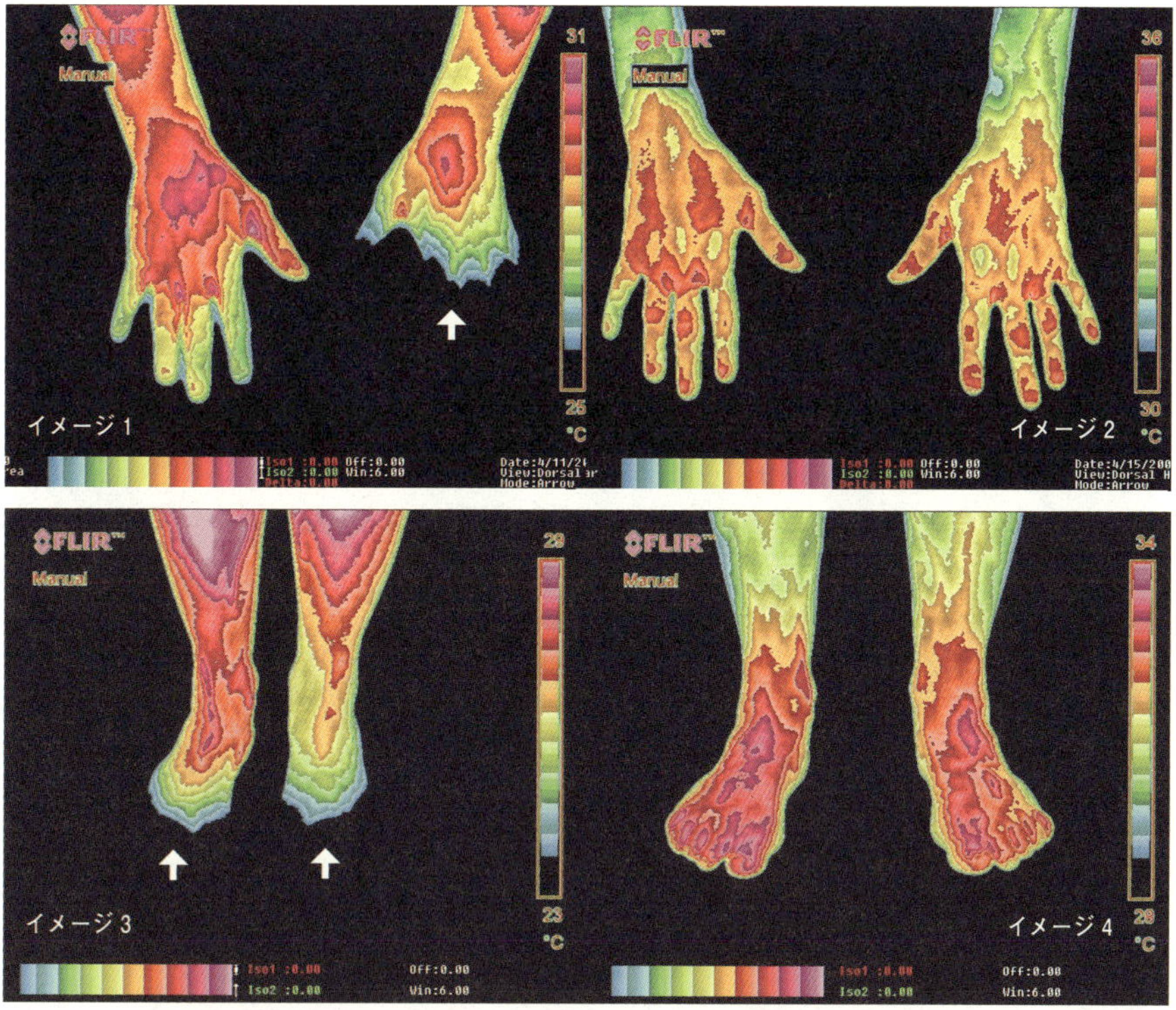

プレート4　赤外線画像のこの2枚は、睡眠や日常生活の妨げとなるほどの首と背中上部の慢性痛があった49歳女性のアーシング反応を示したものである。さらに彼女は、睡眠中に足のうずきと不快感を覚え、痛みとこわばりで起こされることに悩まされていた。医学的治療や代替治療を受けても改善が見られなかった。四晩アーシングをして眠ってから、彼女は次の事柄を報告している。70パーセント近く痛みが軽減した。不眠が30パーセント改善された。不眠による日常生活への影響が、40パーセント改善された。睡眠中の脚の痛みと不快感が75パーセント軽減した。また、朝のこわばりと痛みが80パーセント減った。アーシングを6週間続けたところ、安定した改善を彼女は報告した。

イメージ1は、アーシングを始める前の彼女の手のサーモグラフィーである。指の冷えと血行不良に注目していただきたい。矢印が示す指の部分の温度が、部屋の温度と同じ温度だったので写らなかった。これは〝サーモ切断〟と呼ばれている現象である。イメージ2では、彼女の手がアーシングによってどれほど温かくなったかを示している。

イメージ3は、アーシング前の体の末端を示している。矢印が指しているのは、血行不良になっている部分である。つま先は、周囲の温度とほぼ同じなので写らなかった。イメージ4は、4日間アーシングして睡眠をとったあとの写真である。血行が劇的に改善され、足が温まったことを示している。

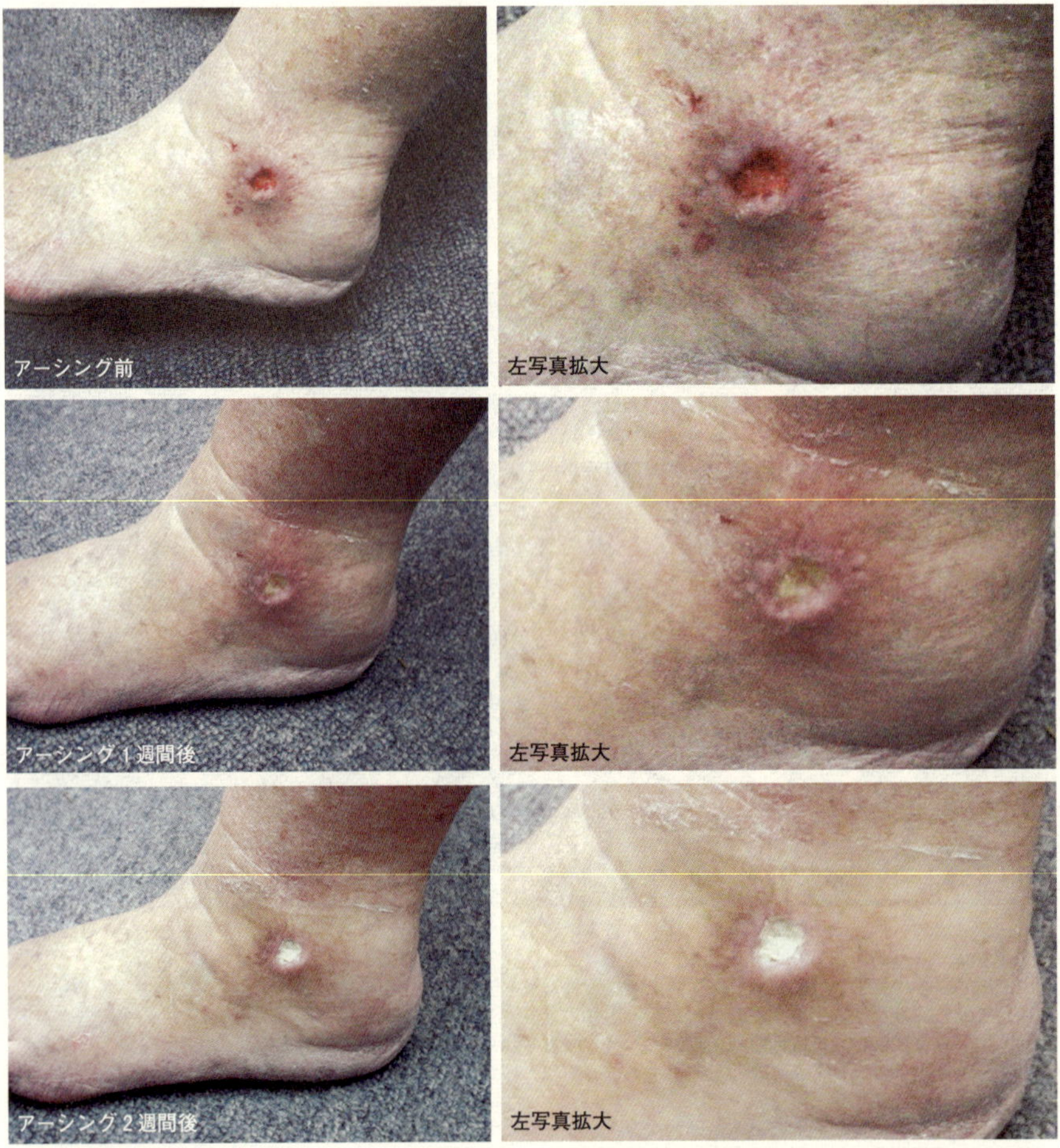

プレート５　84歳の糖尿病を抱えた女性の８か月間も閉じなかった傷口が加速的に癒された写真である。右上の写真は左上の傷口のクローズアップで、傷口が開いているあたりの皮膚の色が、薄青い灰色に変色している。真ん中の２枚の写真は、アーシングを始めて１週間後のもので、皮膚の色の変化が示すように傷口と血の巡りの改善が見られる。一番下の写真は、アーシング２週間後に撮ったもので、傷口はふさがり、皮膚は劇的により健康的な色に変わっているのが見られる。治療は、リラックスできる椅子に掛けてもらい、電極パッチを使って毎日30分間のアーシングセッションを行った。左足首付近の傷は、足に合わないブーツを着用したことから生じた。数時間履いたあと水泡ができ、傷口が閉じなくなった。患者は傷治療専門の病院に通ってさまざまな治療を受けたが、よい結果が出なかった。末端の血行不良は明らかだった。彼女は当初、痛そうに足をかすかに引きずりながら歩いていた。１回目の30分間のアーシングのあと、痛みの顕著な減少を報告した。１週間毎日アーシング治療を行ったあと、痛みが80パーセント消えたと述べていて、同時に足を引きずって歩かなくなった。２週間の治療後に、痛みは完全に消えたと彼女は述べている。

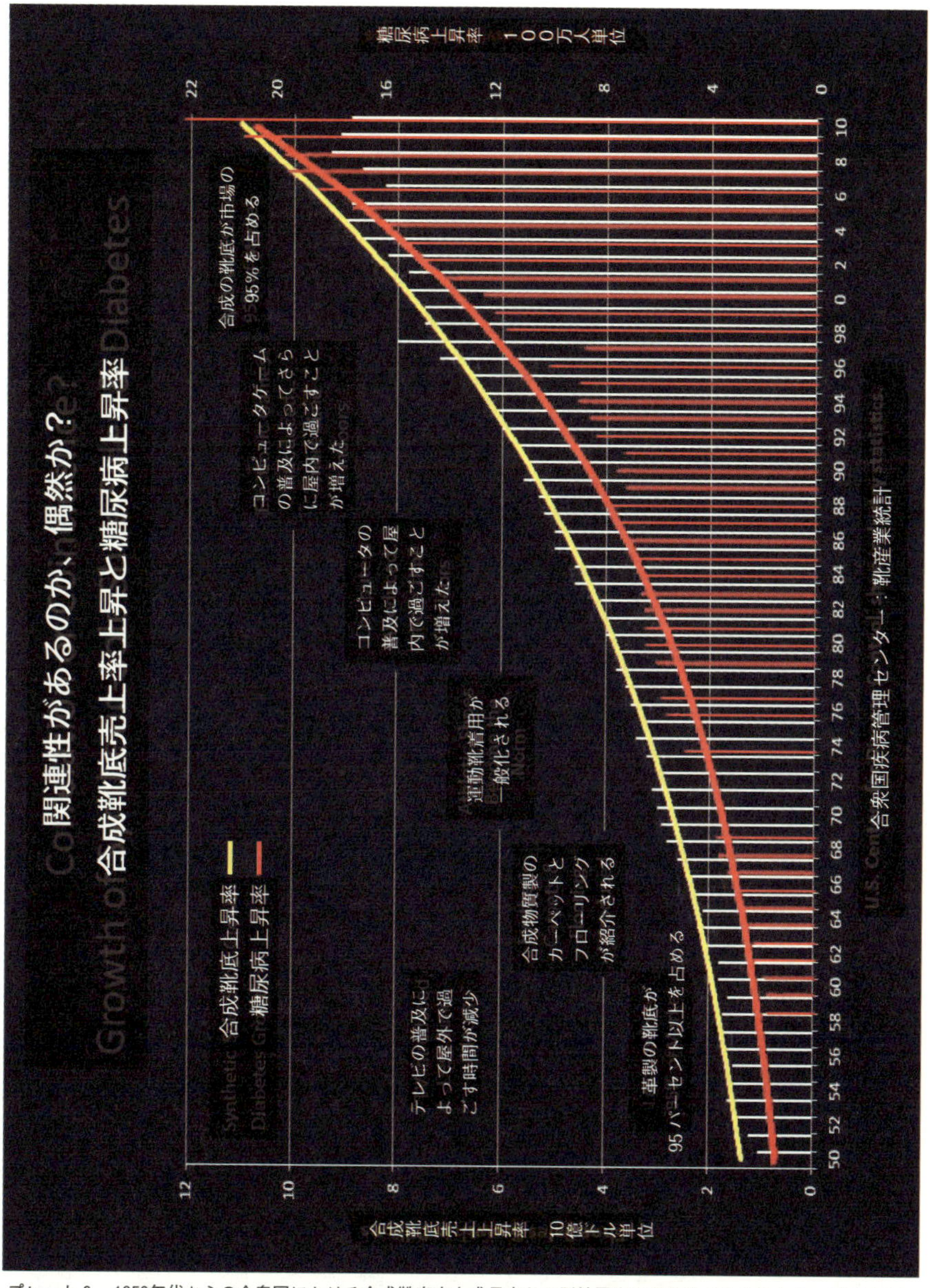

プレート６　1950年代からの合衆国における合成靴底売上成長率と２型糖尿病の発生率がよく似たカーブで示されているグラフ。当初は95パーセントの靴底が、伝導性のある革製だった。近年では95パーセントが、非伝導性の合成物質製の靴底に変わった。健康状態の悪化も類似したパターンを示している。

心血管・呼吸系・神経系の機能アップ！

アーシングによって地球に再びつながると、上がったバッテリーがまた動いて車が走り出す、というようなわけではありませんが、疲労した肉体に驚くほど早く再び活力がよみがえったり、痛みが軽くなったりします。

アーシングは通常、人々が20〜30分後に感じることができる治癒効果を起こします。痛みが速やかに楽になることがあり得るのです。

アーシング前、アーシング中、アーシング後の変化をシェヴァリエ博士は40分間のセッションを通して測定することを試みました。年齢が18〜80歳までの健康な男女27人が、その実験に参加しました。参加者はみな、足の裏と掌に電極パッチをつけました。それと同時に同じように、見せかけだけのアーシング実験も行って比較されました。実際にアーシングされていた人たちに次のような結果が生まれました。

◎ 皮膚コンダクタンス（皮膚を流れる電流の抵抗）が数秒内に減少し、副交感神経が穏やかモードに切り替わりました。

皮膚コンダクタンスは、神経機能を測定するために広く容認されている手段です。この結果は、アーシングによるストレス軽減と睡眠改善に対する我々の見解を補足するものです。

◎ 呼吸回数の増加と血液酸素の安定量が確認され、同時に心拍数が少し上昇しました。

これらの変化は、アーシングを開始してから約20分後に表れたので、治癒プロセスには体の酸素量の増加が必要であることを示していると言えましょう。より多くの酸素消費量が、アーシングを開始してから少なくとも10分間持続しているのが記録されました。

アーシングの観察において、治癒効果と代謝活動の関連づけは、驚くべき発見とも言えます。この代謝活動の増大は、治癒効果によるもので、負傷や急性炎症が見られる修復を必要とする体の部分に著しく見られる、と私たちは想定しています。面白いのは、アーシングのあとすぐに血液酸素処理は不安定になり、呼吸速度はわずかに増しました。この変化は、体はアーシングのスイッチを抜くことを嫌う、ということをいわんとしています。

この研究は、2010年に発行された『代替・補完医学ジャーナル』誌（'the Journal of Alternative and Complementary Medicine'）に発表されました。

その記事には、40分間のアーシングにより、優れた測定結果が得られたあとにプラグを抜いて地球から切り離されると、10～20分後、またアーシング前の状態に戻ると記述されています。

アーシングのヒーリングパワー

私たちの体はふだんより刺激的な運動をすると、確実にあとから筋肉痛を起こします。

フィットネスやスポーツの世界では、この悲惨な現象は遅発性筋肉痛（DOMS）と呼ばれ、過度の運動をしたり、慣れていない運動をしたりすると起きる、よく知られた結果です。要するにやりすぎると起きる単純な結果であり、回復を短縮させる治療はありません。

しかし、マッサージや水に浸かるセラピー、鍼などは、症状をやわらげます。DOMSは、筋肉に24～28時間内に急性炎症が起きることに関係し、96時間以上も続くことがあります。

20～23歳の健康な男性8人を対象にして、DOMSの急性炎症に対するアーシングの影響が試されました。

体重の3分の1の重さのバーベルを肩に担いでから、つま先を少し上げるエクササイズを、彼らにやってもらいました。これはわざと筋肉組織にダメージを与え、ふくらはぎが痛むように工夫された過激なエクササイズです。

参加者8人が各自月曜日の朝に同じエクササイズをし、全員があるホテルにそのあと1週間宿泊しながら同じような食事と睡眠をとり、それをモニターしてこの実験は行われました。

比較するために8人を2つのグループに分けました。ちゃんとアーシングしているグループと、見せかけだけのアーシングをしているグループを、1週間日夜モニターしました。

参加者たちの傷ついた組織は、磁気共鳴画像法（MRI）と磁気共鳴スペクトル（MRS）を含んださまざまな方法で客観的に分析されました。

さらには、彼らのふくらはぎの痛みの程度が毎日検査されました。また、彼らの右の腓腹筋《ひふくきん》（下肢の後ろの大きな筋肉）に血圧計が当てられ、不快感が募るまで膨張させて測定が行われました。

参加者たちもまた、睡眠や感情、筋肉の痛みなどに対する顕著な結果を出してくれました。

炎症が起きると白血球はただちに活発になり、数が増えます。アーシングしていない男性たちは、ＤＯＭＳによる痛みを一番感じるピークの段階で、白血球が劇的に増えています（図8－5参照）。

これは激しい炎症反応の典型を示しています。アーシングしているグループは、していないグループと比較すると、白血球反応が少なくなっているので、ほとんど炎症が起きていないことがわかります。

これは回復期間が短いという意味でもあり、初めて記録として残されることになりました。

エクササイズをしたあと24時間、48時間、72時間後の2つのグループの白血球数差は、それぞれ10、17、18パーセントでした。

急性炎症、ＤＯＭＳおよび痛みなど、合計48の公認検査項目を研究員たちはチェックしました。

そのうち30項目については、テスト期間中に一貫した変化パターンが現れました。

この研究は、オレゴン州の運動生理学者であり、有名選手のトレーナーとしても知られているディック・ブラウン博士の下で行われ、その結果もまた、２０１０年に発行された『代替・補完医学ジャーナル』誌（'the Journal of Alternative and Complementary Medicine'）に発表されました。

以下はブラウン博士のアーシングに対するコメントです。

「一番重要なポイントは、人が感じる痛みの度合いが、アーシングをするのとしないのとでは大きく異なることだった。

アーシングをした人に関しては、血圧計カフによる圧迫をふくらはぎにかけても、それほど痛みを感じなかった。

もう一つ、大きな違いといえば、アーシングが白血球の数の増加を防いだと見られる変化だった。

これらの結果は、もっと多くの被験者を対象に、さらなるテストを行うべきだということを明らかにしている。

今となって私は選手たちになるたけアーシングをし

夜眠っているときの痛み

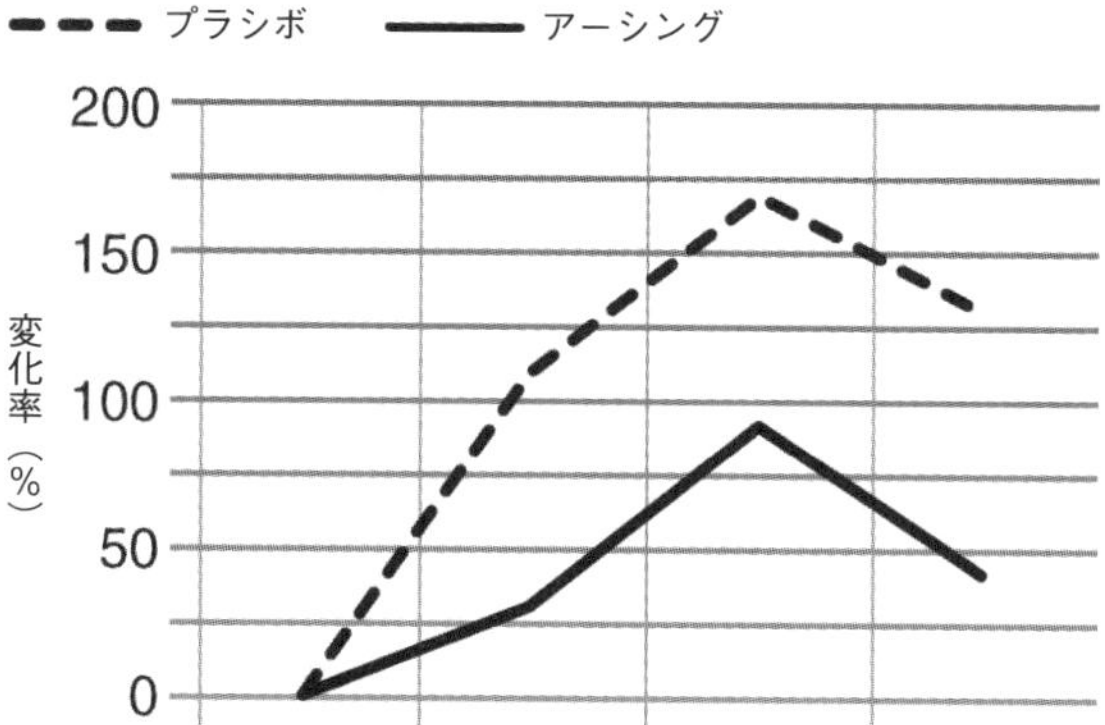

日	1	2	3	4
プラシボ	0.00	113.79	172.41	127.59
アーシング	0.00	28.26	89.13	41.30

白血球

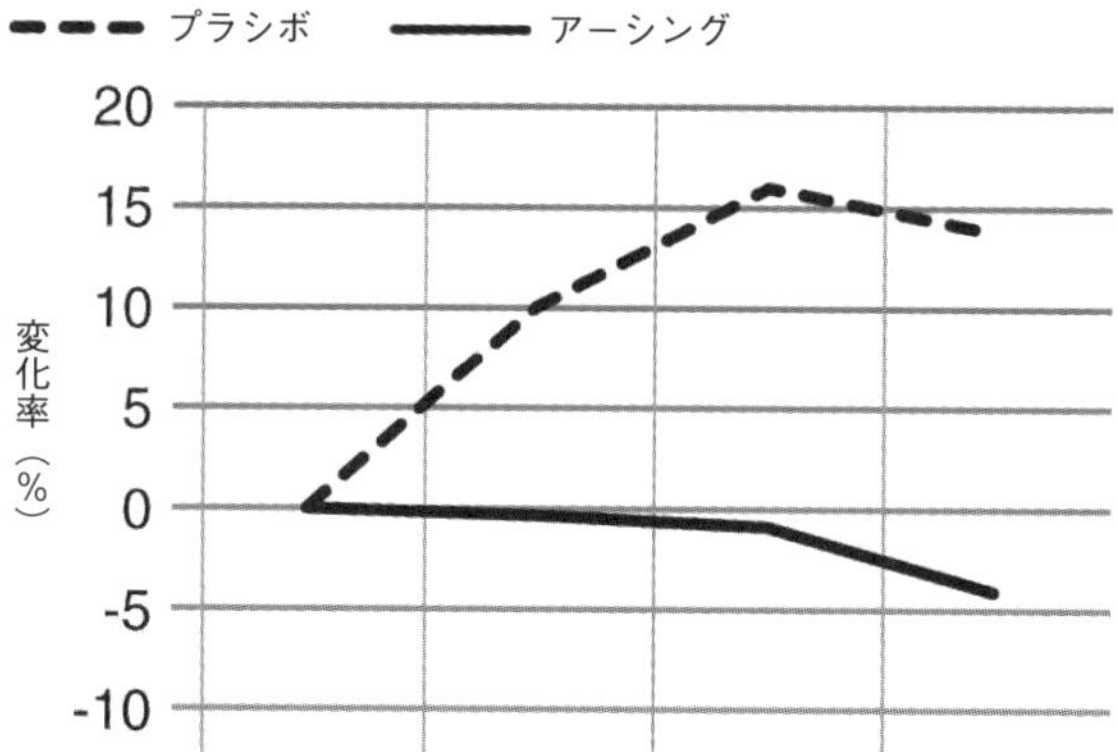

日	1	2	3	4
プラシボ	0.00	9.66	15.97	13.87
アーシング	0.00	-0.45	-1.35	-4.05

図8－5　遅発性筋肉痛（DOMS）の研究
アーシングをしていない被験者は、測定するたびに、より痛みが強くなっているという感覚を表現した。その差はアーシングしている者と毎日比較して、平均で85パーセント高くなっている（グラフ上）。この発見と関係して、アーシングをした人の体の炎症は、しない人より少ないため、白血球反応が抑制されたことが、炎症の少ない証拠として見受けられた（グラフ下）。

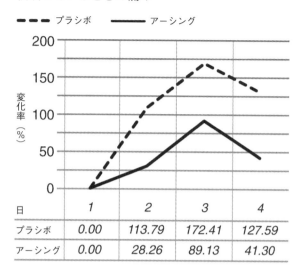

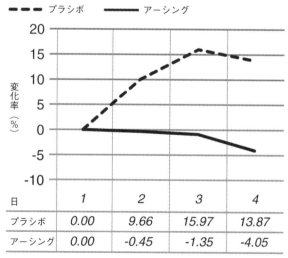

て、体を鍛えるようにアドバイスをするようになった。選手たちも何かが違うのを感じて、喜んでそうしている。

筋肉痛が減ったので、連続的にトレーニングができるようになり、回復ももっと早くなったといっている。続けてトレーニングができることは成功につながるので、これは重要なことだ。

私自身について言うと、２００９年に右膝の人工膝関節置換術を受けたあと、アーシングの効果を実感した。

その後も高度な動きができるようになるまでアーシングを必要とした。右膝の2度目の手術だった。最初の手術は10年前だった。個人的には、2度目の手術のあとは、回復が少し早かったと感じた。

しかし、手術後5週間目に医者のチェックを受けに行ったときに、医者は私の脚と動き具合を見て、『これはふつうの人なら3か月かかるところだが、あなたはたった5週間でここまで回復した！』と言ってくれた。

医者は私の脚の動きと傷の回復と腫れ具合を総合的に見て、そのように言ったのだ。明らかに私のリハビリの知識が役立ったわけだが、アーシングが痛みをなくしてくれて助けになったと私は信じている。よい結果に導いてくれた。

私はアーシングして眠るようにしているが、電極パッチを痛い部分に当てることもしている。

手術を受ける以前に膝の痛む部分にパッチを当てると、当てていないときに比べると確実に痛みが減っているのに私は気づいた。

1年後ぐらいに手術を受けるべきだったが、忙しいのでつい後回しにしていた。そのため、夜になると脚がとても痛くなった。

アーシングシーツの上で眠ると眠りやすくはなったが、さらに痛みを取り除くためにパッチを使用した」

ブラウン博士の研究における興味深い科学実験のプロセスでは、炎症がアーシングによって軽減されたことが記録として残りました。

そのため、炎症やけががつきものであるスポーツ界において、アーシングは話題になりました。

要するに、地球に接続されることによって体は変わる、ということでしょう。すばやく回復できるのです。

つまり、アーシングにはヒーリングパワーがあるのです。

メタボリックシンドロームのリスクが減る？

２０１０年に実験室で齧歯類《げっし》の動物（ネズミ、リス、ビーバーなど）の実験が行われました。まだ正式には発表されていませんが、現在、多くの人々に広がりつつある肥満や糖尿病、心血管疾患などの前兆とされているメタボリックシンドロームと関連したいくつかの生化学要因の優れた改善をアーシングは明らかにしました。

実験は、健康なネズミ30匹ずつの２つのグループに分けて行われました。

１つのグループはケージにぴったりと合うアーシングマットが敷かれた中で飼いました。

もう一つのグループは、アーシングをしていない同じようなケージの中で飼われました。

毎月両方のグループのネズミの血液サンプルを摂取し、６か月間分析を続けました。

アーシングを続けたほうの結果は、徐々に改善が見られました。モニターされた物質は、アルカリホスファターゼ（酵素の一種）、トリグリセリド、血糖、さらにはＣ反応性タンパク（ＣＲＰ、前章で論じられた慢性炎症において広く使われている指標）でした。これらの物質の値《あたい》は、アーシングしている動物では比較的低かったので、メタボリックシンドロームの危険性も低いと言うことができます。

ＤＯＭＳの研究とちょうど同じように、アーシングしている動物は白血球についてもより少ない数値が測定されました。人間を対象にしたアーシングの初期の実験で代謝活動の増加が記録されたのと同様に一致し、心血管、呼吸で、神経系のより充実した機能が観察されました。代謝活動が上がると、メタボリックシンドロームのリスクが軽減されるのは当たり前のことです。

数年間にわたる、別の観察も含めたこの実験結果によって、アーシングしないことは、メタボリックシンドロームを引き起こす重要な要因の一つであるかもしれないと考えられます。

一般的に糖分量が多くて、カロリーの高い飲み物や食べ物をとり、座っている時間が長く、しかも絶縁の運動靴を朝から晩まで履いている最近の若者を観察するだけでも十分想像はできます。若者ばかりではなく大人も同じです。

よくない食生活、運動不足、アーシング不足と、この邪悪な三位一体が深刻な病を引き起こすのです。これをよく考えてみてほしいのです。

メタボリックシンドロームは、以下のそれぞれを含む代謝リスクによって特徴づけられます。

◎腹部内とその周辺の脂肪過多組織
◎血中脂肪量の異常―高いトリグリセリド（中性脂肪）量、ＨＤＬコレステロール（善玉コレステロール）値が低く、ＬＤＬコレステロール（悪玉コレステロール）値が高いことによって動脈壁中のプラークが増える。
◎高血圧
◎適切なインスリンや血糖量を分泌する身体能力を邪魔するインスリン抵抗や耐糖能に異常が起きる
◎血液中に固まりを形成する傾向
◎ＣＲＰのような炎症に関連した化学物質の存在によって体は炎症を起こしやすくなる

アーシングで体重が落ちるってホント？

腹部の肥満は、メタボリックシンドロームの一番大きな特徴です。前述のネズミの実験ではそのような肥満は見られませんでした。

ネズミたちの体重は実験前日に測定され、毎月血液採取時に体重も測定されました。人間で言うなら中年くらいのメスのネズミたちの平均体重は、アーシングをしているグループと比較すると、実験当初からでは１・２パーセント増えました。毎月一定して増え続け、6か月経過すると、３・７パーセント増になりました。

この数値が意味するところは、アーシングしていないネズミは、6か月後には、体重が2・5パーセント増えたことになります。

もちろん、２つのグループのネズミには同じ種類の、同じ量の餌が与えられていました。増えた体重はわずかではありますが、これを人間に置き換えると、２００ポンド（約90キログラム）の体重の人が、５ポンド（約2・3キログラム）増えたことになります。

一生を通してその割合で体重が増えていく

とどうでしょうか。先ほどの研究でも体重が増えるばかりではなく、生化学にも変化が表れることは明らかでした。アーシングしているネズミは、していないネズミと比較すると代謝活動が高いことがわかりました。

　このような結果から、アーシングは人間にとって減量、ダイエットの助けになると言えませんか？　断言することはできませんが、期待ができるのでワクワクします。何もしないでも体重を落とすことができる。これはダイエットしたい人には夢のような話ではないでしょうか。

アーシングの生理学的な影響力

　２０１０年に2人のポーランドの医師が、地球の自然な電荷が人間の生理的プロセスに影響を及ぼすかどうかを調べるために一連の実験を行いました。これは私たちにとって喜ばしいことでした。

　そのポーランドの2人の医者は、心臓専門医のカロル・ソーカル先生と彼の息子の神経外科医のパーヴェル先生です。彼らの研究結果も、ちょうど私たちの研究と同様に有望かつ興味深い内容だったので、２０１１年に発行された『代替・補完医学ジャーナル』（'the Journal of Alternative and Complementary Medicine'）誌で発表されました。

　2人のお医者さんたちは、12～84歳までの広い年齢幅の被験者グループに対して二重盲検試験を始めました。実験中の彼らはみな、同じような身体活動、食事、水分摂取という条件下で行われました。

　その間のアーシングには、夜眠っている間も剥がれないように脚の下部に30×80ミリメートルの小さな銅版をつけてもらいました。小さな銅版は伝導性のワイヤーによって、外の地面に接触しているより大きなプレート（60×２５０ミリメートル）に接続されました。

　これらの被験者にアーシングを行った一晩の実験においては、鉄、イオン化カルシウム、無機リン、ナトリウム、カリウム、マグネシウムといった血清中の鉱物と電解質の濃度が平均的に著しくよくなるという変化が見られました。

　カルシウムとリンの腎臓排出は、かなり減りました。骨《こつ》粗鬆症《そしょうしょう》に直接関係すると言われている、血液と尿中のカルシウムとリンの減少を確認することができました。

つまりこの実験結果では、たった一晩のアーシングによって、骨粗鬆症の主な原因を軽減させることができるとわかったのです。

もう一つの実験は、72時間継続的にアーシングをして身体活動と休息を交互に行ったもので、インスリン非依存性の糖尿病患者の間でグルコースの生産量が減るという結果が出ました。

患者たちはみな、それまでの6か月間は抗糖尿病薬をちゃんと摂取し、食事療法や適切な運動をしていたのにもかかわらず、血糖量については満足できる結果が得られていなかったのです。

3番目の実験は、甲状腺疾患歴のない男女各6名を対象に血液サンプルの比較が行われました。

一晩のアーシングによって、体内の甲状腺ホルモンの一種であるトリヨードサイロニンの生産が著しく抑制され、チロキシンとほかの甲状腺刺激ホルモンの生産を促しました。

これらの結果から、はっきりとは断言できませんが、アーシングが甲状腺の新陳代謝に影響を及ぼすであろうことがわかります。

興味深いことには、抗糖尿病薬を摂取している患者たちの多くが、アーシングを開始したのちに、たとえば心臓動悸《どうき》のような甲状腺の機能が高ぶる（甲状腺機能亢進《こうしん》）といった症状を訴えています。そのような兆候は、医師によって薬を少なめに調整されると一般的に消えます。

一連のフィードバック現象を通じて、甲状腺ホルモンは、成長や新陳代謝、体温、心拍数を含む体のほとんどすべての生理作用に影響しています。甲状腺機能に対するアーシングのさらなる研究が求められています。

もう一つの実験では、予防接種による免疫反応の効果をアーシングによってさらに高めることができるかどうかが確かめられました。

アーシングが、ガンマグロブリン濃度（物質の侵入を妨げて免疫系の助けをする抗体）を増加させるので、免疫反応を加速させることが実証されました。この結果は、前述のＤＯＭＳの研究でも私たちが述べたように、アーシングと免疫反応の関連性を明確にしました。

ポーランドの研究者たちは、アーシングが人体の生理作用に影響するということを報告書にまとめています。

さらにはアーシングが、「内分泌腺および神経系を制御する主な要因ではないか」と示唆しています。

再び２０１１年に、医師のソーカル親子は、アーシングのまた別の研究結果を発表しています。

その発表において、身体の生体電気環境および電解質濃度へのアーシングの大きな影響が、神経系を正しく機能させ、脳の電気的活動に著しい影響を及ぼすという仮説を立てました。

さらにまた２０１２年には、静脈血を含む体のさまざまな組織を測定することによって、アーシングが即座に、そしてシステマチックに体の電気機能に独特な安定性を与えることを、彼らは報告しています。

これらの変化は、体を地球から切り離すと不意に消えてしまいます。

このような調査結果は、神経系と脳はアーシングに即座に反応し、働きを安定させるということを示しています。

可能性を秘めたアーシング

私たちが今まで述べたさまざまな研究から、単純ではありますが力強い真実が浮き彫りになってきました。すなわちアーシングをやっている人は、やっていない人よりも、よりよく機能できるということです。

実際に違いがあります。

２人の科学者による広範囲に及ぶ研究と論文から多くの興味深い仮説が生まれました。

その科学者とは、ジェームズ・Ｌ・オシュマン博士と、電気生理学者のガエタン・シェヴァリエ博士です。

次にそれらの仮説をご紹介しましょう。

健康に長生きしよう！

アンチエイジング医学は、体全体に十分なエネルギーがいきわたり、保持することができ、活力みなぎる体づくりを追求します。

この追求は長いこれまでの歴史を通じて人間が続けてきたことであり、今に始まったことではありません。

健康と病との間のデリケートなバランスと、そして、その背後には健康に長生きできるかどうかが潜んでいます。こういった課題に対して、アーシングが強い影響力を発揮することを、私たちの研究ではっきりと示しています。

このアンチエイジングに対して、アーシングは最も魅力的な方法の一つであると想定できます。

酸化ダメージを体に与えるフリーラジカル（不対電子を持つ原子または分子）の概念を最初に提案した（１９５６年）のは、ネブラスカ大学のデナム・ハーマン医師です。

この理論によると、フリーラジカルによる体へのダメージの蓄積が、〝老化〟という結果を導くということです。

これらの分子（または原子）がＤＮＡにダメージを与え、突然変異や病を引き起こします。それらは、〝細胞の中の発電所〟と呼ばれているミトコンドリアの代謝過程によって形成され、体全体のミトコンドリア機能とエネルギー生産に徐々に害を与えることができます。

それらは、タンパク質架橋《かきょう》（タンパク質同士が結合すること）という正常な酵素の働きを邪魔する化学反応を引き起こす原因となります。たとえばこれが、シワができる原因です。

しかしながら、フリーラジカルが生成されるのを防ぐ方法はありません。なぜなら、私たちは呼吸をするたびに、また口にする食べ物が副産物として、エネルギーとフリーラジカルの自然なミトコンドリア生産を供給するからです。

フリーラジカルの絶え間ない攻撃があるために、私たちは抗酸化作用が豊富な食物を多く取り入れなければならないのです。

生きることの主な生物機能の一つは、組織をフリーラジカルのダメージから守ることです。つまり、自然な形で体のいたるところに届くような抗酸化体制をつくることです。

あなたの体が正常に働き、さらには地面に接触していたならば、あなたの体内のいかなる場所で生成されるフリーラジカルも地球の電子によって中和されるでしょう。

これだけでも誰もが昼も夜もずっと地面に接触することを心がけるようになるでしょう。私たちの体は生きている伝導体であり、電子が体全体にいきわたっています。そして、アーシングはこの機能を活かし、自由電子の無限の宝庫である地球と私たちをつないでくれるのです。

このことを理解することによって、アーシングがアンチエイジングや抗酸化、抗炎症効果をもたらしてくれることがわかるかもしれません。

長期にわたる動物実験によって、この奥が深い仮説を立証することができるか、あるいは仮説が間違っていると証明できるようになるでしょう。

ドイツの研究では、電気バランスを維持して、通常の炎症が電子を必要とするときに供給できる装置を設計しました。

アーシングは充電を提供することができ、さらには十分な電子の貯蔵も可能にしてくれることがわかりました。しかし、アーシングをやめると貯蔵していた電子は完全に空になってしまいました。

免疫反応を正常化

アーシングをしていない体は、通常電子不足となり、免疫系の機能が弱められるように見受けられます。

けれども、アーシングをすることによって、容易に正常な機能に戻すことができるのです。

アーシングが、正常な免疫反応という概念そのものにまったく新しい定義を生むと、研究は示唆しています。第3章と第7章で説明されたように疾病の根本にある炎症は、生体医学の研究における最も重要な焦点となりました。

この考え方は広範囲に認められるようになり、老化に関係する病気を含めて慢性炎症や慢性病も密接に関連づけられます。

炎症反応に対する伝統的な見方をすると、それは実際に容易に利用できる地球の自由電子から切り離されることによって起きる不自然な状態だということができます。

肉体が地球と接しているときは、炎症の典型的な兆候や症状は大幅に縮小されるか、あるいは痛みさえも消えることがあります。

傷を早く治しましょう！

私たちの体は傷の周囲に〝炎症という壁〟を形成します。

それによって免疫系は、病原体やダメージを受けた組織を取り去ることに集中します。

このプロセスに関与しているフリーラジカルは、その部分に広がって周辺の健康な組織をも攻撃するので慢性炎症に結びついてしまいます。

自由電子は炎症の壁に浸透することができて、それによって炎症局所に集中するフリーラジカルを中和できるという考え方をアーシングの研究は与えてくれます。この能力が傷を早く治す理由であるように考えられます。

これからの〝生理学的に正常〟とは？

体が地球に接続されていると、さまざまな生理的変化が瞬間的に起きます。

足の裏と掌に電極パッチをつけて地面につなぐことにより、さまざまな生理的変化が生じるのです。

アーシング前後ではっきりと違うことを、瞬時にパラメータを通して記録することができます。

こういった科学的なアプローチが続くにつれて、数多くの変化を私たちは知るでしょう。

そういった変化によって今まで〝生理学的に正常〟とされていたことが、その範囲が変わり、まったく新しい定義に変わる必要があるかもしれないことを示しています。

体内の電気的な安定状態を回復させよう！

私たちの体において、すべてが自動調整されて自然治癒するという正常な機能がなされるためには、体内の電気的な安定状態が求められるので、体は地球の電気的なエネルギーを利用するようになっています。

しかし、現代化した生活様式は、地球とのコンタクトをほとんど許すことがないので、私たちの体の電気的な安定性は損なわれています。

この電気的に不安定な状態が、体の正常な機能を妨げています。それが炎症やそれに伴う老化を引き起こしたり、さらにはよく知られているような病気を招いたりするのです。

ちょうど電源から電線が電気機器や器具にエネルギーを供給するのと同じように、地球は人間の肉体のエネルギー源なのです。

常識ですが、電気設備にしてもアースしていないと正しく機能できません。

地球は、人間を含むすべての生き物に同じ役割を果たしています。

アーシングの電気的効果に関するより多くの技術情報は、第17章の補記AとBを参照してください。

体内時計をリセットしよう！

体内時計は人間に限らず、哺乳類も同じように持っているのですが、魚や虫のような生物も同様であることがわかっています。

体内時計は生存に関わることです。しかし、人間の場合は主時計以外にも、〝末梢時計〟と呼ばれるいくつかの体内時計が頭の中に存在します。

精密に言えば、視交叉上核《しこうさじょうかく》（視床下部の中の細胞の1対の異なったグループ）の中に存在し、それらはすべて主時計の正確な管理下にあることが明らかになったと、研究者は述べています。

最も重要な視床下部機能の一つは、脳下垂体を経由して神経系を内分泌系に接続することです。

すなわち、ホルモン分泌によって身体システムすべてに影響するさまざまな活動を管理しているのです。

視床下部の別の機能は、脳下垂体前葉から副腎皮質刺激ホルモンの分泌をコントロールすることです。そのようにしてコルチゾール（ストレスホルモン）は、副腎皮質から分泌されます。これが、〝視床下部－下垂体－副腎系〟として知られているストレス応答を理解するうえで軸となるメカニズムなのです。

主時計となる体内時計は、網膜の中の特殊な細胞から瞬時の光の情報を受けます。

その光の状況を伝える信号は、視床下部からメラトニンの量をコントロールする松果体《しょうかたい》まで移動します。

メラトニンは暗い環境でのみ分泌されます。

体内時計は、言うまでもなく目覚めているときと睡眠のサイクルも含めて、実質的に体全体の機能システムを制御しています。

私たちの研究から、ただ光の状況だけではなく、地球のエネルギーもまた、体でホルモンの流れを制御しているさまざまな末梢時計を調整していると考えられます。

地球のエネルギーフィールドのゆっくりとした穏やかなリズムは、これらの時計を維持するために不可欠です。

その一つの例として私たちが取り上げたのは、アーシングによって睡眠が改善されると、昼と夜のコルチゾール分泌リズムが正常化することです。

もう一つの例は、これは夜に起きるメラトニンの分泌です。メラトニンは、熟睡を促進させるホルモンとしてよく知られています。

私たちの初期の研究でも、アーシングをして眠るとこのホルモンの分泌リズムが正常化すると仮定できるため、よく眠れるということがわかりました。

このような体内ホルモンを正常化させる効果は、重要です。なぜならば、たとえばメラトニンには強力な抗酸化作用があり、自らを廃滅させることによって脳細胞の損失を防ぐからです。

たとえば、アルツハイマー病やパーキンソン症候群、筋萎縮性側索硬化症（ルー・ゲーリッグ病）のようなさまざまな神経変性病にフリーラジカルの介入があるとすれば、メラトニンがこういった壊滅的な状況を結果として招くのを防ぐと仮定できれば、そういった患者たちの心の支えとなるかもしれません。

さらにメラトニンには、精神病の予防になるかもしれない、いくつかの主な働きがあると研究家たちは仮定しています。

惑星表面のどの場所においても、地球のエネルギーが持つ影響は、太陽と月の位置によって24時間サイクルで変動します。

これは、長距離飛行機に乗って多くのタイムゾーンを通過してどこかに到着したあと、現地時間に体内時計をリセットできるかどうかに関係する現象です。

そして、現地に到着したらただちに裸足で地面を歩くか、あるいはアーシングすると、時差ボケを素早く軽減させることができます。

私たちの仮説をひと言にまとめると、多様性に富む私たちの体のリズムは、単に明暗サイクルによってだけではなく、自然界のあらゆるリズムの影響を受けて調整されるので、アーシングがはるかに大きな生理学的安定性に結びつくということです。

アーシングは遺伝子にも影響⁉

私たちの体に流れ込む電子は、私たちの遺伝子レベルにも影響を与えるという可能性について、ここでつけ加えておくことにしましょう。

ＤＮＡとは、体全体の青写真であることを、私たちは教えられました。伝統的な遺伝学は、我々の個性豊かな生物学的特徴がどのように受け継がれるかを説明する際に役立ちました。ほんの10年ほど前までは、私たちの生き様が子供たちの遺伝形質に直接受け継がれるとは考えられていませんでした。

それにしても、近年発見された〝エピジェネティクス〟と呼ばれるものによると、ヒト特定の遺伝子または遺伝子グループのスイッチが環境の変化によってオン、オフを選ぶということです。つまり、使う遺伝子と使わない遺伝子に目印をつけるということです。

〝エピジェネティクス〟とは、遺伝子を超えるという意味です。

そのような影響下においては、ＤＮＡ配列の変化を伴わず、遺伝子を囲む染色質（核のタンパク質構造）のレベルで後天的な変化により遺伝子発現が制御され維持されます。何かがある人の環境で変わるとき、時間にすると数秒内でいくつかの前初期遺伝子（ＩＥＧ）が反応するのを研究者は特定しました。

ＩＥＧは、それほどにも敏感に反応することが実際に証明されたわけですから、言葉や思考がゲノム表現における適応可能な変更を誘発することができると言えましょう。これらの遺伝子が免疫系の制御を含むほかの遺伝子を調整するのです。あなたがどのように世界を観察し、解釈するかが、あなたの環境と状況に最もふさわしいタンパク質を生産して修正を図り、どの遺伝子を活性化させるかを決めるのです。

このようなエピジェネティクスのいくつかのパターンは、意外にも親から子に受け継がれる可能性もあります。

エピジェネティクスに関するこのような見解は、遺伝のメカニズムを再評価するためにいっそう深く研究されることへつながりました。

自然治癒を求める人々にとって、アーシングは夢を叶えてくれます。

そして今、エピジェネティクスという新たな分野が誕生したことによって、アーシングの意味がつけ加えられました。

つまり、アーシングによって活性化された素晴らしい自己治癒力は、ただ私たちに影響を与えるだけではなく、私たちの子供やさらに次の世代へと受け継がれていくということが言えます。

アーシングの大きな影響として、私たち人間の進化のプロセスに有益な波及効果を与えると、私たちには考えられるのです。

アーシングのすすめ

［その4］

もっと、もっとアーシングを知ろう！／驚きの事実がこんなにたくさんあった！

第9章　こんなに簡単に地球とつながれる！

そうすることがどれほど私を変えたか信じがたいほどです。気分的に以前とはまったく変わったのに驚いています。

もっと元気に感じられ、バランスがよくなり、足の運動範囲が広まりました。感情も落ち着きが増し、全般的により健全さを感じることができます。なかでももっと健康になりたいという気持ちが募り、食生活を改善し、ちゃんと運動する習慣がつき、サプリもとるようになり、ボディケアも受けるようになりました。それにしても、これほどコストがかからない健康法はありません。ただ靴を脱ぐだけでいいんですもの。気分は最高！」

誰でも歩くことは体によいと知っています。

昼間に歩くとビタミンDを取り入れるので、さらによいです。上から入ってくる太陽光線からビタミンDを得て、裸足で歩くと下から抗炎症作用がある地球の

さあ〝パワー・ウォーキング〟を始めよう！

私たちは、「裏庭であろうとビーチや公園の芝生の上でも土の上でも、歩くのに安全な場所で天候が許すならば、どこでも裸足で歩いてください」と、大勢の人々にアドバイスしてきました。

そして、その感想は驚くばかりのものでした。なかでもバーモント州ジョンストンに住むサウンドセラピストのアイリーン・マキュージックさんは、次のように表現しています。

「私は夏中、家から仕事場までのたったの320メートルの距離ですが、1日に何度も裸足で往復して歩いていました。裸足で歩けるところはどこでもそうしました。大きな草原でも同じように裸足で歩き回っていました。裸足で歩くのが、私は大好きになりました。

エネルギーが入ってきます。

肉体を動かすこと。ビタミンD。地球のエネルギー。

これら3つが揃えば、もはや単なるウォーキングではなく、〝パワー・ウォーキング〟という新しい意味の言葉が当てはまります。

もちろん、地球のエネルギーは、昼も夜もいつでも取り入れることができます。無料です。ガソリンを車に供給するように誰かにあなたの体に注ぎ込んでもらう必要もありません。錠剤やサプリ、ぬり薬でもありません。

それはちょうどあなたの足の下にある地面であり、常にそこに存在しています。そこからあなたが欲しいだけ、エネルギーをもらえばよいのです。制限はありません。

最近では誰もが〝グリーンエネルギー〟について語りますが、その本当の意味は、地球のエネルギーのことです。ですから、グリーンエネルギーの源は究極のエネルギーであり、あなたの健康のためのものです。

裸足になろう！

裸足で歩くほかにももちろん、地面に直接座ったりすることもグラウンディング（アーシング）です。

椅子に座りながら土に素足をつけて読書したり、音楽を聞いたり、ただリラックスするだけでもかまいません。土や草を湿らせると伝導性が強くなりますので、アーシング効果をさらに高めることができます。

30～40分足を直角におろして、地面につけておくとよいでしょう。

実際には足の裏だけではなく、手のひらや前腕（肘から手首までの部分）、脚（すねや腿）などでもかまいません。

体の一部分が接触するだけで、地面の下からのエネルギーを受け取ることができます。

できるならば、1日に2、3回行ってください。

回数を増やすほどよりよい効果が得られます。

アーシングの回数を増やし、時間も長く続けるほど、あなたの健康のために効果があるのでおすすめします。

もちろん、30分くらい行っただけでも、素晴らしい変化を体験できるでしょう。30～40分のアーシングによるいくつかの生理的な改善については、私たちはすでに測定しました。

今後研究を継続することによって、さらにさまざまなことが明かされるでしょう。

「コンクリートは？」と、多くの方々から質問をいただきました。

「コンクリートは、伝導性ですか？」とも聞かれました。「おそらく」というのが答えです。

というのは、伝導性かどうかは、コンクリートの湿気によるからです。コンクリートから湿気が下の地面にまで浸透できるかどうかによるのです。

まったく水分を漏らさないコンクリートの床や、表面がペンキなどで防水加工されている表面は、ほとんどか、あるいはまったく伝導性ではありません。

アスファルトは、石油加工製品なので、伝導性ではないです。

木やリノリウム（ビニール）表面の床も同じです。

水に関しては、海の中で歩いたり泳いだりするのは、グラウンディングのとても楽しいやり方です。ミネラルが豊富な海水は、実際に淡水よりも数百倍も伝導性が高いのです。

海水の伝導性は、ミネラルの含有量によっても場所によって異なります。

よって湖水よりも海水のほうがずっと伝導力が強いです。

そしてプールの水は、湖水よりもさらに少ないです。子供用のビニールプールは水を地面から絶縁するので、まったく伝導性がありません。

〝シンプル〟の強さ

アーシングに関する素晴らしさは、非常に単純かつ根本的なことだという点です。

エネルギー医学の専門家であるジェームズ・L・オシュマン博士は、毎日のように生まれてくる新しい技術を検査し、それらがどのように体に働きかけるのか、説明するようによく依頼されると言っています。

さらに彼は、次のようにも述べています。

「アーシングに関して最も奥深いことはその単純性です。

あるとき私は東海岸で行われた会議に出席しました。

私のある同僚が西海岸から参加していて、彼女はひどい時差ボケを味わいました。そこで私は彼女に靴と靴下を脱いで外に出て、芝生の上で15分間いなさいと言いました。

　彼女はそのとおりにしてから中に入ってきましたが、完全によくなっていました。時差ボケが消えていたのです。アーシングはこのように即効性があるのです。誰でも試してみることができます。

　どんな理由にせよ気分が優れないときは、数分間裸足で地面に触れてください。すると何が起きるか確かめてください。

　もちろん、病気ならお医者さんに診《み》てもらうべきですが、通常の痛みや消化器系、呼吸器系の問題、筋肉痛などを早く軽減させたければ、アーシングほど効果がある方法はないと言えるでしょう。地面に触れた瞬間に痛みが自分の体から抜け出るのを実際に感じることができます」

素足ムーブメント

多くの人々にとって、素足を、あるいは素肌を直接地面の土の上につけるということは実際にあまりないと思われます。

　天候がふさわしくなかったり、足が凍えてしまうこともあるので、めったにそんな気にはなれないでしょう。

　天気がよくても、毎日忙しすぎてそんなことをしている暇はないかもしれません。〝素足休憩〟を毎日習慣的にとるようなことはしないでしょう。裸足で歩くこと自体あまり気が進まないと思われるかもしれません。

　そうだとしても、〝素足ムーブメント〟というようなことが起きているのに驚かれるかもしれません。

　多くの人々が靴を履く習慣がばかげていると感じて、日常生活のほとんどを裸足で過ごしているのです。

　カナダの新聞グローブ・アンド・メールのトロント版の記事（２００９年）の見出しには、『靴なしは今や大流行』とありました。

　ジェニファー・ヤンさんの'Being Barefoot'という素足ムーブメントのフェイスブックページは、２００万以上のファンができたと自慢しています。ソーシャルネットワークのサイトを調査するInsideFacebook.

comによると、できて間もなくから人気を呼んだページだそうです。

ネット上でも〝素足ライフスタイル〟が流行《はや》っていて、www.barefooters.orgというメンバーが１２００人以上もいる団体も存在します。

では、冬はどうするのでしょうか？　カナダでは気候は考慮に入れるべき大切なことです。

ヤンさんがインタビューした人の一人に、15年間もほとんど素足で過ごしてきた64歳の男性がいました。彼は、カナダ南部に住んでいて、以前は自動車製造業に携わっていました。「彼は気温がマイナス18度以下になればスリッパを履くが、それ以外は足のまわり（足裏以外）はカバーして過ごす」とヤンさんは書いています。彼もほかの裸足愛好家たちと同じように、素足のほうが自然で健康的だと感じているようです。

快適さと自然感覚はさておき、興味深いことがあります。

現在の素足ムーブメントは、２０１０年に最初にこの〝アーシング〟の本が出版されたことがきっかけとなり、それまで知られていなかった地球の癒しエネルギーを取り入れることに人々が気づいたのです。

この本が世界中の多くの言語に訳され、多くの記事やブログでアーシングが取り上げられたことによって、気持ちがいいというだけではなく、健康のために素足で外を歩くという新しい愛好家たちが多く誕生しました。

「子供のとき、よく裸足になっていた。とても気持ちがよかった。大人になっても、裸足で歩くのは気持ちがいい。今はその理由を知っている」というようなことを多くの人が言います。

人類は大昔、座ったり、立ったり、眠るにしても地球と接触していました。それがふつうの生活でした。

今日ではボーイスカウトや軍人、バックパッカーや子供たちが庭でキャンプする以外は、地面の上で眠る必要のない近代化した生活を私たちはしています。

地球から物理的に切り離された私たちの明らかなエネルギー不足に対処する一つの方法は、長時間座ったり、睡眠をとったりしても物理的に地球とコンタクトできる方法を開発することです。

ツリーハグ（樹木を抱くこと）は、グラウンディングになるか？

「ツリーハグは一種のアーシングですか？」と、私たちはよく質問されることがあります。これに関してもまた、「おそらく（条件によります）」というのが答えです。

◎　樹木は伝導性ですが、樹皮が乾燥していれば、ほぼグラウンディングされているとは言えません。

樹木が濡れているか、樹液に触れていない限り、大切な地球の電子の移動は起きにくいので、ツリーハグはアーシングとは言えません。

◎　樹木の根本の中の土はたいてい湿っているので、樹木に触れていなくても乾いた土の上よりもグラウンディング効果は高いです。

◎　地面から生えている樹木や植物の葉っぱを指ではさむと、それはグラウンディングになります。

樹液は地面とよく似たグラウンディング効果がありますが、乾燥した葉からは同じ効果は得られません。

◎　地面から生えている植物の緑の茎を触るときはグラウンディング状態になります。

◎　樹木や植物は、グラウンディングできている生物です。

それらはみな独自の周波数とエネルギーで振動していて、さらには第8章で説明したアーシングの独自の〝傘効果〟（121ページ）もあります。この効果によって、樹木の下に立ったりツリーハグをしたりすると、心が落ち着くといったようなポジティブな効果が得られるのでしょう。

したがってツリーハグをしたり、木の葉に触れたり大いにしてほしいとおすすめします。

樹木は生きていて、エネルギーに満ちています。けれどアリに気をつけてください！

素足の代用品とは？

15年間以上に及ぶ科学的研究と実験の間に、クリントン・オーバーはマットレスやシーツ、シーツのような寝袋、心電図用（電極）パッチなどを含む、さまざまな屋内の伝導性システムを活用してみました。

こういったものやほかのものもデザインが絶えず進化していき、増加しつつあるアーシング効果を知った人々のために〝素足代用品〟の要求を叶えるのにも役立ちました。

そういった製品は、地面にじかに差し込まれたアース棒か、あるいは地面とつながっている電気器具用アースコンセントとワイヤーに接続されています。

それらの装置は、睡眠中や仕事中、くつろいでいるときに室内で使用できます。

それらはすべて、単独の装置として使用しても意味がなく、地球の自然なエネルギーを取り入れるための単なる伝導体なので、なんらかの方法で地面とつながっていなければなりません。地球が魔法を提供してくれるのです。

それらの装置は、屋内にいたり、外で裸足になったり、寝転がったりできない場合の代用品です。

それらは電化製品ではありません。地球にあなたをつないでくれる延長コードのようなものと思っていただいてもかまいません。

それらのうちのどれを使ったとしても、あなたの体はすぐに地球の電位と同じになることができます。

アーシングシーツで眠るだけ！

ハーフサイズか、またはフルサイズの伝導性のシーツの上で眠ることは、人間の体をグラウンディングさせるのにとてもポピュラーで有効な方法だとわかりました（図9－1）。

人生の3分の1は眠っている時間。その間地球とつながっていることになるので、大きな利点となります。

睡眠中に私たちは体を休め、日常の活動やストレスからの回復を図ります。しかし、その睡眠がうまくとれないと、回復のプロセスが十分に行き届かなくなり、ストレスに関係した問題で弱ったり、仕事に影響を及ぼしたりしかねません。

こういった問題が悪化すると、さらに睡眠が妨げられることになり、状況もさらに悪くなります。

このような不快感やストレス、不眠症のサイクルは、グラウンディングをしながら眠ることによって、多くの場合、簡単に症状を逆転させ、改善することができます。

グラウンディングして眠るようになってからは、誘眠剤などは捨てたと一部の人たちは私たちに話してくれました。

ある女性は、自分の経験をこう書いています。

「花や緑の草木とか、動物たちでいっぱいの地球そのものが、ワイヤーが急に大きく膨らんで、私のベッドに飛び込んできたようです。まるで自然に囲まれて横たわっているように感じています」

ツール・ド・フランスに出場するサイクリング選手たちやその他のスポーツ選手たちの激しい運動からの回復を促すために、〝リカバリーバッグ〟（回復袋）と呼ばれるグラウンディングシーツの一種が数年前に製造されました。

リカバリーバッグを使用する人が、寝袋と同じように上と下のシーツの間に入ると、コクーンの中にいるようなアーシング効果が得られます。このバッグは、旅行用／家庭用としてポピュラーになりました。

将来的にマットレスや寝具業界が、アーシングの技術を取り入れるのは明らかであろうと私たちは期待しています。

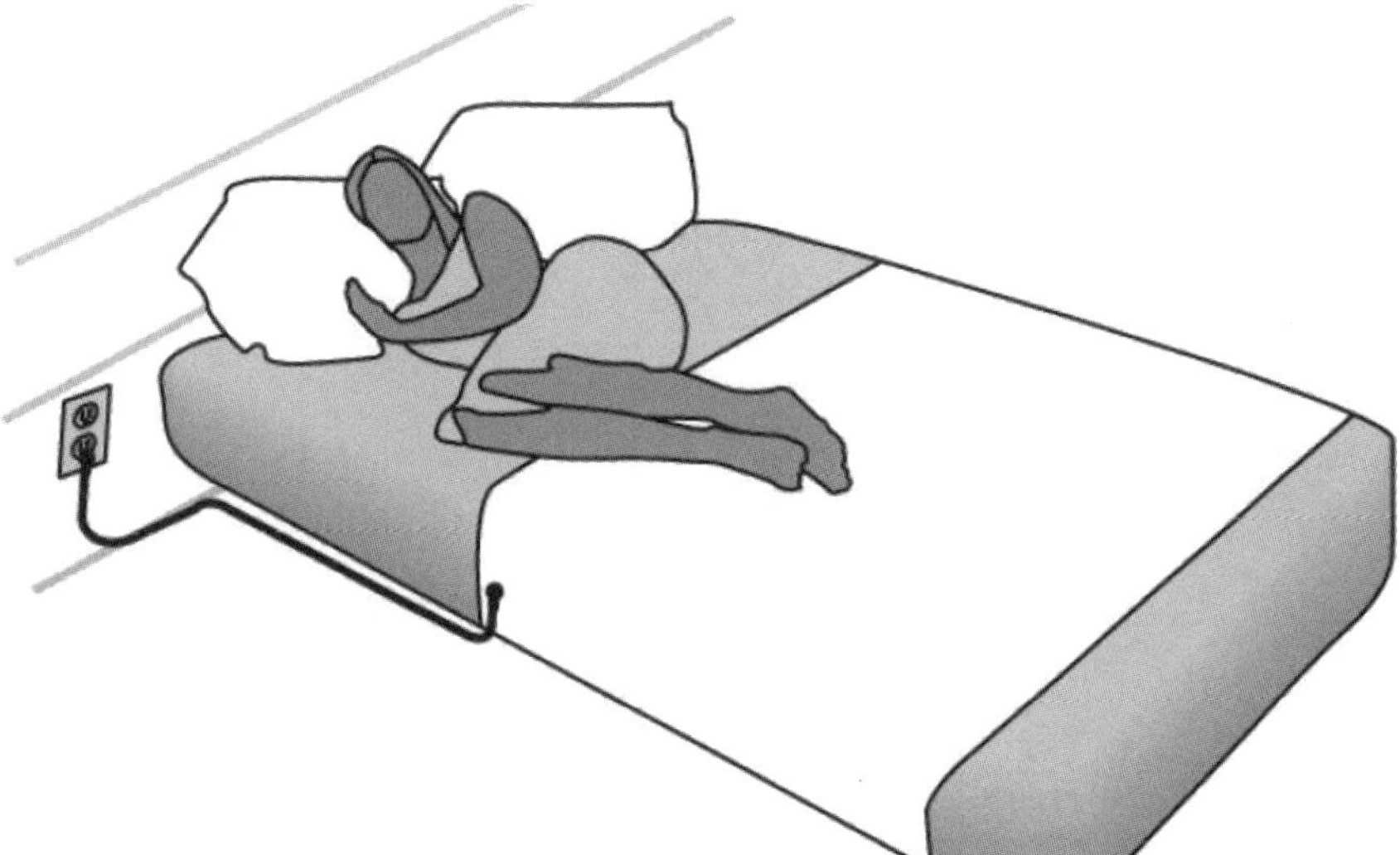

図９－１　伝導性ハーフシーツの上で眠る

次に紹介するアーシングマットレスも含めて、将来的に業界はさまざまなアーシング製品を取り扱うようになると私たちは思っています。

マットレスの新基準〝アーシングマットレス〟

アーシングマットレスは、自然な眠りを提供できる健康補助器具です。

ふつう人々は、7～8年ぐらいで新しいマットレスに買い替えます（西洋のベッド習慣）。そうであれば、伝導性のものをいかがでしょうか？　快適な睡眠に加えて、眠りながら健康改善や痛みを軽減してくれるマットレスがあるのです。横になって眠りにつけば、母なる地球が癒してくれる魔法です！

アーシングシーツやそのほかの素足代用品と同じようにアーシングマットレスも屋外のアース棒か、寝室の電気器具用アースコンセントにワイヤーでつなぐようになっています。

アーシングシーツのようにワイヤーを留めておくスナップが付随しているのではなく、伝導性布製のマットレスに接触させるカバー共々使用するものです。そうすれば、店からマットレスを配達する人もマットレスを正しく設置する必要もなければ、グラウンディングがちゃんとできるか、チェックする必要もないのです。

アーシングベッドは、寝具業界にとってニュートレンドを引き起こす大きな可能性があります。そうなるべきであり、実際にマットレスの新しい基準となるはずです。

いつでも、どこでもアーシングマット

伝導性マットは、さまざまな方法で使用できます。パソコンの下に敷いたり、マウスパッドとして利用すると、前腕から手首にかけて直接皮膚に触れることによってアーシング効果が得られます。

机の下や、読書やテレビを見るための椅子の前に敷いて、それらに素足を置くとよいです（図9－2）。薄地の靴下を履いていてもかまいません。アーシングマットを寝具の上に置いてもよいでしょう。素肌が接触できるようにするならば、通常のシーツの上に敷いてもかまいません。

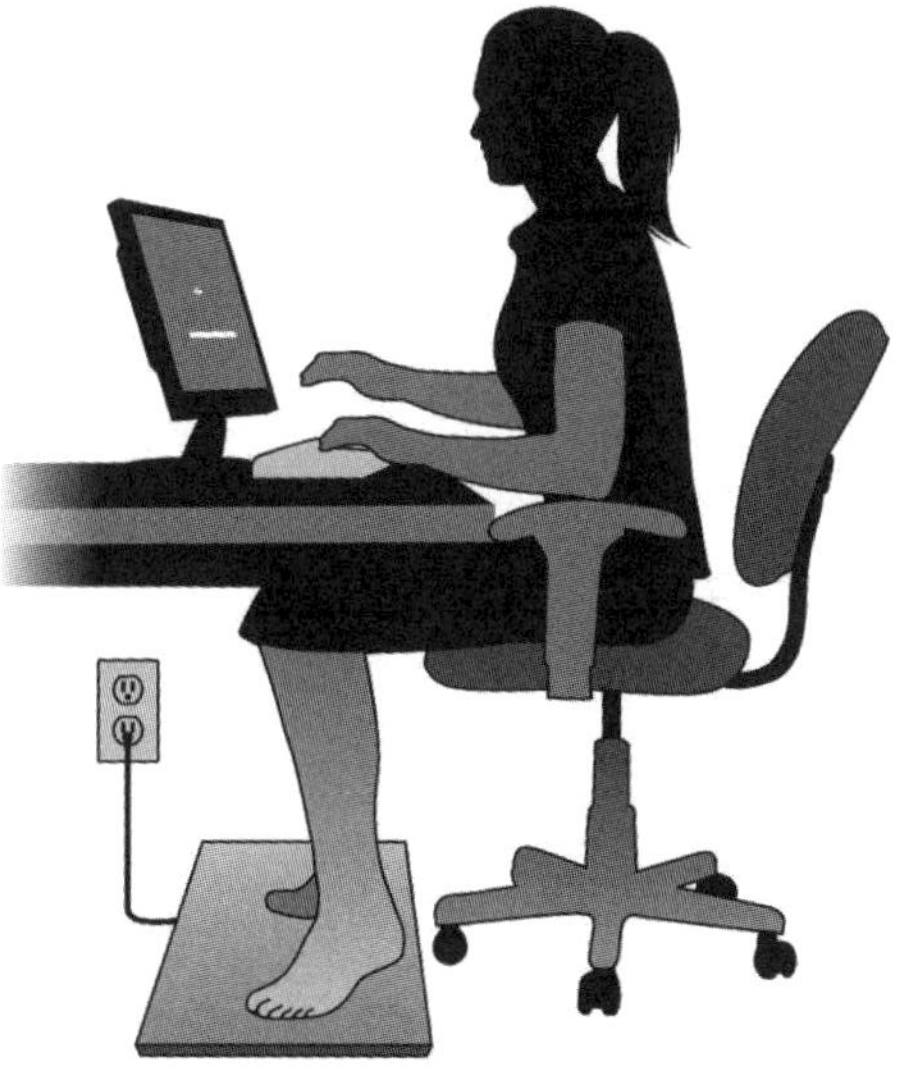

図9－2　フロアマット

ソックスやパジャマのような薄地の衣類は、発汗程度に関係して伝導性が変化します。

伝導性マットは、ヨガマットとしても生産されています。接続されているときは、マットの中に細やかに織り込まれているカーボン粒子や銀繊維が伝導性を与えます。

魔法の鎮痛パッチの正体は？

私たちの実験の多くは、医者が心電図（EKG）、脳波計（EEG）などの電気的活動診断法に使用する類の電極パッチを使って行いました。

伝導性（電極）パッチは、傷の上やそのまわりか、痛む箇所につけて治癒過程を促進させたり、その部分の炎症や不快感を抑えたりすることができます。

スポーツ選手たちは、それらのパッチが一般的なけがや圧迫感に対して特に優れているとわかりました。早期のアーシング研究に携わった何人かの参加者たちは、痛みが早くおさまるのを経験したあと、このパッチを〝魔法の鎮痛パッチ〟とまで呼ぶようになりました。

腕や肩、膝といった局部の痛みを取りたい人々の中には、アーシングシーツを局部に巻きつける者まで出てきました。これは、アース棒につながれたアーシングパッチを傷周辺や痛む箇所に貼りつけるのと同じようなことです。

アーシングパッチは、痛みに対する治療をする医者が治療方法として導入するに値するほど素晴らしいものと私たちは考えています。

もう一つ便利で使いやすいアーシンググッズとして、腕や足首につける伝導性バンドがあります。寝ているとき、デスクワークをしているとき、椅子に座ってくつろいでいるとき、ヨガをしているときにも使うことができます。

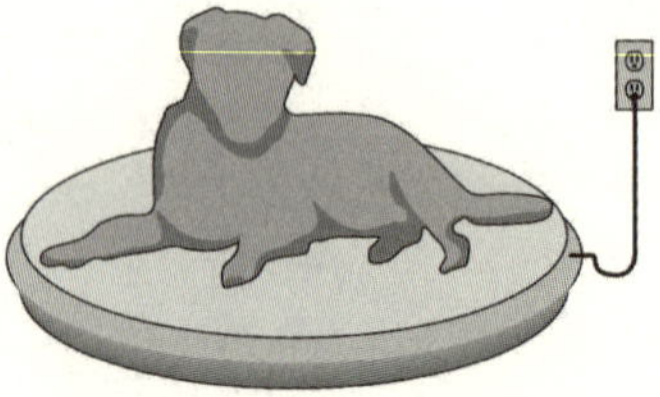

図9－3　伝導性マットの上の犬

ペット用アーシングマット

ペット用の伝導性マット（図9－3）はすでに実験済みで、ペットの痛みや活力、スタミナ、柔軟性やストレスに対する改善が見られました。詳しくは第15章をご覧ください。

現代人に必要なのはアーシングシューズ

これはまったく新しいコンセプトというわけではありません。

人の体の静電気による精密機械や電子チップへの破損を防ぐために、グラウンディングシューズが使われてきました。

この〝アーシング〟の本の出版によって、アメリカのいくつかの会社が毎日履けるぞうりやサンダルなども含め、その他いろいろなアーシングフットウェアを開発しました。そのようなフットウェアの靴底は伝導性になっているので、素足のようにガラスの破片や動物の排泄物を気にせずに歩くことができます。

アーシングがさかんになってからは、カジュアルシューズや仕事靴、スポーツシューズなど、さらにはおしゃれ靴まで、バラエティに富んだアーシング製品を靴業界は世界に広めてくれるだろうと私たちは期待しています。

北の冬の寒い地域では、伝導性靴やブーツがあれば、どんな天候でも、外で裸足にならなくてもアーシングを楽しむことができるでしょう。

第10章　寝るだけで痛みが消えた～クリントン・オーバーの15年間の気づき～

実感して、幸せになる！

私は1998年から、数千人ものご自宅に招かれて、アーシングを接続しました。

その中には、新生児や子供たち、若者、中高年者たちも含まれていて、100歳に近いお年寄りもいました。

さらには、今日の医学では救いようのない重病の方々もいました。

そういった方々の中には、私がやっていることを理解している人たちもいましたが、ほとんどはまるっきり理解されていませんでした。

そんな人たちも、あとから気分がよくなったり、痛みが軽減したりするのは実感できたようです。

アーシングは草の根運動として、まさに驚くべき広がりを見せました。

「アーシングを母にお願いします」、「姉妹に、友達に、父にお願いできますか？」といった具合に、私は次々と依頼されました。

そして、何年間も激しい痛みに苦しんでいる人々がたくさんいることを、私は知りました。

痛みや疲労感が楽になったり、まったく消えたり、動けなかったのが、動けるようになったり、みんな自分が愛する人や友達がそうなることを願っているのです。

「わあ、すごい！　食事を変えたり、エクササイズをしたり、薬を飲まなくっても、何もしなくてもいい。ただ寝るだけでいいんですね」

あるケースですが、私は以前グラウンディングをしてあげた方から、彼女の母親にグラウンディングをしてほしいという依頼を受けました。

10年以上も腰の慢性痛で苦しんでいた年配の女性でした。

私は、彼女の脚に2つの電極パッチをつけました。20分ぐらい経過すると、「トイレに行きたい」と彼女は言いました。

立たなければならなかったので、私は電極パッチを外しました。彼女は立ち上がったとたんに大きな悲鳴をあげました。何か大変なことが起きたのかと、私は一瞬恐ろしくなったのですが、「違うの、まったく痛みがないのよ！」と、彼女は喜んでそう言ったのです。

大げさに聞こえるかもしれませんが、まさに嬉しい悲鳴だったのです。

私はこのような声をこの数年間何度も聞きました。おそらく今までの生涯で一度も地球とつながったことがなかったのであれば、痛みが消えた喜びは珍しいことではないのです。

みなさんが長年苦しんできた痛みから解放されたり、気分がよくなったりしたときの喜びようといったら、とても言葉では表すことができません。だから私は、疲労やさまざまに立ちはだかる壁にもめげずに頑張ることができたのです。たとえ疲れていても、アーシングについて人々に教えてあげることが私の喜びです。私は何度もチャレンジを繰り返しながら、そんな喜びを味わってきました。

そうして何年も経過した今はっきりと言えるのは、地球の自然なエネルギーによって、さまざまな症状が改善される安全な方法がアーシングであることは疑いの余地がないということです。

さらには、このような方法で地球につながることは、近年私たちの社会を襲うさまざまな健康上の異常（たとえば血液循環の悪さが原因となる痛みなど）をすばやく修復するのに不可欠であると、私には思えるのです。

予防医学としてのアーシング

アーシングが特定の症状に効果を促すかどうか、しばしば訊ねられます。

ちょうど健康食品や空気、水などが1つの症状にだけ効果を表すわけではないことや、あなたの体の中で特定の結果だけを求めることができないのと同じです。

あなたの体に地球の自然なエネルギーを取り入れる

と、それは体が求めることに使われるのです。

期待していなかったところに効いたと驚いている人たちの声がよく耳に入ってきます。

アーシングは、すでにお伝えしたような健康問題を改善するためのものだけではなく、私たちの体の健康維持を促す手段だと私は強く信じています。

アーシングは予防医学とアンチエイジングのための、最も自然な方法だと。

私もまた私といっしょに研究を行った医者や専門家たちも、アーシングによって生じる物理学的な変化については、あまりにも奥が深いのでまだ十分には理解できていません。

より多くの専門家たちが、大きな規模で研究する可能性のある新しいパラダイムの、まだほんの表面だけを私たちはかじったにすぎないのです。

しかし私は、これだけは確信しています。

地球と常につながることによって、人生で欠けていた自然のエネルギーの源が戻ります。

このエネルギーの欠乏が、あなたの体の慢性炎症や慢性痛、神経系の問題、解決できない健康問題の核心であるという可能性は大いにあるのです。地球と再びつながることで、また接触し続けることによって、素晴らしいことがたくさん起き得るのです。

長年にわたる観察によって私が言えることは、アーシングは一般的な健康問題や珍しいケースも含めて、それらを予防したりやわらげたりする無限の可能性を秘めているということです。

こんな症状が改善される！

一般的に言うと、グラウンディングをするととても心地よくなると人々は感じています。

症状が重い人ほど、著しく心地よさを感じられるようです。

特に高齢者は、代謝がよくなり、活力が出てくるようです。血色がよくなり、人生の捉え方もバイタリティも変わります。

アーシングは血液の循環を著しく改善してくれるのです。

多くの方々のくすんでいた顔色が明るく変化するのを、私は何度も見ています。血液の流れがよくなるので当然です。アーシングをしてから数分以内に、みなさんの血色の変化に私は気づきます。顔や体の末端に変化が表れます。冷えている末端が温かくなるようです。10分か15分経過すると、「下のほうからぽかぽかしてきた」、「関節の腫れと静脈瘤《じょうみゃくりゅう》がよくなった」などと、みなさんがよくおっしゃいます。

アーシングを1、2週間ほど続けると、さまざまな健康上の問題に、変化が表れてきます。むろん問題が完全に消えたとまではいかなくても、「痛みが減ったので動きやすくなった。元の生活に戻れた」という人もいます。

月経に問題があった多くの女性たちが、アーシングを始めてから改善が見られたと言っています。

あるとき私は健康関連の集会に参加しました。終わってから一人のお医者さんと会話をしていると、その横で奥さんが痛そうな表情をしているのに私は気づきました。

「大丈夫ですか?」と、私は彼女に訊ねました。ためらいもせずに彼女は、「生理痛なんです」と答えてくれました。

そこで私は、「アーシングを試されると、楽になるかもしれませんよ」とすすめました。私はそばにあったアーシングデモ用の椅子に彼女を座らせて、掌に15分間電極パッチをつけてもらいました。すると彼女の表情が明るく変わり、辛さが消えたと言うのです。

翌日そのお医者さんから電話があって、彼の奥さんは気分がよくなり、そばのミニトランポリンで跳ねていると聞かされました。いつもなら生理痛で1週間は苦しんでいるのに、こんなに早く痛みがなくなるなんて驚きだという電話でした。

いわゆる更年期障害と呼ばれるように、典型的なホルモン変化を経験する中年女性は、アーシングによって楽になる例がしばしば見受けられます。

また、子供たちによく見られる例は、アーシングをすると即座に落ち着くことです。

子供たちにアーシングをさせたあと、彼らが裸足で裏庭を駆け回ることを、親たちはいっそう望むようになります。今日では子供たちは朝起きると一番に靴を履き、夜床に就くまでずっと履きっぱなしです。ですから、ほとんどアーシングしていない状態で一日中過ごしていることが問題に関連していると、私は疑わないのです。

つまり、最近の子供たちの間で、今までになかった健康上や、情緒の問題が増えていることに関してです。もちろん、ジャンクフード（カロリーは高いが栄養価の低い若者好みのスナック食品など）の食べすぎや運動不足、テレビやコンピュータ、ビデオゲームに長時間さらされていることも、リストに加えるべき問題の要因であると言えるのですが。

子供も大人も、もっと外に出て自然と触れ合う時間をつくると、体をより調整しやすくなり、より健康になると、専門家たちはそう言います。

緑に囲まれると一瞬にしてストレスは消える、と言われています。豊かな自然に出向こうが、裏庭でゆっくりくつろごうが、安全な場所ならどこでもかまいませんので、可能な限り裸足になってください。そうすることによって、ストレスはさらに少なくなります。グラウンディングをして眠る人は、より落ち着いていて、より活力に満ちています。日中のストレスも少なく、朝目覚めたときのこりや痛みもより少ないのです。

喘息や気管支炎、肺気腫《はいきしゅ》のような呼吸器系疾患のある人は、呼吸がより楽になります。

私は喘息のある子供たちなどの呼吸が楽になるという変化を、頻繁に見ました。よく頭痛になる人も、痛みが軽くなったり、回数が減ったりします。なかには、頭痛が完全に消える人もいます。

もし、あなたが胸焼けになったら、外に出て足を地面につけて、20分ほどアーシングするとどうなるか、ぜひ試してみてください。

グラウンディングは、胸焼けや酸の逆流にとても効き目があります。アーシングは、神経系を安定させるのです。

これに関する一例としてあげられるのは、ある鍼《しん》灸《きゅう》師が私に報告してくれたことです。

彼女がアーシングをして約1年ぐっすり眠れるようになってからは、それまでの15年間ほど、激しくはないがときどき起きていた神経発作が完全になくなったように思われるというものでした。

便秘症で悩まれている方は、アーシングが正常な状態にしてくれるかもしれません。

多くの便秘が改善しています。便秘薬を常用しなくてもよくなったと、私に伝えてくれた方も何人かいます。

また、ひどい関節炎が劇的に改善した多くの人々を私は見ています。最初からこのような傾向を私は見てきました。

また、寝たきりの患者にアーシングシーツを敷くと、床ずれが軽くなったり、まったく消えることもあるので、病院はグラウンディングをぜひ取り入れるべきです！

湿疹や乾癬も改善します。乾燥肌、ドライアイも同様です。

食物アレルギーや花粉症も症状が改善したり、まったく消える場合もあります。

おそらく免疫系の機能がよくなるからでしょう。

地球につながることで、あたかもコンピュータがつながるように、免疫システムのスイッチがオンになります。自信を持ってそう言えるのは、私自身が直接経験したからです。

ずっと以前、私の子供たちがまだ幼いころ、学校から家にありとあらゆるウイルスなどを持ち帰るので、私もよくうつされました。しかし、グラウンディングをするようになってからは、ほとんど風邪もひかないようになりました。私はかつて花粉症に悩まされていて、特にジュニパー（西洋ネズ）に反応しました。ジュニパーが開花する季節になると、呼吸するのさえ辛い状態が何週間も続きました。食物アレルギーもあったため、特定のものを食べると、喉《のど》が赤く腫れました。イチゴを食べるとハチに刺されたようになり、オレンジを食べると口内炎を起こしました。このようなことがあったので、アレルギー症状を軽くするために、私は長年薬局で薬を買わなければならなかったのです。

小麦やグルテンが含まれている穀物をやめるように医者からは言われました。しかし、今ではそんな症状は何もありません。なんでも食べられるようになりました。ジュニパーの花粉にも反応しなくなりました。

どれくらい早くアーシングの効果は表れるか？

これからみなさんがお読みになる体験談のように、一夜にして回復するというような保証はありません。もしかすると、もっと時間がかかるかもしれません。アーシングを始めないとわからないことです。

しかし、死にかけていた人が、医者が驚くほど回復する例や、少なくとも死ぬまでは比較的楽に過ごせたりする人々を私は大勢見てきたということは言えます。

そして、グラウンディングを続けている人は、そう簡単には病気にかからないし、かかってもふつうより症状が軽い傾向があります。治るのも早ければ、また元気になるのも早いです。裸足で歩いたり座ったり、または、伝導性のシーツやマット、電極パッチでグラウンディングしてから1時間ほど経過すると気分がよくなると誰もが言います。

しかし、ほとんどのケースは、20分ほどでよくなったと言います。

実験では生理学的な変化が即座に表れて、30〜40分経過すると体内の電気的活動に著しい改善が見られます。ひどい頭痛が5分以内におさまった人たちを私は何人も見ました。関節炎のような慢性痛は30分ぐらいかかるか、ある程度痛みが楽になるかもしれません。それにしても痛みや症状の軽減は、程度によって異なるのは違いありません。当然、効果も著しい人や微妙に感じる人、ゆっくり変化が表れる人、完全に癒される人、部分的に癒される人といった具合に人によって異なることはたしかです。

長期間にわたり継続的にアーシングをしていると、ストレスや睡眠、痛みや生体リズムの変化が生じて、その変化が持続することを私は知りました。

夜眠っているときは、私たちの体は治癒に対する受容力が一番高いので、アーシングに最も適している時間帯だと言えます。なんの努力もせずに、眠っている間に癒されることほど素晴らしいことはありません。

やめると効果は消える……

仮にあなたが慢性炎症に悩まされていて、グラウンディングを一定期間行ってからストップしたとします。すると体は遅かれ早かれグラウンディングをする前の状態に戻ります。

人間の場合も、また動物の場合も、アーシングをやめると前の状態に戻っている例を私は見てきました。

アーシングの効果は、長期間使用することで表れると多くの人々が報告しています。ですので、すぐにあきらめないことが肝心です。

アーシングをすることで、あなたは自然のエネルギー源に自分自身をプラグで差し込んでいる状態になっているのです。このように地球につながることによって、すべての細胞機能をコントロールする身体の電気的システムがよりよく機能するようになります。

アーシングと薬

アーシングは、体の機能をさまざまな方法で改善するので、結果として薬の必要性に影響を与えます。

多くの人々が投薬の量を減らすことができたと、私に報告しています。と同時に処方箋を受けているのなら、グラウンディングしていることを主治医に打ち明けるべきだと、私は誰にでもアドバイスします。

かなり新しいコンセプトですので、ほとんどのお医者さんは聞かされたことがないと思われます。あなたのお医者さんも同じであれば、ぜひこの本を見せてあげてください。

いずれにしても、アーシングによって今まで服用していた薬が効きすぎるようになる可能性がありますので、よく注意してください。お医者さんに処方箋の薬の量を再度調整してもらう必要があるかもしれません。

定期的に健診を受けている人は、結果に驚くべき改善が見られるかもしれませんので、これもよく注意を払ってください。変化があれば、お医者さんにしっかりと対応してもらいましょう。改善が見られたら、薬の量を減らしたり、まったく必要ではなくなったりするかもしれません。

アーシングと薬に関する詳しい内容は、第17章の補記Cを参照してください。

アーシングとデトックス

慢性的な炎症や線維筋痛症《せんいきんつうしょう》（全身に激しい痛みが生じる病気）、慢性疲労、不安症、鬱病などの症状によってさまざまな製剤を複合摂取している場合は、グラウンディングを始めた最初の夜に痛みを感じたり、気分が優れなかったり、あるいはインフルエンザのかかり始めのような兆候が出るかもしれません。

もちろん、実際にインフルエンザにかかっている場合もあり得るのですが、そういった不快感はアーシングとはまったく無関係です。

ただ、アーシングを始めた初期の不快感は、治癒過程において体に溜まっていた毒素が出るのを促す一種の好転反応です。

毒素が体の機関を通過して体外に出るに従って、一時的に不快感を経験するかもしれません。

このようなことが起きるのであれば、通常より多めに水を摂取することで老廃物を押し出すのを促してくれます。

もう一つの方法として、グラウンディングを1日に1時間程度に減らしてみることです。それから徐々に時間を増やしていきます。

このアプローチは、地球のエネルギーにあなたがゆっくりと適合できるチャンスを与えます。

ジンジンと伝わってくる感覚

アーシングをして夜寝ていると、最初の数回は体にジンジンと伝わってくる感覚があったと報告する人たちもときどきいます。

あくまでも心地悪い感覚ではありません。もちろん、感電死することはあり得ません！　ご心配は無用です。ただ体の中に入ってくる地球のエネルギーをあなたは感じ取っているだけです。

ジンジンと伝わってくる感覚は、地球のエネルギーにあなたが同調しながら正常化される初めての経験として感じられることです。ふつうは数回アーシングを続けると、ジンジンとする感覚は消えていきます。

アーシングをいったんやめてから再び開始すると、またその感覚が戻ってくることはあります。患っていたり、負傷したりしている部分に痛みの感覚として伝わってくる場合もあります。たとえば、糖尿病を患っている患者の場合で血液の循環が悪いと、アーシングをスタートしたときに脚がつったり、束の間の痛みとして感じることもあります。

男性がアーシングをするとこんなことも……

アーシングをして夜眠った結果として、「よく勃起するようになった」と何人かの男性が伝えています。

これは循環がよくなったことによる一つの結果です。

年配の男性たちも夜中にトイレに行くことが少なくなったと報告しています。

これはおそらく、前立腺炎症が改善されたか、睡眠が深くなったからでしょう。

アーシングはすればするほどいい！

日常生活を通して長時間アーシングしているほうが、安定した活力のある強い体になります。

治癒力も増します。

アーシングをして数夜眠っただけで症状が消えたとか、劇的に改善が見られたと報告している人々も少なくはありません。

また、ゆっくりと症状や活力が改善され、あとはさほど変化はないが、グラウンディングを続けているかぎり一定したその状態が続くという報告もあります。

夜グラウンディングをして眠ると、朝はふだんよりエネルギッシュに目覚め、痛みも減少しているが、昼ごろになると朝ほど元気に感じなくなるという人たちもいます。

このようなケースに関して私が言えることは、もっと長い間アーシングをする必要があるということです。長時間かけてアーシングをするほど、昼間ももっと元気でいられます。

これに関しては、ループス（自己免疫疾患）で苦しんでいた一人の若い女性のケースが劇的に実証しています。

夜8時間アーシングをして眠ることで、実質的に症状が減少するのを彼女は経験しました。彼女はもっとよくなりたかったので、フロアやデスクトップのパソコンが置かれている机をグラウンディングして、さらに8時間増やしました。机の上に置かれているアーシングマットに彼女の前腕を接触させながら仕事をして、仕事中は靴を脱いでいました。

そのように追加されたアーシング時間が、大きな違いを生みました。8時間の睡眠中のアーシングだけでもよい結果が出たのですが、16時間アーシングをすることによって非常によい結果に導かれたのです。

1週間7日間、1日24時間をほとんどグラウンディング状態になっている……これはとても理想的で、私たちの体が自然に戻った状態です。

グラウンディングをして眠るなら、それは素晴らしいことですが、まだ残りの16時間ほどはグラウンディングしていないことになります。

アーシング時間をもっと延長させるなら、効果はさらによくなるでしょう。

特に健康上の問題があれば、これをおすすめいたします。

活動的な日常生活の中で、グラウンディングをしている時間を増やすことによって、飛躍的な改善ができたと多くの方が私に語ってくれました。

アーシングは実にその量と関係性があります。長くアーシングをするほどよい結果が出るのです。

私といっしょにいくつかの研究に取り組んでくれたデール・テプリッツさんは、この点を、次のように食生活のたとえを引用して、アーシングを大勢の方々に紹介しました。

「ジャンクフードを食べて一生を過ごす人は、多くの必須栄養素が欠けます。結果として健康ではなくなります。だからといって、一度だけヘルスフード（健康的な食べ物）を食べても、何も期待できません。でもずっとヘルスフードを食べ続けているうちに、体はゆっくりと栄養素を取り入れていき変わっていきます。より健康体になれます。

これと同じように私たち人間は、人生を通してずっと今まで地球につながっていなかったのです。私たちの健康を維持してくれる地球のエネルギーを枯渇《こかつ》させられていたのです。私たちがヘルスフードを食べて、地球に長くつながることによって、体はいっそう健康に向かうように応えてくれるでしょう」

砂浜を歩いたり、裏庭で裸足になって座っているだけでも、少しの間、気分がよくなります。しかし、その効果はずっと持続しません。けれども、それを日課とするのならまた別です。

これと同じように、一晩だけグラウンディングして眠るとその夜は熟睡できて、翌日の朝もまたきっと気分がよいでしょう。しかし、毎日グラウンディングをして眠る習慣をつけると、体に与える影響も大きいです。健康維持ができ、病と闘えるしっかりとした基盤ができあがります。

それ以上グラウンディングしている時間を増やすことで、特に慢性炎症に関係する病気を持つ人は、よい結果を得られるでしょう。

「グラウンディングのやりすぎは、かえってよくないですか？」という質問を、私は多くの人々から受けました。

その疑問は当然なわけですが、やりすぎたという証拠はありません。

私に言わせれば、それは、地面の中に根を張っている木が地球のエネルギーを受けすぎているか、という質問と同じです。私たちは地球の生き物であり、私たちの祖先たちは、絶えず地球につながっていました。これは完全に自然なことです。

そして、つながっていないことは、不自然であり、不健康なのです。

私たちの体は、地球が提供してくれるものを、どう使用するかを確実にわかっています。

私たちが地球につながることによって、体が吸収して活用する電子の量は、体が生体電気状態のバランスを保つために必要な量なのです。

一日中、つまり24時間グラウンディングしている人は、最大の利益が得られます。

しかしながら私たちの現代世界は、大部分がプラスチックやビニールなどで可塑化《かそか》されているので、地球の癒しのエネルギーから絶縁された状態です。

願わくば、近い将来に家もオフィスも学校も、寝具や家具、靴も伝導性になってアーシング社会に進化していってほしいものです。

現在の早いペースのライフスタイルにおいては、私たちのストレスは慢性化し、食生活も乏しく、おまけに運動不足となれば、病んだ社会となるのも無理はありません。

生きている楽しみがむしばまれています。人や政府の資源が大量にもれている状態です。

アーシングはそのような悪循環を食い止めることはできませんが、エネルギーのもれや苦しみをいくらか抑えてくれる自然の治癒力です。

たった1回だけ試してみるだけでは、すべて癒してくれるようなものでもありません。

むしろ、アーシングは、徹底的な研究を通して確認された、根源的な健康を取り戻すことができる安全で効果的なツールです。

いちばん古くから存在していながらも、ニューパラダイムとも言えるものです。

第11章　アーシングが心臓病に効く［スティーブン・T・シナトラ医学博士の視点］

心血管に影響を与える

私は心臓病理学の実践を数十年間行ってきました。医者が患者を癒し、命を救う能力を与えられるように、医学が目覚ましい発展を遂げたのを私は見てきました。

しかしながら、そのすべての発展の中でも、私にとって最も印象的なブレークスルー（打開策）は、これ以上シンプルになりようがないくらいの、きわめてローテクなものだったのです。すなわちそれは、〝地球につながる〟ことでした。

たしかにアーシングの研究は、まだほんの初期段階ではあります。

しかし、私たちの母なる惑星が我々をちゃんと保護してくれていて、そのうえ、病気の予防や治療までしてくれるということを、疑う余地がないほど私は十分に見てきました。さらに素晴らしいことには、誰もがどこでも容易にできることです。

アーシングは、炎症を軽減させ、血流の電気的作用を促し、心臓に影響する神経系の働きを安定させてくれます。

このような作用は、高血圧や冠状動脈疾患、不整脈のような一般的な心血管の問題や糖尿病に全面的にプラスになることは明らかです。

これほど包括的な結果が得られるものを、私はほかに知りません。

私自身の見解にもう一つ加えるとしたら、素足で歩いたり、自然と触れ合ったりすることの多かった我々より前の世代の人々には、ほとんど心疾患は見られなかったという事実です。

今日の西洋社会で病気による死因第1位にランキン

グされているのは、心疾患です。

発展途上国では以前は珍しかったのですが、今急速に追いついてきています。

私が情報収集した中で最もワクワクさせられるのは、アーシングが心血管に与えるインパクトとその可能性です。

地球は血液をサラサラにする

血液は複合流体です。血は、酸素や栄養素、代謝廃棄物などを運んでくれる重要な液体であり、また凝固することもあります。

細い血管の中を何千マイルも通過して、体の隅々まで栄養素を運んでくれる健康な血流の役割を理解するのに医者のような専門知識はいりません。

〝粘性〟とは、血漿《けっしょう》の固形分と水分の割合と、血流がよいか悪いかを示す用語です。

濃くてドロドロした血は、栄養素や代謝廃棄物をちゃんと運ぶことができなくなります。したがって細胞や組織もうまく機能できなくなり、毒素や炎症におかされやすくなります。

私は患者さんたちに、「血液はケチャップのようにドロドロではなく、ワインのようにサラサラ流れるように」と常に伝えてきました。

濃い血は、炎症を起こした血です。赤血球が集まり、異常な凝固の素因になります。

この種の血液が患者たちに増えていることが、何年も医者を続けてきた私としては特に気にかかる点です。ドロドロねばねばして凝固しやすい血は、循環系をスルッと通り抜けられないので、心臓の負担が増します。そのような血液と一般に見られる心血管の病気とをリンクさせる研究は、医学界ではたくさん行われてきました。

そこで、アーシングです！

私は、2008年にちょっと変わった実験に参加してもらうために、知り合い数人をコネチカット州の私の家に呼びました。私を含めてみんなで12人でした。

医者や医学分野で働く博士たち、看護師、芸術家、パーソナルトレーナー、弁護士といった職業の人たちでした。それから、クリントン・オーバー氏も参加してくれました。

その実験のために、血液サンプルをほんの少し必要

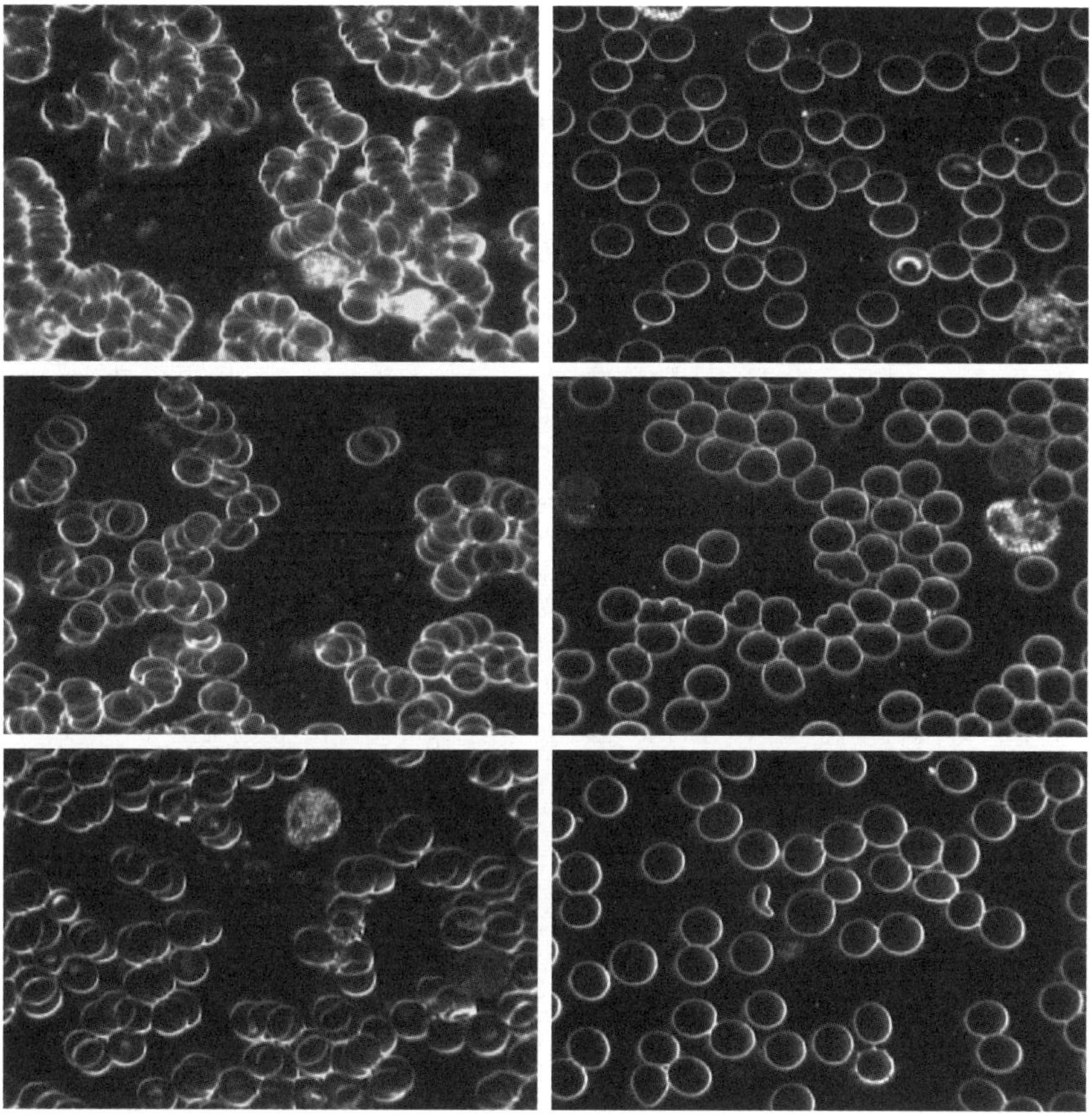

写真11－1
上のコピー写真は、シナトラ医学博士の家に集まった実験参加者のうち３名の暗視野顕微鏡で観察したアーシング前後の血液の状態。左はアーシング前で、右はアーシング後の状態。血液細胞が劇的にサラサラになり、凝固していないのが鮮明に表れている。

としました。

地面に接続された心電図用（電極）パッチでグラウンディングする前とあとの血液を、暗視野顕微鏡で調べました。このタイプの顕微鏡は、医者だけではなく、特に代替医療に関わる先生たちがよく使用するもので、暗い背景に光のコントラストとして試料が浮かび上がり、観察できるものです。

この特殊な顕微鏡を使うと、定期検診では分析できない血液細胞の生きている様子をリアルタイムで見ることができます。

その映像を見て、私たちはショックを受けました。アーシングをする前の血液サンプルは、1つを除いては、程度は異なるにしてもすべて赤いケチャップ状態だったからです（写真11－1参照）。

たった一つあった例外は、すなわち、一番よい状態の血液は、何年間も昼も夜もアーシングをし続けているクリントン・オーバー氏のものだったのです！

アーシングを行ったあとは、劇的な変化が見られました。

赤血球の凝結が相当少なくなっていました。血がよりサラサラしているように見えました。

我々の単純な実験が示したように、心臓病の患者や糖尿病の人が、典型的なケチャップのような血をサラサラにすることができたなら、心臓学からするとそれは危険要因を取り除いたことになります。

さらなる証拠〝ゼータ電位〟との関係

あの実験以来、アーシングすることによって実際に赤血球細胞の凝固に影響を与えることができるかどうかについての実質的な研究をしようという気になりました。

私は電気生物学者のガエタン・シェヴァリエ博士、生物物理学者のジェームズ・L・オシュマン博士、心臓病学者のリチャード・デラニー博士と共に、血液凝固だけではなく、〝ゼータ電位〟測定の研究準備を進めました。

〝ゼータ電位〟とは、赤血球細胞表面の負電荷の程度を表す用語です。私たちの血球は電気的な働きをします。そして、この特徴によって細胞は互いに跳ね除《の》けるので、固まって集合するよくない傾向を防ぐことができるのです。

負電荷が強ければ強いほど細胞は互いに退《しりぞ》け合う力が増すので、血液の流れはスムーズになります。〝ゼータ電位〟という専門用語は、あまり知られてはいません。しかし、１９５０年代当初から心血管機能と関連づけて心臓学でも使われるようになりました。

我々の研究のために、10人の健康な人たちが選ばれました。

彼らは個別にクリニックを訪れては、２時間グラウンディングをしながら、リクライニングチェアに心地よく座りました。

以前の研究と同じようにワイヤーで地面につながっている電極パッチを手と脚につけました。血液サンプルを、２時間連続的にアーシングを行う前とあとに採りました。

分析結果は驚くべきものでした。

ゼータ電位の改善はさほど著しいものではなく、おそらく30パーセントぐらいかと予想していました。しかし、平均２７０パーセント改善していることがわかったのです！

この結果は、２０１3年に発行された『代替・補完医学ジャーナル』誌（'the Journal of Alternative and Complementary Medicine'）において、『血液をサラサラにする自然な方法』という見出しで公表されました。

心臓病医だけではなく、血液粘性と炎症に関係する病の治療をする内科医にも同様に、とても興味深い方法が提案されたことには違いないでしょう。

健康な状態のゼータ電位の範囲は、マイナス９・３〜マイナス15ミリボルトの間で、平均はマイナス12・5ミリボルトです。私たちの実験における10人のゼータ電位の平均値は、アーシングを2時間行う前は、かなり低いマイナス5・２8ミリボルトで、体験後はマイナス14・２６ミリボルトと、とても健康な状態になりました。

ゼータ電位が0に近い血液は、ドロドロしていて濃いので流れにくく、固まって詰まる危険性があります。これに関する研究は、のちほど議論する糖尿病に関するところで、さらにつけ加えることにします。

血管は高速道路のようなものです。なめらかに流れるように動くことが望ましいのです。停滞するのは困ります。

私たちの研究では、一定時間グラウンディングする前とあとで赤血球がどれくらい移動するかという電場の影響を実験し、血液サンプルを暗視野顕微鏡で確認しました。アーシング前の赤血球は、ほとんど動きを見せませんでした。グラウンディングのあとは、活発に動いているのと、さらには、グラウンディング前と比べると、赤血球凝集がかなり減っている、という内容を記録として残しました。

このような反応から、グラウンディングをした人の皮膚が、よく赤みがかるという現象が理解できました。ちょうどダムの水門が開かれたようになるからです。

アーシングがこのように血液の電気力学に影響を及ぼすならば、体全体の細胞に影響を及ぼすでしょう。

さらに考えられるのは、グラウンディングをしている人は、していない人と比べると、生理学的にも異なってくるということです。

末梢動脈疾患の痛みから解放される

末梢動脈疾患は、末端（手や足）の血流が悪くなって起きる病気です。

50歳以上で5パーセント、70歳以上では20パーセントぐらいの人が患うとされています。その一般的な症状として、足の痛みがあります。

H・M・カーニー博士（ニューヨークのウェブスターに住む元歴史家）が語る。

「私は2010年からグラウンディングをして寝るようになりました。

ちょうどそのころ、末梢動脈疾患と診断されたところでした。

始めるとすぐに私は深い眠りを経験しました。夜中にあまり起きることもなくなったのです。

全身のエネルギーがよくなったのを感じました。トレッドミル（屋内でランニングやウォーキングを行うための健康器具）でエクササイズしても辛く感じなくなりました。

数か月経過したころに、家族を訪ねるのに私は往復約1160キロメートルを運転しました。

圧迫感がより強かった左足に強い痛みを感じることもなく、右足の状態は快適でした。

アーシング前は、痛みなしに6時間以上の運転はできなかったのです。本当にすごいことです！

アーシングを始めてから4年目となりましたが、引き続き素晴らしい結果をたくさん経験しています。これもすごいことです！

最近私は検診を受けました。私の先生はもっとよくない結果を予想していたのにもかかわらず、私の状態は少しだけしか悪くなかったのです。

もちろん、私は嬉しかったです！　旅することができるようになったのですから。アーシングシーツを、必ず持参するようにしています」

アーシングは自律神経をなだめてくれる

アーシングに関することで、一番見落とされている点はというと、自律神経（ANS）をなだめてくれる働きです。このストレスの多い時代には非常に大切なことです。


ANSは、心臓や呼吸の速度を調整する機能があり、また消化、発汗、排尿、さらには性欲にまで影響を及ぼします。

このようなさまざまな影響を持つANSの働きが、まず一番にアーシングに反応するかもしれないのです。

それはほぼ即座に始まります。ストレスと関連のある典型的な働きすぎモードの交換神経から、落ち着きモードの副交感神経に、体は切り替わります。

自律神経は、交感神経システムと副交感神経システムの2本の枝を持つANSから成り立っています。

ストレスはこの2本のバランスを狂わせます。ストレスからくる交感神経の高まりによって体は、よく知られている〝戦うか逃げるか〟（「闘争・逃走反応」）というモードに入ってしまいます。

すなわち、人間が戦争で戦わなければならないときなどに自動的にスイッチが入る、警戒態勢／構えモードに自然となってしまいます。

今日のような世界に暮らす私たちには、予期せぬ社会的、あるいは政治的出来事が多すぎるので、ストレスレベルも健康を害するほど高くなっています。

生理学的に見ても多くの人々が興奮状態のまま毎日

を送っています。ストレスを軽減できるのなら、なんであれ、心臓だけではなく、体のあらゆるところによいことでしょう。

興奮させられた交感神経は、私たちをリラックスさせてくれる副交感神経を参らせる影響を与えます。その結果、とりわけ高血圧や不整脈を引き起こしやすくなり、急死する危険性さえあります。

交感神経のオーバードライブを知る主な方法は、心拍変動（ＨＲＶ）を測定することです。それによって心臓機能への神経系の影響がわかります。

ＨＲＶによって、一つ一つの心拍の微妙な振動の変化を知ることができます。低い振動の人は、すなわち心疾患を含むストレスに関係した障害傾向を示し、スムーズな流れを保つことができにくくなります。

ＨＲＶは、心臓が興奮から速く鼓動したり、リラックスすると遅くなるといったこととはまた別です。ＨＲＶの変化は、心電図と精密なコンピュータ分析で見ることができます。

私たちは感じることはできないのですが、息を吸うときはほんのわずかだけ心拍数は増え、息を吐くときは微妙に減ります。

ＨＲＶは、体内だけではなく、体外の変化に対する私たちの対応能力を素晴らしく示してくれます。ＨＲＶは急死やストレス反応を最も正確に予告してくれると、ニューヨーク市にある国立ストレス研究所のポール・ロッシュ医学博士は言っています。

「ＨＲＶを変えることができるなら……すなわち、増加させることができれば、心疾患などのストレスに関係する障害を減らすことができる」

太極拳やヨガ、瞑想《めいそう》、運動をすることは、ＡＮＳとＨＲＶを改善するのによい方法です。よりリラックスできるようになり、よい睡眠がとれるようになります。

実にこれらの結果が、アーシングを始めると得られるのです。私が電気生理学者のガエタン・シェヴァリエ博士といっしょに行ったまた別の研究において、多くの人々がそれらの結果を報告しています。

アーシングの初期の研究（第8章参照）においては、約20～30分経過したころにさまざまな生物学的な指標に際立つ変化が示されました。

それら以外の指標も数日後に観察されました。グラウンディングを始めて1、2秒後に変化を示すのもありました。

HRVの実験では、平均年齢48歳の男女28人にリクライニングチェアに座ってもらって、アーシングをスタート前と、その途中と、40分間のアーシングを終えたあとをモニターしました。見せかけだけのアーシングではどうなるか、というテストも行いました。

実際にグラウンディングすると、HRVは即座に変化し、グラウンディングセッションが終わるまで、ずっと改善され続けることが観察されました。

これは、時間が長ければ長いほどHRVにとってよいということを示唆しています。

同じ被験者が見せかけだけのアーシングをしたときには、HRVに変化はありませんでした。アーシングがHRVに与えるよい影響については、2011年発行の雑誌『総合医療：臨床医ジャーナル』（'Integrative Medicine: A Clinician's Journal'）に公表されました。

不安症、情緒ストレス、パニック障害、恐怖症、不随意筋短縮、けいれん、頭痛、動悸、めまいなどに、アーシングはすぐに効果が感じられる有望な手段であるように思えます。

ポーランド人の心臓専門医のカロル・ソーカルと、神経外科医のパーヴェル・ソーカル父子のグラウンディングの研究によると、地球のエネルギーは、人間も含む有機体とその環境の要求に神経系が対応できるように基本的な役目を果たしているのではないか、ということです。

心臓専門医として、私はストレスによって慢性的、あるいは急性的に交感神経がオーバードライブ状態、つまり過労状態になって酷使されている人たちを繰り返し治療してきました。私は従来の医療と代替医療が提供できる最高のツールを使って治療しています。

体を地球に接触させることが、おそらく一番自然であり、またどんな場所でも可能な方法だと言えましょう。

神経系によいバランスをもたらし、ストレス反応を減らして心臓の健康をサポートしてくれるアーシングの新たな可能性を、私たちの研究は実証することができました。

ただリラックスできるというだけではなく、アーシングを始めてから血圧が低くなったとか、不整脈が改善したという声を多くの方々からいただいています。

たった40分間でＨＲＶがよい傾向になるのなら、6～8時間アーシングして寝るとどうなるのでしょうか？

以下は、私のところに届いた素晴らしい報告です。
◎ 10週間アーシングを続けた73歳の女性：血圧数値が10下がり、以前より熟睡できるようになった。
◎ アーシングをたった一晩するだけで、夫のいびきが止まり、よく眠れるようになった。妻の血圧が150／90から120／80に下がった。
◎ 心臓の鼓動が飛んだり、増えたりして苦しかったある女性は、グラウンディングして眠ることで消えた。さらには、夫の心房細動による症状が消えたと報告。彼はクマジン（抗血液凝固剤）を服用していたが、医者と相談後、投与量を減らすことができた。
アーシングは、自律神経（ＡＮＳ）によい影響を与えることができる、きわめて自然で、しかもコストのかからない方法であることを私たちの研究結果は示しています。

糖尿病にも希望の光が……

糖尿病が原因で命を失う人は、世界中で1年間に340万人いると推測されていて、これは著しい増加率を示しています。

糖尿病は、動脈と神経系へのダメージ、心臓発作、血行不良、足潰瘍、脚の痛みや無感覚、手足の弱り、腎臓病、視覚障害といったさまざまな支障をきたす原因となります。

食生活の改善と適量の運動習慣、正常値に体重を維持することが、2型糖尿病の予防と進行を遅れさせるとされています。

2型糖尿病は、糖尿病の90パーセントを占める最も一般的なケースです。

世界的な糖尿病患者の増加は、地球の表面を覆う電荷と切り離されたという、まさにその大きなミッシングリンクから生じていると私たちは強く確信しています。

1900年代の中ごろから我々の生活は、ますます不自然さをきわめるようになってきました。

建物の中でじっとしている仕事が増えて、活発に外で動き回ることが減ったうえに、栄養価の少ない、精製された炭水化物がたくさん入った加工食品をとりすぎるようになりました（125ページのプレート6「関係性があるのか、偶然か?」参照）。

これらは、糖尿病を促進させます。

しかし、母なる地球と切り離されていることも同様なのです。

再びつながることによって、希望の道が開けてきます。

糖尿病が引き起こす主な症例の一つは、腹部の余分な脂肪組織が炎症性化学物質を生産し、細胞内の糖質（グルコース）の移動を調整するホルモンの一種であるインスリン分泌を抑制します。

すると体は、インスリンに対してもっと抵抗するようになります。したがって体はより多くの炎症性化学物質を生産して、妨害するようになります。血糖値は高くなり、体へのストレスが加わります。するとまた炎症性化学物質をさらに増やすことになります。

そこで、アーシングによって体へ電子を流入させることで、慢性炎症を減らすことができます。

アーシングは、体の電気的安定を促してくれます。これによって体全体の機能が正常に働くように回復させてくれます。

アーシングは、ANSを落ち着かせながら、HRVを改善してくれます。

HRVの異常として、心血管自律神経障害の初期兆候があげられます。

心血管の働きを促す神経繊維に支障を与える糖尿病との複雑な関係性が見落とされている場合がよくあります。

そのような異常は、心拍数を調整する力と血管の働きを妨げます。

とりわけ、血糖値の調整が体内でうまくいかないと、赤血球の弾力性が失われ、結合しやすくなります。その結果、血液は濃くなり、正常に流れにくくなります。

最近は心臓疾患に関係してか、血液の粘性についての認識が高まってきています。しかし、血液の粘性と糖尿病の関係性は、50以上もの医学出版物に掲載されたにもかかわらず、見落とされています。

血液の粘性は、糖分摂取量を減らし、身体活動を増し、歯周病を治すなどといった全身性炎症を減らすようにするとよいのです。

炎症は、C反応性タンパクの増加をもって測定できます。また、血液中でねばねばと凝固して脳卒中の危険性を高める繊維質のフィブリノーゲンを治療することで改善される場合もあります。

アーシングは血糖値の調整を促してくれます。

これに関してはまだ出版されていませんが、1年間に及ぶ実験室での研究を経て、私たちはその結果を見出しました。

グラウンディングをしているネズミと、していないネズミを比較すると、グラウンディングをしているネズミのほうが、わずかですが、血糖値に有意な減少が認められました。

別の2つの生化学マーカーとして、トリグリセリドとアルカリホスファターゼ（アルカリ条件下、リン酸エステル化合物を加水分解する酵素のことで、肝臓や骨、小腸などに含まれ、特に肝臓や胆道に障害があると、血液中に増加する）が減少していました。

これは、高血圧や糖尿病のようなメタボリックシンドロームに関連する病気のリスクを少なくすることを示唆しています。

2008年発行のカルカッタ大学の医学雑誌『生化学と生物物理学報』（'Biochimica et Biophysica Acta'）に、糖尿病患者の赤血球のゼータ電位が初めて測定されるという非常に興味をそそられる研究結果が報告されていました。

よくないことなのですが、特に心疾患を持つ糖尿病患者のゼータ電位の悪化が著しいということでした。

この研究によって、ゼータ電位の悪化と過剰凝血の関連性が明らかとなりました。

「血がドロドロだと心臓まで持ち上げるポンプ作用が難しくなり、機能困難に陥る。したがって、糖尿病患者の中で心疾患の合併症を知るためにゼータ電位の測定をすすめる」と書かれていました。

数年前にも同研究グループは、高い血糖値が赤血球とヘモグロビンを酸化させると報告しています。

ヘモグロビンは、肺から身体隅々の組織に酸素を送り、二酸化炭素を運び出す役目をする血球中の分子です。

高い血糖値は、細胞外膜の電位を著しく変化させるので血液凝固を促すということも、そのインドの研究者たちは2008年に同じく発表しています。

我々のゼータ電位に関する研究は、糖尿病患者がアーシングによる効果をどれほど得られるかに関することです。

むろん、糖尿病患者だけに限定される効果ではないことは明らかなのですが。ゼータ電位の改善はアーシングの最大の長所でありながら、おそらく、すべてに通ずる最大の利点だと言えましょう。

［事例1］ジョディ（専属会計士）の母親

私の専属会計士にジョディ・ミッチェルさんという女性がいます。

彼女の81歳の母親は、元スクールバスの運転手でした。彼女は糖尿病を患っていて、脚の震えや激痛で苦しんでいました。

2010年の初めごろには、痛みで夜中に何度も起こされるといった状態になりました。朝目覚めると疲れきっていて、昼寝をしなければなりませんでした。

彼女は、脚の激痛と傷を経験することがしばしばあって、治るのに時間がかかりました。これは血行不良によるもので、糖尿病を患っている人によくあることです。

彼女はふくらはぎに25セントコインくらいの傷が開き、外用薬もまったく効き目がありませんでした。

私はアーシングをすすめました。

3週間グラウンディングして寝ると、うずく痛みがほとんど消えてなくなりました。

夜中に1回程度トイレに行くために起きるというくらいで、痛みで起こされることはなくなったと、その母親のことをジョディは私に伝えてくれました。

彼女は前よりも元気になり、開いていた傷口も閉じました。

ピンクの新しい皮膚が覆いかぶさって治りました。

2013年を迎えてもジョディのお母さんは、まだとても元気にされています。

あれ以来、外傷はまったくなくなったそうです。

彼女はアーシングをし続け、脚の痛みも最小限に止まりました。

130ページのプレート5の写真を見ると、ジョディの母親のような糖尿病患者の脚傷と血行が、アーシングによって改善される様子がわかります。

［事例2］ポーランドのケース

ポーランドの心臓専門医のカロル・ソーカル博士と、彼の息子である神経外科医のパーヴェル・ソーカル博士は、生理学上のグラウンディング効果を20年以上も記録し続けています。

彼らは次のような内容を伝えてくれました。

「糖尿病に関しては、よい発見があった。何人かの人たちは、ただ裸足で歩くだけで血糖値を下げることができたので、我々はインスリン投与を完全にやめることができた。何人かのケースでは、投薬とグラウンディングの組み合わせで、血糖値を下げすぎることもあった」

いかがですか？　ただ裸足で歩くだけで、インスリンをやめることができるなんて！

ほかの薬もやめられるかもしれませんね。

あくまでも、まだこれは私たちの見解にすぎませんが。薬を完全にカットしたり、減らしたりできるのも、すべて血糖値がどれくらいかによるのです。

経口薬に関しては、裸足で歩くことができた糖尿病患者の何人かは、メトホルミンのような血糖値を下げる作用の薬はいらなくなりました。

「ここポーランドでは、1年を通して外で裸足になって歩くことはできない。晩春から夏にかけてを待たなければならない。

石かコンクリートを敷き詰めてあるフロアの家ならば、裸足で座ったり、歩いたりするとよいだろう。1日の間に数時間そうすることを数週間続けてみて、薬を減らすことができた人も何人かいる。

もちろん、必ずしも誰もが裸足でそんなことをする時間を持つことができるわけではない。

血糖値に関する我々の実験では、糖尿病患者がグラウンディングを2晩3日間継続的に行った結果、血糖値は十分に下がったのが示された。

その実験は、12人の希望者を対象に行われた。そのうちの6人がグラウンディングをした。さらに大勢の人たちを対象に、この実験を追求した。グラウンディングをどれほど持続させると医者が投薬量をどれほど減らすことができるかを実験する必要がある。人によるが、3晩ほどで十分な人もいるだろう」

［事例3］オーストラリアのケース

オーストラリアのニューサウスウェールズ州イルカで開業医をしているデビッド・リチャーズ（医学博士）から、私たちは糖尿病患者に関する以下の報告を受け取りました。

「私は一般開業医として30年以上携わってきましたが、糖尿病性神経障害に対して、これまで何もしてあげることはできませんでした。

医者ならみな同じです。医者にできることはただ、血糖値を最適化してそれを保ってあげることなのです。しかし、それによって足の無感覚を治してあげることはできません。

アーシングはこのジレンマを完全に変えてくれました。

私のクリニックにて患者がただ単にアーシングマットの上に素足を乗せるだけで、最初の1時間ほど経過すると、少なくとも無感覚がいくらか改善されるのを私は確認しました。

再び戻ってくることができない患者もいますが、たった1度のアーシングセッションで、通常10日間くらい効果は持続します。

アーシングし続けられるとよいのですが。ある糖尿病患者の女性は、彼女の足の無感覚が、1度目のセッションで75パーセント改善したと、報告しています。2回のセッションで彼女の足の無感覚は完全に消えたと言いました。

今日までに足の無感覚を訴える患者が21人いましたが、21人中21人がほとんど消えたと報告しています。

現在私は合併症がない患者も含めて、糖尿病患者を専門に治療するようになりました。

アーシングは、炎症を抑え、すべての小さな血管も含めて血流を改善してくれるので、予防医学としての価値があると私は確信しています。

私の臨床においては、血液検査を繰り返しながら粘性の変化を観察するようにしています。

神経障害がおさまったある患者は、以前は通常サイズの静脈注射針でも詰まってしまうほど血がドロドロでしたが、アーシングを始めてからはそんなことはなくなりました。

3人の腎臓病患者の腎機能も正常に戻りました。

そのうちの一人の女性は、3年後には透析をしなければならないと、腎臓専門医から宣告されていました。私は彼女にアーシングを家でやるようにすすめました。それから2か月後に彼女がまたその専門医を訪ねたところ、透析は5年後でいいと言われたそうです。

私は彼女からまた連絡を受けたのですが、報告すべきことはあまりない、と聞かされました。

彼女の腎臓の働きは正常を保っているので、それならば透析もいっさい必要ないかもしれません。

あとの2人の患者も正常で、そのままアーシングを続けるのならば、おそらく透析を必要としないでしょう。

こういった私の患者たちの中で、素足で釣りをするのが好きな人がいます。

彼は以前、岩がどれほど尖《とが》っていて、砂浜がどれほど熱いかなど感じなかったそうですが、今は感じられるようになったと言っています。

別の患者ですが、腎臓が『ゆっくりと』改善している、と伝えた人がいます。

腎臓病がゆっくりと改善するなどという話を、私は聞いたこともありませんでした。

私がよく知っている患者さんの義理の兄弟ですが、なんとなくアーシングを始めたそうです。その人は透析をしていました。彼は、専門医に『何をしているか知らないが続けなさい』と言われたと、報告してくれました。

私の患者に血管疾患の人がいます。

私のクリニックを訪ねてきた際に、『先生、なぜもっと早くこれを教えてくれなかったのですか』と、私に言うのです。

彼の足はいつも冷たかったのですが、アーシングシーツの上で眠るようにすると、わずか数分のうちに温かくなったそうです。

糖尿病で目を患っていた2人の患者の症状が改善するのを私は確認しています。

一人は緑内障でしたが、視覚が改善し、『まるでテレビの画面の上にぴったりと貼りついていた膜が剥がれたようだ』と、私に報告しました。

私の患者にもう一人、もれる心臓弁を持つ人がいます。

最近、エコーの検査を受けたら治っていたそうです。検査結果を見た専門医は説明がつかない、と言っていたそうです。

アーシングを始める前に、ある糖尿病患者は、ひどい鬱病でした。

私のクリニックで、週に2回アーシングすることを数か月続けた結果、改善が見られました。

アーシングをし始めると、薬はあまり必要でなくなることに私は気づきました。

一人の患者は、今は食事療法がいい加減になったときだけ、インスリンを必要とするようになりました。

もう一人の患者は、以前は1日に80ユニットのインスリンが必要でしたが、今は10～20ユニットで済むようになりました。

改善が見られるようになると、血圧や甲状腺の薬、血糖値を調整する薬、特に血をサラサラにするようなさまざまな薬の服用量を減らす準備をするようにと、私は患者たちに警告しています。

クマジンのような血液凝固阻止剤を服用している人には、2週間おきに2か月間は、血液粘性を調べる一般検査を私は行うようにしています。その結果、血液の状態が安定しているならば、1か月に1度検査をすることによって、問題は回避できると私は考えています。

アーシングは、治療に対するまったく予想外のことをもたらしてくれます。

たいていの医者は患者の状態が悪化すると、薬をもっと増やすことを考えます。しかし今となって、著しい改善が見られ、また投薬を減らすことができました。

糖尿病を長期間患っていた人も、アーシングによって心臓への負担を減らすことができ、心臓発作の危険性も減り、健康改善できると、私には思えるのです。

そしてもう一つ、ただ糖尿病患者だけに限るものではないのです。

私は新しい患者さんにアーシング体験をスタートしてもらいました。

彼女は27年前に脊髄の手術を受けていて、その手術のあと足の指を曲げることができなくなり、左の足首から先の感覚を失いました。でも今は違います！

もしアーシングをしていなければ、いまだに彼女は、彼女が常に〝死んでいる足〟と呼んでいた足を引きずって彼女の残りの人生を費やさなければならなかったのです。

ある男性の患者ですが、アーシングをして夜眠るようになってからは、以前より勢いよく排尿ができるようになったと言っています。

一般的には、加齢と共に男性は前立腺肥大が起きる傾向にありますが、改善が見られたということです。

アーシングをすると、気持ちが落ち着き、睡眠が深くなります。ほとんどの方の気分がよくなります。

傷の治りが早いのも私は確認しましたが、これは私の医者としての経験からするときわめて珍しい現象です。

血圧と甲状腺の状態も改善が見られました。

通常医学界では、それほど驚くような改善が見られるものは、ほぼ無に等しいと、私は言い切れるのです。

医学界はとても左脳的で、クリエイティブなことを考えることは、ほぼないに等しいです。

医療とアーシングという組み合わせは、私にとって最高に画期的な発見でした」

アーシングは高血圧にも効く！

医者は高血圧（高血圧症）の正確な原因を知りません。

しかし、人類の多くがその影響を受け、ただならぬ率で増えているということを彼らは知っています。

2013年度の世界保健機関（WHO）の報告書では、高血圧症との合併症による心臓発作や脳卒中による死亡率は、毎年940万人に達し、今後10年間で15億6000万人になるという予測を発表しています。

ここ数年にわたって食生活改善、サプリメント、心身療法、運動といった予防医学で薬なしのアプローチを私は行ってきました。

軽い高血圧の場合は、薬や治療なしで治る容易な病状だと、私はわかりました。重度の高血圧症や高血圧が原因で腎臓病の徴候がある場合は、薬を必要とします。

アーシングは重要なもう一つのツールです。

アーシングをスタートしてから高血圧がよくなった、という話を私はよく聞かされます。

医者が投薬を減らしてくれた、という人たちもいれば、まったく薬がいらなくなった人たちもいます。

ここに2つの事例を挙げます。

「10年前から同じ量の血圧の薬を飲んでいるのにもかかわらず、私の血圧はずっと下がったままです」

「86歳になる私の母親に素晴らしい結果が出ました。

彼女は何年間も高血圧の薬を飲み続けてきました。その薬をやめさせてもいいほど血圧は下がりました。今ではそれほど強くはない新しい薬を飲んでいます」

このようなコメントがよくあるのは、アーシングの次のような影響を考えると当然です。

◎　血液の循環と電気的活動の改善
◎　神経系を落ち着かせる効果
◎　コルチゾール（ストレスホルモン）を正常化させる影響
◎　よりよい睡眠
◎　炎症と痛みの軽減

アーシングは、実に血圧を下げてくれる一番簡単な方法のようです。

薬を飲んだりしなくても、寝ている間にできるのですから。私たちが観察した中で最も劇的な変化は、慢性病からくる不安症や恐れの軽減に関係することです。

もし、あなたが高血圧症で薬物治療を受けていて、アーシングを始める場合は、あなたの主治医と相談してください。徐々に薬を減らす必要があるかもしれないからです。

グラウンディング前後の自分の血圧を血圧計で測り、その記録を主治医に見せるとよいでしょう。

アーシングを始めたら血圧が上がったという人たちがたまにいますが、アーシングが原因ということはあり得ません。

血圧はそのままか、下がるかのどちらかです。血圧が上がるのは、アーシングと無関係です。ストレスで感情的に高ぶっているか、薬を飲むのをやめたことに関係するかもしれません。

クリントン・オーバー氏の記憶によると、実験初期に、ある男性が8週間のアーシングを続けているにもかかわらず、血圧の数値はほとんど下がらなかったのです。

「ほかの参加者全員の血圧が下がったのに、彼のはずっと160くらいだった。それで、その実験に関わっていた医者に私が訊ねると、その男性は深刻な経済的問題を抱えていると、教えてくれた」

と、オーバー氏が私に語ってくれたことがあります。

クリントンはもう一つ、例外的ケースを知っています。

何年間もアーシングをしている男性がいました。その人の血圧は、ふだんは110〜130の間でしたが、彼の相棒が亡くなったときに160に達し、8か月もの間、ずっとそのままだったのです。

そして彼の息子が心臓発作で急死したときもまた同じように血圧が高くなりました。昼も夜も何時間もアーシングしていたのにもかかわらず、しばらくそのままの状態が続きました。愛する人を失う強烈なトラウマのケースです。

私の経験からすると、高い血圧が下がった人々がたくさんいます。

特に女性は著しい結果を見せてくれました。こういったことはすべて、アーシングが総合的に働きかけるからです。〝人は痛みや苦しみが減ると幸せになれる〟に尽きます。

アーシングは不整脈にも効く！

「私の心臓の鼓動が変なんです。これって深刻な病気なのでしょうか？」

心臓専門医や内科医なら誰でも、こんなふうに恐る恐る患者から訊ねられることがあるでしょう。

不規則な心臓のリズムは、不整脈にはつきものです。つまるところ、鼓動のリズムが旋律から外れるわけです。

不整脈には、心室性期外収縮（PVC）と呼ばれる鼓動が飛ぶ単純なものから心房細動や悪性心室異常のようなより深刻な種類があります。こういった不整脈は、たいていが情緒的ストレスや混乱によって交感神経の活動が高まることから始まります。

PVCは、一般的に脈が飛んだり、増えたり、あるいはその両方がある良性不整脈です。

カフェインやアルコールのとりすぎや、マグネシウムとカリウムの欠乏によって引き起こされることがあり、また、さまざまな心臓の状態が引き起こす場合もあります。

PVCは、ベッドの中でうとうとし始めたころに起きたり、夜中に起きることもあります。犬の散歩をしているときに起きたり、パソコンに向かっているときに起きたりもします。

不整脈は特定の状況下ではなく、ランダムに起きます。

しかし、頻繁に起きるようになると恐ろしくなるので、医者や救急病棟に駆け込んだりすることもあります。

ＰＶＣは、心臓の下側に位置する2つの心室の電気的調整を行う細胞がうまく働かないことによって心筋運動に支障をきたします。

アーシングは、次の体験談が示すようにＰＶＣの抑制に非常に役立つように思われます。

シンシナティ（オハイオ州）のウェンディ・サーンダーズさん（精神衛生カウンセラー）の話

「私は数年前にアーシングについて知りました。よく睡眠できるようになるかなというくらいの、軽い気持ちでした。まさか私のＰＶＣがよくなるとは、思ってもいませんでした。

単なる好奇心から、リストバンドをつけるアーシングを始めたのです。ちょうどその時期は夜に何度もＰＶＣが起き、睡眠を妨げられていました。ホルターモニター（心臓の電気活動を表示する小型装置）は、24時間に6000以上のＰＶＣを記録していました。最悪なのは、ほとんど毎回それを私は感じ取っていたのです。

グラウンディングをして3日目の夜に、リストバンドをつけたまま眠ることにしました。まったくＰＶＣを感じ取れないのに驚きました。

普段は体を左向けに横たわると、ＰＶＣを引き起こすのですが、問題がありませんでした。あれから今日まで2年半経ちますが、まったくモニターを必要としなくなりました。ＰＶＣを感じなくなりました。睡眠もよくなったので、この経験は、私の人生を変えてくれました」

心房細動がやわらいだ！

安定したリズムで鼓動し、楽に過ごせるのではなく、速く打ったり、ドキドキが続いたりする心臓だったらどうでしょうか？　想像してみてください。

〝心房細動〟とは、最も一般的に見られる不整脈の一種の病名です。毎年200万人がこの病名を診断されます。それ自体、命に別状はないのですが、心不全や心臓発作につながることがあります。したがって、恐ろしい病気だと言えます。心房細動の症状を心臓発作と間違えることも多いのです。

正常な心臓では、心臓上部にある心房が、洞房結節《どうぼうけっせつ》と呼ばれる特殊な心臓細胞の組織から発生する電気信号を受けて、調和のあるリズムで収縮を繰り返します。しかし、心房細動のある患者は、心房のいたるところで電気信号が分散し、伝導が混乱します。

収縮する代わりに心房は、速く不規則に打ちます。これが、同時に起きる脈拍の正常さを失わせ、心臓内部で血液貯留や塊をつくる危険性を高めることになります。そこで血液凝固を防ぐクマジンという薬が処方されます。

ボルダー（コロラド州）の
ボブ・マローンさん（金融アドバイザー）の話

「1996年に私は、胸の痛み、速い心臓の鼓動、めまいを経験しました。心房細動と診断されたときは、とても怖かったです。次の発作がいつ起きるか予期できませんし、死ぬかもしれないからです。

私の場合は、仕事のストレスが原因でした。私の仕事は、人々の生活に影響する決定を下すことに関係しています。

ほとんどの場合、処方箋によって症状を抑えることができました。私の心臓が暴れて、薬が効かないときは、電気ショックによって正常な心臓のリズムを取り戻すことができました。そのような過激な治療を、少なくとも9か月に1度くらいは必要としました。

処方箋はひどいものでした。私は活力ゼロの状態にさせられました。ふつうなら、私はとてもエネルギッシュな人間で、クリエイティブで、またアウトドアが大好きでした。私は急にそれらすべてをストップしなければなりませんでした。

私は2000年からグラウンディングをして寝るようになりました。

何度も夜中に目が覚めていたのが、ほとんどいつも熟睡できるようになりました。

のちに私は、テレビを見たり、読書をしたりするとき用に、アーシングフロアマットを使用することにしました。さらには、ストレスレベルがかなり高くなる仕事場にも置きました。

すると次第に状況が変化していきました。

数日経って、数週間、数か月が経過していくうちに、私は徐々に薬を減らしていくことができました。

しかし、２００６年のあるときに突然悪化しました。私の兄弟の死からくるストレスが関係していたと思います。また薬が必要になりました。その一時期を除いては、再び薬を必要としなくなりました。

２００７年に私はおいしい空気が吸いたくなって、1時間半かけて山登りをしました。

私の脈拍は1分間に１１５〜１３０の範囲で打っていました。その途中で胸の痛みを感じました。激しい運動をすると、いつもこうなるのです。

それで夜はグラウンディングをして寝ると、また正常に戻ります。

しかし、グラウンディングをしていない時期があり、少しばかりのハイキングを2回やったのですが、そのあと2日間は胸が痛みました。家に戻ってきても胸の痛みが止まらなかったのです。

それでまたアーシングマットで30分ほど昼寝をすると、起きたときに胸の痛みは完全に消えていました。

そのあとまた1時間ほど激しくないサイクリングをしたのですが、胸の痛みは戻ってきませんでした。３日間続いていたあの胸の痛みから完全に解放されて、大いに安心できました。

その時から胸の痛みはまったく消えて、２００８年の10月には、金融市場が悪化し始めた時期でしたが、心房細動の兆候もなくなりました。

私は不安になり、鼓動が速くなったり、不整脈になったりするときは、30分ほどグラウンディングするようにしています。すると元に戻ります。当然、私はそれだけ辛い不安な時期を無事に通り過ぎることができたことを嬉しく思っています」

注意：アーシングと抗凝血剤

クマジン（ワルファリン）やほかの製薬会社の抗凝血剤を飲んでいる場合は、グラウンディングを始める前に主治医とご相談ください。

アーシングには、前述のような抗凝血効果が考えられ、血液の状態を変化させる可能性があります。そのような薬とアーシングを組み合わせることによって、過度に血液が薄まり、血液測定値が変化することも考えられます。

主治医の許可が得られたら、最小限のグラウンディングを始めるとよいでしょう。公園や芝生の上を素足で1時間程度歩くとか、家の中でアーシング製品を使ってテレビを見るようにしてもよいでしょう。

お医者さんの管理下で血液状態を頻繁にチェックしながら、投薬の調整が必要かどうかを教えてもらってください。

血液症状を注意深くチェックしながらアーシングを徐々に増やしてください。

クリントン（ニューヨーク州）の
ポール・ダンさん（元放送局幹部）の話

「私はいたって健康で、夏場には18ホールのゴルフ場を毎日歩いても平気でした。

しかし、2005年ごろから心房細動を患いました。毎回発作が起きると、3、4時間続くのですが、ゆっくりすると消えました。脈がスキップする状態になると疲労感があり、弱々しく感じられることさえありました。

その後、発作はますます頻繁に起きるようになったので、2008年に私の心臓専門医は、最初はクマジンで、のちに血を薄くする別の新薬を出してくれました。

そういった薬が、発作が起きる間隔を延長してくれたのかどうか、私にはよくわかりませんが、まったく効かなかったことはたしかです。

2012年になると、発作は2週間おきぐらいに頻繁に現れ、そのつど2、3日続きました。

生活でストレスを感じることはあまりないので、何がそうさせているのか、原因がさっぱりわかりませんでした。私の主治医は、心臓のアブレーション治療（心臓のリズムを調整する手段）を考慮していました。

2012年の終わりごろに、私の妻がアーシングについて書かれたものを読みました。

私はまったく懐疑的だったのですが、妻の気持ちを考えてトライしてみることに同意しました。

12月中旬に、私は気分が悪くなったので、妻が昼食会の場所まで運転してくれました。12月14日には、かなりはっきりとした発作に襲われました。アーシングシーツの上で眠ったのは、その晩が初めてでした。

翌朝私は元気に目覚めました。

これで発作ともさよならかなと、私は感じました。

心臓が毎分60回台で正常に打つようになると、早足で歩くことができたり、階段を上り下りできたり、元気だと感じられるものです。

あれから12か月経ちますが、発作はまったく起きていないのです！

これも私の体に埋め込まれているEKG装置の記録を主治医が確認してくれました。お医者さんは驚いていました。

『アーシングシーツは、プラセボ効果であったとしても素晴らしいので、使用をやめないですよ』と、私は彼に言いました」

アーシングで心臓が元気になる！

私は心臓ケアと体力増進に力を注ぐ心臓専門医です。

その立場からアーシングは、安全かつ簡単で、さらにもう一つ、効果的なエネルギーブースターとしての重要な役割を提供できると私は思っています。

コエンザイムQ10やL－カルニチン、D－リボース、マグネシウムといった栄養補助食品を摂取するようにと、私は長年患者さんたちにすすめてきました。栄養素に飢えている心臓細胞の生体エネルギーを高めて、老化や環境毒素、ストレス、酸化から心臓を守るためです。

私はそれら4つのサプリメントを〝ものすごい4人組〟と称し、それらに関することを本や記事に書きました。それらは、患者に典型的に不足している重要な原料を提供してくれます。このような栄養上のアプローチは、心臓のポンプ運動力が低下した病んだ心臓の回復を著しく促進してくれました。

そして、今となってアーシングが細胞と心臓の回復力を促してくれるもう一つの重要なカギとして加わったのです。

アーシングのように生体電気の働きを高めてくれる役割をするのが、私たちの体の何兆もの細胞のミトコンドリアなのでしょう。ミトコンドリアは、微小な発電所のようなものです。1つの細胞に何千も存在していますが、細胞がどれだけ活力を提供できるかによります。心臓と腎臓細胞に最も多く存在する、とされています。

ミトコンドリア内で複雑なプロセスが絶えず展開されています。

細胞が機能したり、自ら修復できる力を供給するアデノシン三リン酸（ATP）と呼ばれる物質を生成する酵素の働きによって、フットボールのように電子はやりとりされます。

体に電子が伝達されるのをグラウンディングは促すので、すべての細胞のミトコンドリアの中で十分なATP生成を促すのに役立つと考えられます。

心臓はATPにすべて関係していて、心血管疾患のあらゆるケースの効果的治療処置として、心臓のATP生成を回復させる必要があることを、私は心臓学のキャリアを通して学びました。

病んでいる心臓は、活力的なATPがもれたり、失われたりしていることに私は気づきました。

狭心症、心不全、無症候性虚血《きょけつ》、心室拡張障害といった心臓病は、すべてATP欠損を引き起こします。

細胞エネルギーを生み出すまた別の側面として、もっと高いエネルギータイプの電子が、フットボールのようにやりとりされるというよりも、〝ホットポラト〟（テニスボールのような小さなものを輪になってトスして遊ぶパーティゲームの一種）のようにATPに転送されることもあります。

このようなエネルギータイプの電子を科学者たちは、〝励起《れいき》状態の電子〟と呼んでいます。

地球によって提供される電子は、おそらくこのタイプの、元気いっぱいの電子だと言えましょう。

したがって地球は、私たちに電子をたくさんというだけではなく、きわめて強力な電子を提供することができるのです！

アーシングは一番自然な処方箋

健康を追求するさまざまな新しいアイデアと同様にアーシングも客観的な実験を重ね、そのつど結果を発表すると共に徹底的な研究を必要とします。

私は主流の医学雑誌に繰り返しゼータ電位の研究発表をしましたが、まったく関心が寄せられませんでした。既存のパラダイムに沿わない新しいアイデアは跳ね除けるという医学界のあり方に、私は常に失望させられます。医者が新しいアイデアや意見を受け入れなければ、結局、患者が損をするのです。

アーシングはいたって自然かつ深遠なものなので、無視されることはあまりにももったいないのです。

医療費がとてつもなく上昇し、慢性病が急増するこの時代に、医療機関も医者も、あらゆる助けを必要としていることはたしかです。

患者に最も効果的でコストの低いケアが提供できれば、言うことはありません。アーシングはそれに応えることができ、より多くの科学的立証と共に医学界に希望を与えるに違いありません。

おそらくどんな患者にも推薦できる、一番自然な処方箋であることは確実です。あらゆる臨床における完璧に自然な補助メソッドだと考えられます。

第12章　頭からつま先まで全身に効くアーシング

こんなにたくさんあるアーシングの可能性

アーシングは、頭のてっぺんからつま先まで体全体へとその影響がいきわたります。

その効果は、迅速にはっきりと感じられる場合もあれば、ゆっくりとかすかに感じられる場合もあります。

本章では、健康を促進させてくれるアーシングが持つ幅広く、素晴らしい可能性を、医者と患者のさまざまな意見を通して見てみましょう。

アーシング大使

グラウンディングを実際に経験した人はみんな、自分の新発見を友達や家族に熱心に伝えたくなるので、〝アーシング大使〟になります。

その一人に、長い間アーシングに熱意を注がれているジム・ヒーリーさんという方がいます。

彼は、医者や病院が使用する測定や診断器具、治療装置などを開発する最先端の研究を行っている人です。彼は、何年か前に医療設備を搭載した救急車とヘリコプターを設計した技術者のうちの一人でした。

さらには、医療機器メーカーとして国際的なアイダホ州サンドポイントに本社があるリードロック社の取締役会長を務めています。

次はジム・ヒーリーさんのアーシングについての話です。

「私が医療機器分野の仕事に携わるようになってから半世紀過ぎました。

1960年代末ごろに、私は病院向けの電気設備を検査したり、アップグレードするための専門的な会社を設立しました。

そこで病院の機器がちゃんとアースされているかという確認も行いました。そうでなければ、145もの装置に接続されている患者に命の危険を及ぼしかねない電流妨害や衝撃を与えるかもしれません。こういったことを防ぐのは、すべてアースに関係しています。

それにしても、患者を直接アースさせることがより効果的かもしれないなどとは、誰も考えつきませんでした。

私が初めてアーシングについて聞いたとき、私のような専門家であっても、実に理に適《かな》うとうなずいたのです。

クリントン・オーバー氏は、私の脚に電極パッチをつけて、アーシングして証明してくれました。

私の片方の脚には慢性痛があったのですが、20分も経たないうちにかなり痛みが取れるのを感じました。

あれから私は、グラウンディングをして眠るようになりました。

早く眠りにつけて熟睡できて、さらには、老化に伴う痛みも改善されます。

そのような経緯から、身近な人々を助けることができないかと、私は考えるようになりました。

私が思いついたのは、ある友人の多発性硬化症の娘のことでした。

彼女がグラウンディングをして眠った結果は、信じがたいものでした。

彼女は、今はいつもの体の痛みを感じずに朝起きることができるようになったと私に伝えてくれました。

しばらくしてから、1か月間の休暇中に彼女は私を訪ねてきました。アーシングシーツを持参してこなかったけれど、以前よりもずっとよくなったと、私に言いました。

あれから家に戻った彼女はまたアーシングシーツの上で眠るようになりました。

しかし、あのとき彼女は私に言っていました。果たして効果が持続するだろうか、と疑問に思っていると。

私はそのとき不思議に思ったので、彼女に休暇をどこで過ごしたか、と尋ねました。

彼女は、『ボーイフレンドといっしょにバハカリフォルニアのビーチにコテッジを借りて過ごしていた。1か月ほど靴を履かずにビーチを歩いたり、泳いだり、スノーケルを楽しんでいた』と答えました。

『それが答えだよ。毎日そうしてアーシングできていたんだよ。アーシングシーツの上で寝ようが、壁を伝うワイヤーでアーシングしようが、どんなやり方でも地球につながってさえいればいいんだよ。ビーチや公園、裏庭を裸足で歩いても、アーシングシーツの上で眠っても同じなんだ。やればやるほどいいってことだよ』と、私は彼女にそう伝えました。

すると彼女は、母親の、特にひどい膝の関節リウマチの痛みにアーシングが助けになるかどうか知りたいと、私に訊ねました。

彼女の母親は毎朝痛み止め薬を飲んでから1時間ほどして効いてくるまで待ってからでないと、ベッドから立ち上がれないようです。脚がそれほど痛むのでしょう。

彼女の母親は2日間グラウンディングをして眠ったあと、痛み止め薬を飲まなくてもよくなったと、あとになって私は聞かされました。朝痛みなく起きられるようになったことを、彼女は喜んでいました。

さて、次は、その彼女の夫であり、私の友人の話です。

彼は医療専門家という立場から、かなり懐疑的に娘や妻に起きていることを一部始終観察していました。

しかし、彼女たちの改善にはとても驚いていて、しぶしぶ私に自分自身のことを話してくれました。

彼は何年も左の肩に痛みを抱えていて、いつも右側を下にして寝ていたそうです。彼の妻がベッドに敷いたアーシングシーツの上に彼もしばらく寝ていると、痛みを感じずに左を下にして横たわっている自分に気づいたと、私に語ってくれました。

次は、私の町に住む鍼治療師の話です。

ある日、私が彼女と話していたところ、最近、片方の足が痛むので自転車に乗っていないというのです。彼女は自分の鍼で治そうとしたのですが、まったく痛みは取れませんでした。

そこで私は、アース棒のついた電極パッチを彼女にあげました。とりあえずこれを試してみれば、とすすめたのです。

翌日、とても興奮して彼女から電話がありました。痛みが消えたというのです。

それで彼女は自分の患者たちにも、痛いところにその電極パッチをつけてから30分間グラウンディングすることをすすめました。

もちろん、アーシング料は受け取っていません。痛みがあるので週に3回もクリニックにやってくる女性たちがいました。そこで私は、わざわざクリニックに来なくても、裸足になって庭である程度過ごせば同じ効果が得られると、その鍼治療師に伝えました。

私の会社で勤務する取締役の一人に多発性硬化症を患っている人がいるので、アーシングシーツをプレゼントしました。

彼もまた、懐疑的に受け止めました。

2週間ほどしてから、私は彼に様子を訊ねました。すると、娘があちこち痛いというのであげてしまった、と彼は肩をすくめて答えました。そのシーツを使ったけれど、あまり助けにはならなかったようです。

1週間あとに、娘がそのシーツを彼に返したので、3、4日間彼は試してみることにしました。

すると体の痛みがほとんど消えていて、歩き方もよくなっていました。以前のように脚の力が抜けるようなことはなくなりました。

しかし、まだ多発性硬化症が消えたわけではありません。が、歩くときに前ほど痛みを感じなくなり、はるかに快適になったと、私に告げてくれました」

あのシーツなしではどこにも行きませんよ！

ナッシュビル（テネシー州）の
ドナ・ティズテールさん（不動産仲介事業）の話

「アーシングについては、話したいことが山ほどあるのですが、さて何から始めましょうか。

では、アレルギーのことからスタートしましょう。

私はずっと昔から季節性アレルギーで悩まされていました。私は不動産業者をしているので、物件をお客さんに見せるために外に出かけますが、10～15回、立て続けにくしゃみが止まらないことがあります。そんなときお客さんに『5月と9月はアレルギーなんです』と、私は笑いながら言うのです。

私は特大箱入りのアレルギー薬を購入し、その季節になると1か月間くらいずっと服用し続けていました。

さて、アーシングを始めてから5年が経ちましたが、1度も錠剤を飲んでいません。その上、ひどい花粉による鼻腔の炎症もなくなったのです。

ということで、アレルギー症状がまったく消えました。くしゃみも数回だけで済みました。鼻をかむのに夜中に起きることもなくなり、ちゃんと呼吸ができて眠れるようになりました。これは信じられないことです！

〝環状肉芽腫《かんじようにくげしゆ》〟と呼ばれる奇妙な自己免疫性皮膚疾患を、およそ20年もの間私は患っていました。脚とか腕や胴体に見苦しい吹き出物がありました。それが今では、腕にはほとんど出なくなり、脚も同じです。すごいことです。

私はいろんな皮膚科を訪ねましたが、誰も原因や治療方法を知りませんでした。

92歳になる私の母は、20年間尿失禁を患っています。彼女は膀胱の手術を受けましたが、治りませんでした。よって介護用おむつを1日に15～20枚必要としました。

彼女が6週間ほどグラウンディングをして眠るようになってから、1か月間私の家へ滞在することがありました。介護用おむつは1日に1、2枚必要なだけでした。

彼女は『あのシーツのおかげだと思うわ』と、言っていました。そのとおりです。彼女はアーシングシーツによって、また以前のように自制できるようになりました。

母はまた、あるときけがを負ってからは、右腕が痛くて肩より上に上げられませんでした。

彼女が滞在中、右手で自分の髪をくしでといているのを私は見ました。

私が訊ねると、『肩はもう痛くないの。あのシーツのおかげだと思うわ』と彼女は言いました。

アーシングを始める以前に私の夫ビルは、医者から膝置換手術を受けるように言われて、膝に注射をしてもらって痛みを抑えていました。

それから私たちはアーシングを始めました。

夫はすぐに注射を必要としなくなりました。

それから1年後の2009年には、彼は家族の結婚式で立って踊っていました。彼の膝が原因で私たちは何年もいっしょに踊ることができなかったのです。彼の膝は七十数年間働き続けてきましたが、アーシングを始めてから調子がよくなりました。手術も受ける必要がなくなりました。

さらにもう一つ、彼は以前から足底《そくてい》筋膜炎の痛みに悩まされていましたが、それも今では消えました。

私の姉妹の一人もまた、夫と同じ足底筋膜炎がありました。

彼女もアーシングを始めると、その痛みから解放されました。悪性の慢性関節リウマチのもう一人の姉妹も、助けられました。

私の親しいある友人はライム病で、1か月に15回も片頭痛がありました。アーシングを始めるようになってからは、月に1、2回に減りました。

私たちはアーシングを始めた夜からよく眠れるようになりました。

ビルは以前のように夜中に3回も起きることはなくなりました。グラウンディングを始めてから数週間ほど経った週末に、私たちは別の州に住んでいる家族を訪ねていきました。

シーツを持参したかったのにビルが賛成しなかったので、私はあきらめました。ビルは夜中に寝返りを打ったり、目覚めたりしていて、よく眠れませんでした。

私たちはクリスマスに孫たちに会いに行くためにオースティン（テキサス州）に行きましたが、このときはどうだったと思いますか？　シーツを持参しましたよ！　おかげでよく眠れました。今はシーツなしではどこにも行きませんよ」

最小限の努力で、最大の効果を得る

サンディエゴ（カリフォルニア州）の
デビッド・ウルフ氏（〝ヘルシーなライフスタイル〟に関する執事と講演家として国際的に有名）の話

「私は6年前にアーシングをスタートし、個人的には3つの驚くべき変化がわかりました。

1つ目は、感染症の頑固な傷痕が消えました。おそらく抗生物質の効き目がない、ブドウ球菌感染だったのでしょう。8年ほど前に私の足の親指が感染し、瘢《はん》痕《こん》のような塊が1つ残ったので、消そうと苦戦しました。ときどきその瘢痕が痛みました。私は知っている限りの知識でそれを治そうとしましたし、知り合いの専門家たちにも助けを求めました。しかし、それは消えませんでした。

そこで私はコンピュータに向かって仕事をしている

ときや電話をしているときに、アーシング床マットを試してみました。

するとなんと、2日後にはその塊は消えていたのです。実に魔法のようです。

これと同様に、私の1本の歯が30年ほどかなり過敏な状態でした。

14歳のときに欠けてしまったからです。その歯は、冷たい水や砂糖などの甘いものに敏感になりました。種のような硬いものがその歯に当たると、飛び上がるほど痛みを感じました。

アーシングをスタートしてから数か月経ったとき、その歯がもはや過敏に反応しなくなっているのに気づきました。

健康上の最も大きな変化は、私のアレルギーでした。子供のころからひどかったのです。特にネコの毛とブタクサの花粉に敏感でした。2、3日さらされると、参ってしまうこともありました。

花粉の季節になると、私の肺は粘液で満ちていました。

目と耳と喉のかゆみがひどくて、涙目状態でした。そのアレルギーが、栄養の改善によってここ数年ずいぶんましになりましたが、アーシングはとどめの一撃でした。

花粉の季節を2度も問題なく過ごせています。まったく症状が出ていません。

以前はネコのいる家に入るのは絶対に無理でしたが、今は1時間程度なら大丈夫になりました。

私のこのような変化以外にも、グラウンディングをした他の人たちの驚くべき結果を、私は実際に見たり、聞いたりしています。

私の健康セミナーに参加したある女性は、明らかに苦しそうでした。彼女は最前列に座っていて、まるで顔に〝痛い〟と書いてあるほどの表情でした。

私は彼女のところに行き、そのわけを訊ねてみました。20年ほど腰痛を抱えていると、彼女は答えました。

私はちょうどアーシングパッドを持参していたので、それを壁のアース用コンセントにつないで、彼女のブラウスの下の腰につけてもらいました。

そのまま1時間半ほどして私の講演が終わるころには、彼女の表情が変わっていました。

自分に起きたことが、信じられなかったようです。なんと腰痛が消えたのです。

実際に私も驚きました。その部屋にいた誰もがみんな驚いたのです。

グラウンディングをして眠るほとんどの人々が、よく眠れると言います。

グラウンディングをしてコンピュータのデスクワークをしている人たち何人かから、私は興味深い感想を聞かされています。〝快適〟、〝安心感〟、〝安全〟といった言葉でその感覚を表現しています。

そのうちの何人かは、グラウンディングなしでコンピュータの仕事はやりたくないとまで言っています。

健康について教えたり、話したりするのが私の仕事です。

治癒にどんなことがよくて、一般の人々がどんなことをすると健康でいられるか、私は自然な方法にフォーカスしてアドバイスします。

私がもう一つ意識している点は、〝最小限の努力で、最大の効果を得る〟というやり方です。これが、私が常に考慮していることです。

なぜなら、健康維持において人々が一番望むことは、〝最小限の努力で、最大の効果を得る〟ことだからです。

私がアーシングを1か月ほど体験して明確になったのは、アーシングはほとんど努力なしで最大の効果を得られることです。実になんの努力もいりません！」

はたして健康の専門家たちの意見は？

エンシニータス（カリフォルニア州）のデビッド・ガーステン先生（栄養医学と精神科専門のお医者さん）の話

「数年前に私は、人々がなぜ慢性病にかかり、そのまま病気でい続けるのかをわかりやすく示す〝原因と結果〟と称する表を作成しました。

私は簡単な3つのレベルに絞りました。すべての慢性病に通ずることですが、まずは、主因（レベル1）があげられます。遺伝、感染、毒素、消化の問題、吸収不良、精神、情緒、ストレスなどが主因です。

レベル2は、主因に対してどのように反応するか、すなわち、炎症やストレス反応を含みます。

レベル3は、身体への生化学的妨害、あるいは、我々が呼ぶところの〝代謝混乱〟を引き起こします。『アーシングはレベル2に対する深遠な治癒効果をもたらす』ということが、時間と共に明らかになってきました。

私自身は、約7年間グラウンディングを続けてきました。

今となって私の治療に、それは完全に溶け込んでいます。私のような医者を最終手段として訪ねてくる人々に、私は多く出会いました。

アーシングをスタートした患者からはよく、『これほどの熟睡を私は何年間も経験したことがなかったです』という内容のメールが翌日私に届きます。

私はアーシング製品を96歳の友達に供給しました。彼女は25年以上も、重度の骨関節炎を患っていました。

私は彼女にはアーシングについて何も言わずに、彼女の息子に説明をしておいたのです。

彼女がどうしているか、数日してから私は訪ねました。

彼女はサンディエゴではよく知られている民間治療のヒーラーを数十年間行ってきたと、彼女の息子は教えてくれました。

彼女の痛みは4分の3以上消えたと、聞かされました。しかし、何よりも驚いたのは、彼女の生きる気力がよみがえったということでした。

6か月前に心臓発作を経験してから肉体は回復したのですが、典型的な後遺症として生きる気力を失っていたそうです。

彼女は高齢にもかかわらず、旅をしながら講演をするといったとても元気な人でした。そんな母親がまた戻ってきたと、息子は私に言いました。

記憶や集中力、思考力低下などといった認識障害を引き起こす可能性がある慢性疲労症候群（CFS）の多くの患者を私は診てきました。そのような患者の一人に65歳の女性がいました。

彼女には高血圧症もありました。私は彼女にグラウンディングをすすめました。彼女が31日間グラウンディングを行ったあとに、ずっと元気になったというだけではなく、急に認識力が回復したと私にメールをくれました。

さらには、彼女の血圧も低下して正常になったとありました。ちゃんと毎日血圧を測定するようにと、私は彼女にアドバイスをしました。

彼女はほかの医者から処方された2種類の血圧の薬を服用していました。急に血圧が下がったので、もっと弱い薬を処方してもらい、今日でも正常な血圧を維持しています。彼女の疲労感とCFSのほかの症状もとてもよくなりました。

もう一人のCFS患者は、不安症で苦しんでいました。

アーシングを始めた直後に彼女の不安と全般的な健康状態と、そしてエネルギーに著しい改善が表れました。

地球やまわりの人々と、そして何よりも、自分自身の中心とつながっているという感覚が新たに復活したと、彼女は説明しています。彼女はグラウンディングしているときにそのような連帯感を強く感じることができるので、ベッド用のアーシングパッドを仕事に持っていくくらいです。夜はその上で眠り、昼間はそれをデスクワークの際に使うようにしています。

このようにして彼女は彼女の一番奥深いところにいる内なる自己を経験することができ、それを〝新しい自分〟と呼んでいます。その新しい自分は、何も心配したり恐れたり、不安になったり、落ち着かない心を持ちません。コアから自分は変わったと、彼女は言いました。

患者たちからの強力なフィードバックと共に、私は医者としてアーシングは人生を変えるということを知っています。

何も変化を感じられないという人は、患者100人中おそらく3人程度でしょう。

私自身の経験では、少なくともしばらくは奇跡のようなことは起こらなかったと言えましょう。数十年間、私は、視力が著しく低下する可能性がある円錐角膜（目の角膜が次第に薄くなる症状）で苦しんでいました。角膜が風船のように膨らむので、コンタクトレンズも合わせることができなくなります。私は数年のうちに5回の角膜移植を受けました。

そのうち3回は右目で、拒否反応が起きました。かなりの炎症を起こし、角膜の表面に何百もの微小な水泡ができました。拒否反応後の段階として、痛みは耐えられないほど激しいものでした。

コデインが含まれている痛み止め薬を、大量に服用しなければなりませんでした。そのうえ、ひどいことには、毎朝膿《うみ》で起こされる状態でした。

２００４年の角膜移植から1年半は経過したころ、私はグラウンディングを始めました。

当時は目が痛むだけではなく、毎朝目から膿などが流れ出しているのです。

アーシングをして4か月ほどするとそのような状態がなくなりました。そのとき以来まったくその症状が後戻りすることはありませんでした。

痛みはそこそこのレベルで止まり、常に我慢できる程度となりました。強い痛み止めはほとんどいらなくなりました。あのときの拒否反応から7年ほど経った今思うのは、アーシングを始めていなければとても我慢できなかったということです。

いずれにせよ、私の右目は視力を失いました。

左目は移植の際に拒否反応は起きなかったのですが、確実に視力が低下しているのが、あえて私の心配だと言えます。

たしかに左目の視力も、15年ほどの間にどんどん低下してきました。しかし、アーシングを始めると進行が止まっただけではなく、逆によくなってきているのです。

視力測定医は、私の視力の劇的な改善に驚いています。

変性眼疾患を数十年患った人が、急に進行が後戻りするというようなケースは見たことがないと、驚いていました。私にとってこれは、かなりの奇跡なのです。

アーシングのパワーを確実に気づかせてくれるもう一つの経験があります。

私が夜クリニックで働いていたとき、少し休憩するために外に出ました。私は駐車禁止と書いてある金属板に歩きながらぶつかりました。

金属板の端は切れ味の悪いナイフのようで、私の額の骨に当たるまで、2、3センチ切れました。私が血を流しながらクリニックに走って戻ると、看護師が傷をきれいにしてから包帯を巻いてくれました。

もしこのような切り傷を負った患者なら、私はただちに救急室に送るでしょう。しかし私にはまだ患者を診る仕事が残っていました。

翌日包帯をほどくと、そこには外科切開のようなちょっとした傷が残っていました。赤みを帯びてもいないし、腫れてもいなくて、痛くもありませんでした。2、実際に炎症はほとんど起こしていませんでした。

3日すると切れ目が消えはじめ、6日目には切り傷がまったく見えないほどに完治していました」

コストゼロで健康維持

ペリージャン・ビーチ（オーストラリア、クイーンズランド州）の
R・J・ウィルソン先生（一般医師会所属）の話

「アーシングに対する私の理解は、私自身と妻の健康と活力の源を探ることから始まりました。

アーシングがオーストラリアに入ってくる前、私たちはイギリスとニュージーランドで海に入ったり、裸足で歩いたり、ガーデニングしたりしていました。

オーストラリアのクイーンズランドの天候はその点で理に適っていました。

私たちはずっと活力が増しました。

私たちの免疫系が強くなったので、感染に対しても抵抗力がつきました。特に妻の場合は著しかったです。

彼女は、1986年にスキーをしていたときに足首の関節を脱臼骨折しました。その事故でひどい関節炎に耐えなければなりませんでしたが、炎症、こわばり、腫れや痛みもずいぶんやわらいだと、彼女は私に報告しました。

私たちの健康状態が新たにレベルアップしたのは、海辺の新鮮な空気を吸ったり、泳いだり、サーフィンや日光浴をしたり、健康な食生活が理由だと、最初は私も思っていました。

しかし、それら以上のことがあると気づきました。それは地球の影響でした。

私は関節炎や慢性痛がある患者には、『素足でできるだけ長く外にいなさい』とアドバイスをしました。

それに従った人たちから、兆候がましになり、動きやすくなって活力が出てきて、薬を減らすことができたという報告を受けました。

戸外で長く過ごせる夏のほうがもっとよい結果が出ました。

最近私は、アーシングの背後にあるプロセスについての研究を見つけました。

私が医者として特に魅了されるのは、アーシングが炎症に与える影響です。

これが家の外でも中でもできる限りアーシングすることに私を掻き立てるのでした。

古代からのこの叡知《えいち》とそれに関する新しい研究に遭遇したことによって、コストがほぼゼロで、単純な応用だけで最高の健康維持が可能な方法を私は患者たちにすすめています。

調合薬や高価なセラピーに頼るのを減らすことができます」

アーシングで心の安定を取り戻せ！

モーズビル（ノースカロライナ州）の
トレーシー・ラッツ先生（精神科・内科医）の話

「私は土いじりをしながら地球とのつながりを感じるのが大好きです。

裸足になって草原を歩くとストレスが解消されます。

医者として働いているときに私は、患者さんにアーシングするようにすすめることがよくあります。私は医者として、あらゆるレベルの治療方法の中の一つのツールだと、アーシングについて考えています。

患者たちの間でも、アーシングという概念に対してオープンになれる人たちもいます。もちろん、そうでない人たちもいます。

『裸足になって外で立ったり、歩いたりする暇などありません』とか、『金を出してアーシングシーツやマットを購入したくない』と言う人たちもいます。現在グラウンディングを実行している患者たちは12人ほどいますが、その結果、気分がよくなってきている傾向にあります。彼らはさまざまに異なる情緒や精神不安定、身体的問題がある人たちで、多くの場合、合併症を抱えています。

『よく眠れるようになった』という報告をたびたび聞きます。

これは、私の多くの患者たちにとって重要なことなのです。

次のようにアーシングが精神科の患者の助けになったのを、私は確認しています。

心的外傷（トラウマ）後ストレス障害、全般性不安障害、パニック障害などを含む不安症の人たちに安心感を取り戻すのに役立ちます。

睡眠を改善してくれるアーシングによって、脳内のコルチゾール（心配を引き起こすホルモン）が減少し、セロトニン値の標準化が促進されます。

コルチゾール値が高くなると、緊張状態において〝戦うか逃げるか反応〟（専門用語で『闘争・逃走反応』）あるいは、パニック反応を引き起こしやすくなります。イライラしたり、怒りっぽくなったりもします。

コルチゾール値が下がって安定すると、私たちは穏やかになり、心のバランスが保てます。深く私たち自身の心を見つめられるようになり、自分に対しても、また他人に対しても思いやりが生まれます。

不安症がおさまると、アーシングをやめた患者たちもいます。そういった人たちに私は、何によってよくなったか、思い出させる必要があります。

鬱病にとって、アーシングは、前述のようにセロトニン値が安定するのを、促してくれます。

セロトニンは、泣き続けたり、すぐに涙をこぼしたり、否定的思考に囚われたりするのを軽減するのに役立ちます。

鬱の症状が少なくなると、活力が増し、ストレスや苦境に対する忍耐力が生まれ、不快感も減ります。

薬物治療への拒否反応が出たり、抵抗があったり、効果が見られない慢性痛を抱えた多くの患者たちが、疼痛管理の専門医から私に紹介されます。

たいていの場合、アーシングで炎症は治まります。グルテンアレルギーと過敏性腸症候群に著しい改善が見られました。完治しないにしても、グルテンアレルギーや腸の問題はよくなって痛みや心配が減りました。

自己免疫疾患に私はアーシングをすすめます。

全身性エリテマトーデス（膠原病《こうげんびょう》の代表的な疾患の一つ）の2人の患者は、ずっとよくなりました。

彼らが最初に診てもらった医者たちは、そういった病気が少しおさまる時期があるので、きっとそのせいだと言っています。

副腎ホルモンが消耗する慢性疲労症の患者がたくさん私を訪ねてきます。

彼らのほとんどにおいて、極度のストレスが原因となっています。

アーシングによって疲労感がずいぶんと軽くなり、落ち着きを取り戻しています。

彼らの睡眠サイクルが改善されるに従って、副腎ホルモンの問題もよくなってきています。活力が出てきて、前よりも気分がよくなったようです。

私の友人の一人は、全国的に知られている主流銀行のコンピュータプログラマーです。

彼は1日に10時間も常にコンピュータの画面を見つめていて、週に6、7日働いています。

彼は緊急事態を知らせる電話に常に対応し、問題解決をしなければならないのです。

いつもプレッシャーがあり、リラックスする暇もありません。激しいペースに身をすり減らせていて、老化が一つの危険信号に思えます。

ある日、私は彼にアーシングマットを届けました。『デスクの下に敷いて素足になりなさい』と、言いました。彼は、デスクの前で過ごす時間がとても長いからです。

翌日その友人から電話があり、足がジンジンする感覚がとても気に入っている、というのです。

『足がジンジン？』

『そうなんだよ、足がジンジンとして、それが上へと伝わってくるのが感じられるんだ』

と、彼は説明してくれました。

『こんなに気持ちがいいのは久しぶりだし、よく眠れる』

ということで、私の友人はずっとアーシングを続けています。

ジンジンする感覚を楽しんでいますし、気分もよくなった、と言っています。

私個人としては、2011年にグラウンディングを始めてからすぐに、ぐっすりと眠れるようになりました。

さらには、左の膝の痛みが軽くなりました。

私はある事故が原因で、大腿骨を少し削っていて、それ以来、十数年間まったく痛みが取れませんでした。

今では急に気温が下がったり、気圧が急激に変化したりするようなときだけ、たまに少し痛みを覚えるくらいです。

私は母にアーシングシーツを送りました。

彼女には、線維筋痛症《せんいきんつうしょう》のような慢性的な痛みの症状があるからです。

すぐに彼女は、3年間もできなかった庭仕事ができるようになりました。以前は夜中に何度も起きていたのですが、ぐっすり眠れるようになりました。

それに今は楽に階段を下りられるようにもなりまし

た。

私の3人のティーンエイジャーの子供たちもアーシングをして寝ます。

音楽家の長女は、楽団で行進したり、打楽器のコンペがあったりすると、肩や首が痛いと、以前はいつも文句ばかり言っていました。

私の2人の息子はスポーツマンで、フットボールやラクロス（ホッケーに似た球技）を高校でやっています。

3人ともアーシングを始めてからは、筋肉の炎症が減ったので、ゆっくりと休むことができ、怪我の回復が早いと言っています」

炎症を抑える新しい強力なツール

ペンシルバニア州にて、医師兼カイロプラクティックの先生として、妻のジャネットさんと共に治療をしているマーティン・ギャラハー先生（医学博士）の話

「私たちのような総合的な治療を行う医者の手元には、炎症を減らして改善を促す数々のツールがあります。

そして、今新しいもう一つのツールが加わりました。

それはアーシングです。

それは今まで見落とされてきた、未知のことです。シンプルで自然な方法ですが、即効性をもたらすパワフルな本質的な対策であると言えます。

私たちの治療には、投薬、カイロプラクティック、増殖治療、鍼、食事療法、ビタミン点滴療法、さらには瞑想療法などが含まれています。

私たちは患者たちに必ずといってよいほどアーシングをすすめています。

なぜならば、実にさまざまな急性および慢性の痛みを抱えている患者に対する治療上の助けとなるのを確認してきたからです。

たとえば、線維筋痛症（全身に激しい痛みが生じる病気）、片頭痛、慢性腱炎、滑液包炎《かつえきほうえん》（滑液嚢《かつえきのう》の炎症で慢性化すると軟腫《なんしゅ》となる）、および関節炎などの痛みが改善されました。

関節リウマチや全身性エリテマトーデス（全身性紅斑性狼瘡《ろうそう》）を含む自己免疫疾患の多くは、グラウンディングによって症状の改善に導くことができます。

鬱病、不眠症、不安症は、慢性痛患者の間で一般的によく見られます。

アーシングは、薬を使わずに痛みやけいれん、炎症を抑えてくれると同時に、深い眠りとリラクゼーションを与えてくれます。

これらの要因は、苦しんでいる人々に対して、ずっと効果的に、早く回復するのを助けます。

腰と脚と肩に慢性痛があるので、ずっと抗炎症薬を服用していた患者たちがいます。夜中に寝返りを打つと関節の痛みで起こされるといった状態でした。

しかし、現在はアーシングによって以前のように夜中に頻繁に起きることなく、ぐっすりと眠れるようになりました。

アーシングは、このように、不眠症の患者たちの助けとなっています」

アーシングで顎関節症・歯ぎしり・歯周病改善

オーガスタ（メイン州）の
チャック・ムニエル先生（一般歯科医）の話

「私は歯科医になる前に機械技師の訓練を受けていたので、新しいものに対して技術的証拠を常に求めます。アーシングについては、それに熱心なある患者から教えてもらいました。

私は当然、懐疑的でした。しかしながら、一晩アーシングをして眠っただけで、そんな思いは吹っ飛びました。

私は何度薬を塗っても効果のない足の感染症で、数年もの間悩まされていました。

一晩だけアーシングをしたあと、治癒プロセスが始まっていることに気づきました。１週間経過すると、感染症は消えていました。

今はアーシングを始めてからほぼ3年目ですが、まったく症状が戻る様子はありません。これは実にすごいことです。

私は歯の治療を40年間続けてきました。

その中で、予防と症状を最低限に抑えるカギは、炎症を管理することだと学びました。

食生活とライフスタイルの改善、適度な運動に加えて、アーシングは炎症に対する電気的な対処方法であると、私は断言できます。

アーシングは、顎に鋭い痛みがある顎関節症や、歯ぎしり、鼻腔《びくう》の問題、頭痛、睡眠に関する問題、いびきに対しても効果的です。

アーシングパッチを顎につけると、顎関節症の症状が迅速にやわらぎます。慢性の場合は、改善に時間を要します。

歯周病は炎症に関係しているので、抗炎症薬が炎症を抑える助けとなります。

アーシングによって体内の炎症を制限することができるので、健康な歯茎を取り戻す助けになると言えましょう」

不治の病もよくなる!?

ブルボネ（イリノイ州）のウェンディ・メニゴズ先生（神経科と痛み治療の専門医）の話

「数年前に私がアーシングについて聞いたときに、ただちに夫に試させました。

私の夫は、重度のレプトスピラ症にかかっていました。

レプトスピラ症は、死にも結びつくほど恐ろしい細菌感染の一種です。彼の体重はかなり落ちて、腎臓を患い、血圧はかなり高くなりました。3週間ほどほとんど眠ることができませんでした。

できる限りを尽くしたのに、手の施しようがないと、医者たちから私は言われました。

そんな彼にアーシングをしてあげると、すぐに深く寝入りました。

眠りから覚めると彼は元気に起き上がりました。

もう何か月も私は、彼のそんな姿を見ていませんでした。彼は継続的によく眠れるようになり、徐々に体力が戻り、体重も元どおりになりました。

医者たちが唖然とするほど夫の健康状態は、劇的に改善されたのです。

夫が癒された経験によって、私は自分の患者にアーシングを紹介することを思いつきました。

その結果は、著しいものばかりでした。

普通では治らないとされている不治の病や、ただ症状を抑えるために薬物治療しかできなかった病気が、アーシングで改善されるのを、私は繰り返し見てきました。

アーシングをすると即座に頭痛が取れたり、辛い症状がかなり軽くなったと、私は患者たちから聞かされました。

何人かの多発性硬化症の女性の患者は、著しく症状が軽減しました。

そのうちの一人の女性には発達障害の娘がいて、その娘の足首の関節炎が、アーシングでかなり楽になったと教えてくれました。

坐骨神経痛や足裏の筋膜炎、そして糖尿病からくるさまざまな神経症もアーシングの恩恵を受けて軽くなっています。

そういった患者たちは、以前よりも服用する鎮痛剤の量がずっと少なくなりました。気分もずっとよくなり、喜びが増しました。

ある男性は、両膝の膝置換手術が予定されていました。

アーシングによって彼の痛みの度合いが大幅に軽減されたので、手術が延期されたのです。

その人は、自転車にも乗れるようになり、運動もできるようになりました。以前はできなかったのです。

私の友人に獣医の夫がいて、彼は慢性股関節痛で苦しんでいました。

それで彼女はアーシングマットを彼に与えました。

彼は、『そんなもので』と言って、彼女をバカにしましたが、ベッドの上にそれを敷きました。翌朝彼は痛みを感じずに起きることができたそうです。

あれから2年が経ちましたが、いまだに痛みはありません。

私は血圧の問題が改善されるケースをたくさん見てきています。

ある男性の患者ですが、勃起不全が解消されたと報告しています。血行がよくなった結果ではないかと、私は思っています。

アーシングで素晴らしい経験をした患者たちの中には、『これをどれくらい続ければよいのですか?』と訊ねる人もいます。

『気分がいいと感じたい限りは、使ってください』と私は笑いながら答えるのです」

治療家のスタミナ回復!

睡眠中や仕事時にグラウンディングをすると、エネルギーレベルと持続性に大きな違いが生じると、多くのセラピストや治療家が言っています。

クライアントたちもその違いがわかるようです。

ドーバー(ニューハンプシャー州)のティナ・ミショー・グレイさん(痛み治療専門家)の話

「私は軟部組織損傷と急性および慢性疼痛を20年間専門に扱ってきました。

私が集中的に行っているのは、事故や術後に痛みを伴わずにまた動かせるようにすることと、筋肉の柔軟性や筋力を養うことです。

私がいろいろな方法を組み合わせることによって、機能的にも組織修復も回復が早くなることに医者たちは驚いています。

私の方法は、いずれも高水準のものばかりですが、特にアーシングは一番優れた治療方法です。

私は整形手術を受けた66歳のある女性を治療したことがあります。彼女は整形手術の36時間後には鎮痛剤がいらなくなり、1週間後には手術による青あざが消えているというような促進効果を体験しました。

それ以来、私自身もグラウンディングをして眠ったり、仕事をしたりするようになりました。

もう10年くらいになるのですが、あらゆる点で私自身が変わりました。

私のマッサージテーブルの下をアーシングしているので、疲れることなく、以前の2倍マッサージをすることができるようになりました。

アーシングをする前は、私は1日に5、6回マッサージしただけで疲れ切って、家に帰るのに車のハンドルをつかめないことさえありました。

アーシングを始めた日に私は11人にマッサージを施しました。今は平均1日に8、9人の治療をすることができるようになりました。以前は治療後に私の手に力が入らず回復に時間がかかりましたが、今はそれがなくなり十分にエネルギーが残っています。

私の治療において、アーシングパッチを使用したテクニックを開発しました。

それは、クライアントの体の凝った箇所や、痛みを感じるところなどに働きかけます。若返りのためのフェイシャルから痛み解消までやってあげることができます」

やけどが治る⁉

アーシングが、やけどの痛みとそのあとの症状を迅速に抑えるのを私たちは見てきました。

次の話は、アーシングマットをじかにやけどした箇所につけた例です。アーシングパッチは、やけどの周りにつけてもかまいません。

トゥウンバ（オーストラリア、クイーンズランド州）のルイス・ゴードン先生（鍼治療師）の話

「この数年間、私は重度のやけどを負った人をたくさん治療してきました。

やけどを負ってから約30分経過するまでの早いうちに冷水をかけると、深いやけどの負傷を軽減させることができるというのは、私もよく知っています。

やけどの箇所にたっぷりと新鮮なアロエベラを塗るのは、とても効果的です。

私自身の経験からすると、それでもまだ水泡ができて、何日も、何週間も残ったり、長く赤く残る場合もあります。

2012年に友人たちのために料理をしているときに、私の右手と顔、耳、そして頭の後ろに煮立っている油が跳ねて、ひどいやけどを負いました。

私はすぐに我に返り、やけどしたところを30分ほど冷水に浸けました。それからアロエベラを絞って、やけどを負った肌に塗りました。そのときには、すでに水泡ができていました。

私はアーシングマット2枚を取り出し、そのうちの1枚で手と手首のやけどをした部分を覆いました。もう1枚は、耳と頭の後ろのやけどした箇所を覆いました。すると、やけどをしたところにちくちくと刺すような強い感覚を覚えました。

私は、しばらくの間リラックスしようと腰を掛けました。

妻は20分ほどしてからチェックしにやってきました。私がマットを外すと、2人とも呆然としました。私たちだけではなく、夕食のゲストたちも驚きました。皮膚の赤みがほとんど消えていたのです。水泡もほとんどなくなっていました。

食事の間、私は1枚のマットを1箇所から別の箇所へとかわるがわる動かしていました。

食事のあとは、早く休むようにしました。『やけどのため数日間は治療を休まなければならないだろう』と、私は妻に言いました。私がちょうど刺鍼《ししん》に使う指が、やけどを負っていたからです。

私はその夜グラウンディングをして、ぐっすりと眠りました。

朝になって驚いたのは、まったく赤みを帯びていなくて、水泡も全部消えていたことでした。

私はいつもどおり、仕事に出かけました。

すべての救急用品に、ある程度の大きさのアーシングマットを加えておくのが、いいかもしれませんね。

私は30年以上も鍼治療師をしていて、毎月3000本以上の鍼を刺します。

そのせいで右肩が使いすぎで過敏になっています。ほとんどの場合、10（非常に痛い）のうち4ぐらいの痛みを感じます。それが、仕事が終わるころにはいつも、7、8くらいのレベルに上がっていて、筋肉がピクピクと痙攣《けいれん》することもあります。

アーシングマットはテレビを見ているときやコンピュータを操作しているときに使い、寝るときもアーシングをするようになって5週間ほど経過すると、肩の痛みは1、2くらいのレベルに下がりました。そして仕事が終わった時点でも、4以上にはなりません。おかげで、ぐっすり眠れます」

アンチエイジングとアーシング

人間は誰でも年をとります。

アンチエイジングの意味は、何も100歳や120歳まで生きることではありません。優雅に年を重ね、活力が保てることです。目標は、なるたけ病気を防ぎ、かからないことです。そして、肉体力と精神力を養い、満足感とイキイキとした自分らしさを追求することにあります。

アーシングはそれに役立つでしょうか？　間違いなく役立つと、私たちは信じています！

ヨントヴィル（カリフォルニア州）のアルヴォルド・ベルデン博士（臨床心理学医を引退）の話

「私は十数年前からグラウンディングをした状態で睡眠をとるようにしています。

アーシングを始めてから1年も経たないうちに、以前のように病院に通わなくなったことに私は気づきました。関節炎による私の手と腰の痛みが軽減しました。自分の思考が以前よりも明晰《めいせき》になっていることと、スタミナが増していることにも気づきました。

アーシングを始めてから1年後に私は主治医のところに検査に行きました。私の年齢からするととても健康だと、医者は驚いていました。

あれからずっとアーシングを続けてきて、まだ関節炎持ちなので、けっして若返ったとは言えません。しかし、関節炎の薬を飲む必要はなくなりました。実際に、私はどんな薬も服用しなくなったのです。90歳代の人間としては、きわめて健康でしょう。

エネルギーも良好です。以前は、枝を剪定《せんてい》したり、掃除をしたり、よく庭仕事をやっていたので、切り傷やすり傷が絶えず、転ぶことさえありました。さらには、数年前に3輪駆動自転車に乗っていたときに転倒しました。ドンと強く打ちましたが、骨を折らずに済み、早く回復しました。庭仕事中に転んだときも同じでした。

アーシングを始めてからは、よく眠れるようにもなりました。もし、夜中に起きることがあっても、1分も経たないうちに、またぐっすり眠れます」

肉体的にも精神的にも、いたるところにアーシングの影響が！

よりよい睡眠や、痛みの軽減を求めてアーシングを始める人々は、さまざまな問題も同時に軽減されたのに気づきます。そのような体験談を次に紹介します。

ミロ（ミシガン州）の
リン・ディーンさん（医療管理職を引退）の話

「私は左右アキレス腱の腫れと痛み、そして、足裏の筋膜炎が改善するようにと2010年にアーシングを始めました。

私は1年以上も運動をしたり、冷やしたり、マッサージや整体治療を受けていましたが、なかなか治りませんでした。

毎日1日が終わろうとするころには、ふくらはぎと足が痛むのです。

その日どれだけ動こうと、動くまいと関係なく、一歩一歩が拷問《ごうもん》に感じられました。朝ベッドから立ち上がると、まるで自分の足が積み木のように感じました。数歩ゆっくりと歩くまでは、足が緩まなかったのです。その6か月ほど前に転んでからというもの、左肩と上腕が痛むようになりました。痛みを取る治療とストレッチ運動をしてからは、少し痛みが取れました。

頻尿、頭痛、それに睡眠をとっても取れない疲労感と筋肉痛があり、毎日少しのウォーキングをしても脚の重だるさが残りました。

私は20代のときに馬に蹴られたけが以来、膝の慢性痛で悩まされてもいました。

私は毎日高血圧の薬も飲んでいましたが、人生を通して比較的健康的な生活を送ってきました。お酒もたばこも飲まないし、健康な食事とたくさんの水を摂取して、サプリメントをとって、定期的に体の調整を行い、毎日エクササイズをして、アウトドアを好みます。

アーシングについて読んでから、自分のためにアーシングマットを購入しました。それをコンピュータの下の床に敷きました。

1日10時間ほどコンピュータの仕事をしますが、数時間後にいつもの頭痛がしないことに気づきました。1日の仕事が終わったときも、いつものように疲れていないのにも気づきました。仕事のあとに散歩するエネルギーも残っていたのです。

とても喜んだ私は、ベッド用にハーフサイズのアーシングシーツを取り寄せました。私の夫も試してみたいようでした。

2週間ほど経過すると、筋肉痛が軽減しているのに私は気づきました。3週間経つと、私のアキレス腱の腫れが少し引いていて、1日が終わるころにもそれほど痛みを感じなくなっていました。4か月が過ぎるころには、私はまるで新しく生まれ変わったかのようでした。

腱が正常に感じられ、足の筋膜炎は完全になくなっていました。膝のきしみや脚のだるさ、重さも消えました。

私の体の動きは力強く、機敏さと柔軟性が生まれました。以前のように、午前10時に疲れ切っているというようなこともなくなりました。肩と腕の痛みは、かなり楽になりました。頻尿症状も消えたので、もういつトイレに行くべきかと、考えなくてもよくなりました。

血圧薬も20ミリグラムから5ミリグラムへと減らすことができました。十数年前から高血圧の薬を服用し始めて以来、これほど血圧が下がったことはありませんでした。

私の夫にもいいことがありました。筋肉痛があったのですが、軽減されて、いびきも少なくなりました。そして何よりも、1日を通して以前よりもずっとエネルギーがあります。

アーシングを始めてから3年ほど経った今振り返ってみて、私が以前痛みや疲労感、頻尿で苦しんでいたなんて信じがたいくらいです。なかでも私が一番嬉しいのは、アキレス腱の痛みから解放されたことです。アーシングを始める前は、私の活発な人生が奪われるのではないかと心配でした。けれども、実際には、以前よりももっと体を動かして、人生を楽しむことができるようになりました」

ロンドンのグレアム・ダルトンさん（芸術家／デザイナー）の話

「私は16歳ごろから20年間ほど続いた不眠症と湿疹から解放されました。

私はこれらの問題に対してありとあらゆる治療方法を試してみました。それらはみんな効果がまったくなかったり、一時的な気休めでした。

私は2012年から素足で毎日1時間近く公園を歩

くようになりました。

信じがたいのですが、不眠症が消えたのです！　とても驚きました。

夜12時前にはベッドに入り、朝7時半に目覚めて、エネルギーに満ちている自分を感じることができました。何年もあった発疹もほとんど消えました。精神的にも、以前よりずっと気分がよくなりました。自信が出てきて、幸せでウキウキした自分を感じられるようになり、ストレス感もずっと減りました。

私のパートナーも以前は、重い袋を担いでいるような背中の違和感と腰の痛みがあり、ずいぶん前屈みになって歩いていました。現在、彼女の腰の痛みは、ほぼ完全になくなりました。

私たちは2人とも、冬のとても寒い日でも病気になったり、鼻風邪をひいたりすることなく、また季節性の憂鬱症にもならずに越すことができるようになりました。

創造性やひらめきは、芸術家兼音楽家である私にとって、とても大切です。

私はアーシングを始めてから、この9か月間というもの、それまでの6、7年間よりも、ずっとたくさん絵を描いていて、写真も撮っています。作曲も増えています。創造力が泉のように湧き出ている状態です。

これはきっと、アーシングのおかげだと信じています。

肉体的にも精神的にも影響しているようです。生活全体にバランスが出てきています。細かいことに振り回されるのではなく、全体像に集中できるように感じられます。そのようなことから満足感と幸福感に満たされています。それが創造性に結びつき、さらなる創造力を生んでいます。

今では常にアーシングシーツの上で眠っています。

私は自分の経験を通して、アーシングのことを友達に伝えています。

私の友人の一人に湿疹で苦しんでいる人がいます。彼女はコンピュータの下にアーシングマットを敷くことから始めました。驚くことに、1週間以内に湿疹はほとんど消えました。よく眠れて、気分もずっとよくなったようです。

60代半ばのもう一人の友人は、長い間ずっと手に問題がありました。原因はよくわかりませんが、ギュッとこぶしを握ることができなかったのです。アーシングを始めてから数か月すると、徐々に改善が見られ、こぶしを握れるようになったそうです。実にすごいことです！」

アーシングを取り入れた2つの町の物語

アイオワ州の人口9464人の町フェアフィールドの話

報告によれば、フェアフィールドには企業数が500ほど存在し、これはその人口にしては、全米一多いことになります。

そこは、マハリシ経営大学があることでも知られていて、数千人の瞑想家たちが暮らしています。

2010年以来、多くの人々がアーシングを生活の一部として取り入れています。彼らはアーシングの広範囲にわたる長所を、次のように明らかにしています。

◎ 私はコンピュータの仕事に長時間関わってきたことから、右腕の激しい痛みに苦しんできました。アーシングを始めてから数日経つと、痛みがずいぶんやわらいで、気にならないくらいになりました。

◎ 私はハンチントン病（遺伝によって発病する神経変性疾患）患者で、意識なしに体が動いてしまいます。アーシングを1か月ほど続けると、よく眠れるようになりました。自分の舌を噛んでしまうことも減り、水分が飲みやすくなりました。

◎ 私は、かつては関節リウマチの激しい痛みから眠りが浅かったのです。アーシングを始めてから1か月ほどで、寝返りもせずに深くよく眠れるようになりました。朝寝坊するほどです。また、手首と膝関節の痛みが軽減し、よく動かせるようになりました。

私の血液（炎症を測定するSED割合）測定は、常に60－90の異常値を示していましたが、アーシングを始めてからはずっと下がり続け、今ではなんと29まで落ちました。これは5年間で初めて経験した正常値なのです！

◎ 私は筋《きん》萎縮《いしゅく》性《せい》側索硬《そくさくこう》化症《かしょう》（ALS）と診断され、睡眠はきわめて不規則でした。姉妹が私にアーシングシーツをプレゼントしてくれたので、とても助かっています！　夜中に目が覚めても、すぐにまた眠れるようになりました。仕事のときにもアーシングマットを使用しています。私はアーシングと食事療法のおかげで、昨年は比較的落ち着いて過ごせました。

◎　私は2か月前からグラウンディングをスタートしました。すると、更年期特有のほてりが90パーセント軽減されました。

◎　アーシングによって月経前症候群（PMS）がなくなりました。

◎　熟睡できるので、体がよく休まります。子供のころに虐待《ぎゃくたい》を受けたので、常にストレスを抱えやすいのが問題でしたが、今はずっと幸せです。

◎　私は13歳になる愛犬にアーシングマットを買ってあげました。1年ほど目の慢性感染症が治らなかったのです。目薬を使いましたが、ときどきしか効かず、すぐに症状が戻ってしまいました。アーシングマットの上で犬が寝るようになってからは、感染は消え、繰り返すことがなくなりました。

◎　アーシングを始めてから1か月以内に、慢性不安症がかなり軽減したことに私は気づきました。不安が減ると、全般的にポジティブで楽観的なモードになれました。より幸せを感じられます。

より健康な人々が暮らす世界の模範となる町、人口2500人のアラスカ州ヘインズでの話

息をのむほど美しい山々、氷河と水路に囲まれているヘインズは、白頭鷲《はくとうわし》が世界一たくさん集中して生息している場所で、釣りやハイキング、ヘリスキーなどを楽しむ多くの観光客が秋から2月ごろまで訪れます。2012年にアーシングがヘインズの町に導入されました。いくつかの体験例を紹介します。

◎　デビッド・オルルドさんは、働いていた建築現場で1987年に壁が倒れかかってくる事故に遭遇し、そのときの脊髄《せきずい》骨折の後遺症で苦しんでいました。下半身不随となり、車椅子の生活を余儀なくされていました。

グラウンディングを始めてから腸機能が改善し、腰と片方の足をもっと動かせるようになりました。また、動かなかった膝まで、筋肉を動かすことができるようになり、なんと数か月後には、事故以来初めて歩行器を使って自分で数歩歩けるようにまでなりました。

「これは健康な人にとっては大したことないように聞こえるかもしれませんが、私のような状態の者にとっては、大きなステップなのです」と、オルルド氏は述べています。

彼は、ヘインズの自然教育の一環であるアメリカ白頭鷲協会の創立者であり、とても積極的な、ほかの人々の励みとなる人物です。

◎　ジャニスとシェーン・ホートン夫妻は、『イーグルスネストモーテル』の経営者です。彼らはホテルの前に〝アメリカ初のアーシングベッドあり〟という看板を立てています。宿泊客たちから「数年来で、一番よく熟睡できた」とか、「朝起きると痛みが消えていた……驚いた！」などと、彼らはよく聞かされます。

◎　ティム・ウォルターさんは、『ヘインズプロパン』の経営者であり、現地の消防隊のボランティアの代表としても活躍されています。彼は1993年に4つの椎間板《ついかんばん》を痛めて以来、2か所のヘルニアで日常生活に支障をきたすほど苦しんでいました。

「私は最初、アーシングをとても疑っていました。けれども、2日間グラウンディングをして眠ったあと、痛みが90パーセント取れていることに驚きました。1年経った今では、ほとんど痛みを感じません。体の中はまだ壊れたままですが、仕事で無理をしたあとも回復が早いです」

◎　ロッキー・スワードさんは労働者で、1867年にロシアに交渉してアラスカを買い取ったエイブラハム・リンカーン大統領と、アンドリュー・ジョンソン副大統領の国務長官だったウィリアム・スワードの子孫です。

「私のいびきは実にひどくて、まるで貨物列車が通るときのような音を出します。そのうえ、無呼吸もあります。呼吸が詰まって起きることもあります。それらが原因で、何年間もちゃんと睡眠がとれなくて、活力が湧いてこなかったのです。

アーシングを始めてからは、そのひどいいびきをかかなくなったと家族に言われています。無呼吸もなくなったのか、ぐっすり眠れるようになりました。おかげで昼間もエネルギーに満ちています。アーシングは私にとって天の恵みです！」

やればやるほどよくなった！

ビーバートン（オレゴン州）の
カレン・ボールさん（マッサージセラピスト）の話

「２０１１年までは、私はひどい状態でした。22年間も深刻な不眠症に悩まされていて、毎晩2、3時間しか眠れませんでした。

そのほかにも消化不良、軽い鬱、むくみ、15年間続いているほてり、骨密度低下、重度の関節炎がありました。そのうえ、右腰の筋拘縮症《きんこうしゅくしょう》の痛みがあったので動きにくい状態でした。それだけではなく私の体重は１１１キログラムで、標準より36キログラムも太りすぎだったのです。

睡眠薬と大量のメラトニン、抗ヒスタミン剤をとり、サプリメント、熱いお風呂、ハーブ類やお茶類、瞑想、呼吸法、リラクゼーションCDなど、いろんなものを試しましたが、どれもあまり効果はありませんでした。とにかく、なんでも試してみました。

２０１１年に、私はグラウンディングをして眠るようになりました。

最初の3日間はまったく眠れずにいましたが、7～9時間横になっていると、かなりエネルギーが出てきました。足首のひどいむくみが取れて正常に見えるほど炎症が消えました。最初の3夜でむくみが取れたのか、体重が2キログラム減っていたのです！　減量をしていないのに、明らかにむくみが取れていました。6日目の夜になると、普通に熟睡できるようになりました。

２０１１年の8月から２０１３年の10月までは、おそらく2晩以外は毎晩約4～8時間範囲の睡眠が続きました。実際に私の睡眠状態は改善され、夜中にトイレに行くことなく朝まで眠れるまでに、睡眠時間が増え続けました。

よく眠れることは、私にとって重要なことです。１回の睡眠が5時間以上になる場合のみ、私は減量できるのです。

基本的に何もせずに、今は18キログラム減らすことができました。ただ睡眠時間が増えただけです。あと18キログラム減らさなくてはなりません。そのためには、必要以上にパンを食べないようにするべきです。

アーシングを始めてから、まず私の足首と膝のむくみが取れて、普通の大きさになりました。5年ぶりに自分の膝小僧を見ることができました。痛みも減りました。右大腿の痙縮《けいしゅく》（筋肉のつっぱり）もなくなりました。大腿骨の位置が自然に修正され、大腿骨の上部と腰骨が摩擦しなくなりました。よく動かせるようになり、痛みも減りました。10年間続いていた筋収縮症を修正するための運動を、スタートすることができるようになりました。歩くことや運動が辛かったのですが、今はできるようになりました。

ここ数年を振り返ると、腰痛がひどかったのでほとんど動けず、たった10センチメートル前に出ることさえできなかったこともあります。

私は背が高くて脚が長いのですが、お風呂や車の中に入るたびに脚を手で支えて持ち上げなければならない状態でした。徐々にそれは改善していき、調子のよい日は、45センチメートルほど一歩を踏み出せるようになりました。常に改善しています。

私はまだ杖を持って歩いていますが、使わないときも股関節を左右に振るのは、以前の半分くらいに減っています。

揺さぶることによって痛みが増すので、杖で体をサポートし、揺さぶりを最小限にさせています。膝を以前よりも曲げられるようになってきています。以前は無理だったのですが、今では脚を組めるようにもなりました。以前は、何か物を持ち上げると強烈な痛みが襲ってくるのでできなかったのですが、今は大丈夫です。

半エーカーの広さの私の庭で仕事もできるようになり、鶏小屋まで行き来することができます。ときには1・6キロメートル歩いたとか、半日歩いたとか、記録することもあります。

私は継続的に、自分の足の筋力をつける努力を続けているので、杖なしで歩ける日が来るかもしれません。私はとっくに人工股関節置換手術を受けていてもおかしくはないのですが、このまま努力を続けていくと、おそらく手術を今後も受けずにいられるような気がします。

寝汗をかくこともなくなりました。ほてりも、2011年12月には完全に消えました。信じられないほど楽になれました！

健全さを取り戻すことができたと感じられるようになると、以前はどれほど鬱状態だったのか、気づくようになりました。

まだまだ制限はありますが、今はさらに克服できるような気がしてきています。

私のできることが増え、改善は継続しています。たとえば、12年ぶりに、まったく痛みを感じずに右脚を回してみることができるようになりました。18キログラムの重さの鶏の餌袋を担ぐこともできるようになりました。ふつうならそれくらいの重さの荷物を運ぶと、痛くてたまりません。

たしかに、やればやるほど気分がよくなるので、グラウンディングをしている時間も長くなっています」

次々と変化を実感！

リンスホーテン（オランダ）のガビー・ブイスクールさん（セラピスト）の話

「私は2012年にアーシングについて聞き、外を素足で歩くようになりました。

自分自身が以前よりも落ち着いていることに気づき、また実際によりグラウンディングできている（地に足がついている）と実感できました。

さらに私は、自分の尿のpHを測定しました。すると少なくとも30分間素足で歩き続けたあとは、7～7・4といった少しアルカリ性寄りの結果が見られました。普段は、平均6・5を示していて、この数値も悪いほうではないです。

地球に体が直接接していると、なんらかの恩恵を受けられるということを、私は確信することができました。

それで私は家の中でも伝導性マットを使うようになりました。

そのマットに手と足をつけると、ただちに体が温かくなりました。血流に変化が起きたからです。そのマットに素足をつけて2晩寝たあとに、肩こりが消えました。1週間経つと、また別の変化が起きました。以前よりも消化がよくなりました。何年間も食べられなかったものを問題なく食べられるようになりました。

甲状腺も正常に戻ったのか、寝汗をかかなくなりました。私の皮膚が柔らかくなり、特に足の乾燥がましになりました。それで、アーシングシーツの上で寝るようになりました。寒いと感じられる日も、そのシーツの上に横たわると、早く温まります。

最初の2週間は、以前のようにぐっすりと眠れませんでしたが、その理屈がわかりました。

私の体は、さまざまな問題解決のプロセスを経験していたからです。

このプロセスは、ちょうど家のリフォームにたとえられます。すべてが素晴らしく機能する前に、混乱と不快な時期を経験せねばなりません。1か月ほど経過したあとは、ぐっすり熟睡できるようになり、睡眠も以前より長く必要としなくなりました。脚の静脈瘤も目立たなくなりました。時間と共に完全に消えることを願っています。

グラウンディングをして眠るようになってから1年が経ちます。眠るときも、日中も、できる限りアーシングをしています。

私は寒い冬の間、素足で外には出かけません。するといくつかの兆候が戻ってきましたが、以前より極端ではありません。まったく戻ってこない症状もありま

す。

夏期にはまた裸足で歩くようにすると、体は元気になります。私はとても感受性が豊かなのか、アーシングするたびにますます体によいと感じられます。

コンピュータを置いてある机の下に敷いてあるアーシングマットのおかげで、6、7時間座っていても、体への不快感なしに仕事を終えることができます。以前はせいぜい1時間か、1時間半くらいしかコンピュータ仕事を続けられませんでした。

お客様に対応しているときも、アーシングマットに足をつけていると、前よりもしっかりと対応できているように感じられます」

アレルギー症状にも効く⁉

アーシングが一般的なアレルギーの症状を軽減させるか、取り除く助けとなると、この数年にわたって多くの人々が伝えています。ここにもう一つの例をあげます。

ベスレヘム（ペンシルバニア州）の
シンシア・ファータルさん（催眠療法士）の話

「数年間のうちに、私の家にはネコがたくさん増えました。ネコたちが私を見つけた、と言ったほうがいいかもしれません。

私は動物好きなので、たとえ私にネコアレルギーがあっても、大歓迎です。以前は、短時間でもネコと同じ部屋にいると、くしゃみが出てきて、目が痒くて赤くなり、涙目になっていました。

2012年末から私はグラウンディングをして眠るようになりました。

するとどうなったかと言いますと、一晩そうしただけで、アレルギー反応が止まったのです。私はネコに自分の顔をすりつけて試してみました。全然アレルギー反応が起きなかったのです！

私は外に食品を買いに行くときは、以前はどんなことがあっても洗剤コーナーを避けて通っていました。

洗剤の匂いのせいで、くしゃみが止まらなくなるからでした。すぐにそこから去らないと、目は涙でいっぱいになり、喉が痒くなりました。そんな理由で、低アレルギー性の洗剤をオンラインで注文しなければならなかったのです。

店で洗剤の香りを楽しむなんて、とんでもなかったのですが、今は洗剤売り場から逃げなくてもよくなりました。まったくアレルギー反応を起こさずに、洗剤が並んでいる売り場を通り抜けることができるようになりました。かなり短期間で、敏感なすべてのアレルギー反応は消えました。

何よりも素晴らしいのは、アーシングを始めてから私も夫も熟睡できるようになったことです。

私の夫は夜中に3、4回、ひどいときには一晩に5回も起きてトイレに行きました。今は夜中に起きることなく眠れています。

また、私の頭痛は大幅に減りました。そのうえ、著しい改善は、私の指の関節炎の痛みと腫れが取れたことです。今は痛むことなくこぶしを握ることができます。さらには、膝が固くなったときも、一晩眠ると朝も飛び起きることができるようになりました。

30歳も若返ったと感じられるのは嬉しいです。

今はもう〝最高気分〟に、はまりっぱなしです！」

関節リウマチの痛みが消えた！

関節炎で最も一般的なのは、骨関節炎です。別名は、変形性関節症とか化膿性関節炎、あるいは単に関節炎と呼ばれています。発生率は年齢と共に増加します。

関節リウマチ（RA）は、骨関節炎とは異なる自己免疫疾患の一つであり、身体自身の組織を攻撃する免疫系が原因です。RAは、関節以外にも目や口、肺のようなほかの身体部分に影響する場合があります。これら2種類は一般的な関節炎ですが、RAは最も炎症性のものです。どちらも痛みと硬直を伴い、次第に体の動きに支障をきたします。

> ドレーパー（ユタ州）の
> シーラ・カーティスさん（店員）の話

「私は生まれながらにして健康ではありません。現在まだ生きているのが不思議です。

私は恐ろしい心房細動（不整脈の一種）を何度も経験しました。

グラウンディングを始めてからは、まだ1度も起きていません。私は常にほてりを感じていましたが、それもグラウンディングを始めてから1か月くらいで止まりました。

しかし、一番大きな変化は、とてもすばやく私の関節リウマチに表れました。

両膝が腫れていて痛くてたまりませんでした。特に左がひどくて、常に引きずって歩いていました。ときどき熱を持つので、そのつど悪化しているように感じられました。

片方の膝がかなり腫れたときには、ズボンに脚を通せないような状態でした。車に乗るときも、脚を持ち上げねばなりません。すると、私の体のあらゆる関節がポキポキ鳴りました。肘、手首、肩の関節が外れるような音が聞こえると、自分の体のどこかが壊れてしまい、いったいどうなるのかという、不安に襲われました。

私は自分が住む地域で最高の整形外科医を知っていたので、その先生に相談に行きました。

すると、膝の手術を6～8週間以内に受けるべきだと言われました。それまでは膝が固まってしまって、転ぶ危険性があるので気をつけるように、とのことでした。

翌週に開催された健康関連の集会にて、クリントン・オーバーさんが講演をしているのを私は聞きました。

彼の理念は、私にとって興味深いものだったので、私はすぐにでもグラウンディングを試してみることにしました。

3週間やり続けると、痛みと腫れが消えました。時間が経過するに従って、徐々に関節が外れるような音がなくなりました。

そのようにして私がアーシングを始めたのは、2000年のことでした。

振り返ってみると、グラウンディングは私の健康状態に大きな影響を与えたといえます。あれからずっと私はグラウンディングを続けています。まわりの人々は私のことを、〝裸足の彼女〟とまで呼ぶようになりました。

私がグラウンディングをして歩けない一定の距離がありますが、アーシングシューズが開発されれば、それもなくなるでしょう。

数年間続けて今言えるのは、年齢からしても実に自分は健康だということです。ウォーキングや運動をすることができるようになりましたが、もう少し控えるべきだと感じます。でも今のところは、問題ないでしょう。家の階段を上り下りするのも問題なくできるようになりました。自分の体も自由に動かせるようになりました。

私にとってアーシングのない毎日は考えられません！　グラウンディングしているときの感覚はなんとも言えません。していないときとの違いがはっきりわかります」

ウエストバレー（ユタ州）のスティーブ・ガーナーさん（車整備士）の話

「車を整備する仕事は、手や体中に負担がかかります。しかし、それを私は数十年間続けてきたので関節リウマチ（RA）を患い、仕事に支障が出てきました。

手首と足首、膝にかなりの痛みがあり、1993年にRAと診断されました。

それ以来12年間というもの、私は3か月に1度は大学病院に通って、診察と治療を受けてきました。病院は当時、私に6種類の処方箋を出してくれました。

それらの薬が私にとって我慢できないほどの副作用をもたらしました。

そのうちの一つは、ジクロフェナクと呼ばれる薬でした。

その副作用によって頭痛やめまいがしたり、胃腸が飛び出そうになるほどのひどい状態になりました。

それで私は医者に、その薬は自分には合わないと言いました。すると医者は、今度はメトトレキサートという薬を処方してくれました。しかし、それも多くの副作用を引き起こすということでした。たしかにその通りになりました。1週間ほど服用すると、痛みと炎症はかなり軽減しましたが、頭部の鬱血《うっけつ》と頭痛、そして鼻水が止まらず、風邪をひいているような症状が続きました。

これらは、その副作用のほんの一部にしかすぎません。

夜は痛みであまりよく眠れず、仕事をするのも苦しくなりました。

この病は私の人生の楽しみと目的を奪い取りました。私は1日に200～500ミリグラムといった大量のイブプロフェンを摂取するようになりました。この薬によって、痛みと炎症が少しは軽減しました。ですから、1日に3000ミリグラムまで増やすことになり、私はそうして5年間も生き続けました。

2005年には、手の痛みと炎症が取れないため、余儀なく退職させられました。

もうそれ以上仕事を続けるのは、不可能でした。

退職する2年前にプレゼントとして、私はアーシングシーツをもらいました。

しかし、私は懐疑的だったので、どこかにしまっておきました。

私にとっては、奇妙で信じがたいコンセプトだったからです。けれども、痛みで仕事を辞《や》めさせられたあとには、なんでも試してみる気持ちになりました。しまっておいたアーシングシーツを私は見つけて、その上に寝ることにしました。

なぜ、もっと早くやらなかったのでしょうか。一晩眠ると変化がありました。あれほどの熟睡は、数年来ありませんでした！

数日後には炎症と痛みはかなり楽になり、そして、4週間後に痛みは完全に消えたのです！

しばらくしてから私は医者のところに行きました。私の健康全般に改善が見られたので、医者は感動していました。よくなっているのが、顔に出ていて、まるで別人のようだと、医者は言ってくれました。

手のレントゲンを撮ってくれたのですが、炎症は見られませんでした。医者は自分が処方した薬がよく効いたのではないかと言ったので、私は薬をまったく飲んでいなくて、グラウンディングをしたからだと説明しました。

医者は意味がわからない様子でした。私は医者にアーシングを続けると宣言し、今も実際に続けています。

2013年を迎えた現在、いまだに痛みは戻ってきませんので、薬はアスピリンさえ飲んでいません。

私はまた仕事に戻ることができました。現在は2つの仕事をかけ持ちしています。

アーシングは、私の人生を変えました」

自閉症に効果あり？

自閉症は、個人によって度合いがさまざまに異なるのですが、他人とのコミュニケーションに問題がある複雑な発達障害です。

一般的に自閉症は、生まれてから3歳ぐらいまでに現れ、消えることはなく、数十年間は家族にとって感情的にも経済的にも負担を生みます。この病気の原因は単一ではなく、年々増えつつあります。

自閉症の典型的な症状は、言語習得能力の欠乏や遅れがあり、たとえば、手を叩いたり、物を回したりする常同《じょうどう》反復《はんぷく》動作が見られたりします。また、ほとんどか、まったく人と視線を合わせず、仲間意識がなく、自発的にごっこ遊びをするようなこともありません。物事の一部分だけに執着し続けたりもします。

しばしば睡眠障害が大きな問題となるので、家族の日常生活において大きな妨げとなります。

アーシングはそのような自閉症に対する治療法ではないですが、心を落ち着かせると同時に睡眠サイクルの改善が見られることが、この数年間に確認されています。

さらには、話し方や社会性が改善されることも確認されています。

アーシングは炎症を軽減させて、免疫系を強くします。

最近の自閉症研究において、自閉症には脳の炎症と免疫系の障害があるという結果が明らかになったので、さらに有効です。

アーシングは希望の扉を開いてくれます。

自閉症の子供に自然かつ簡単な方法で影響を与えられるというだけではなく、家族全員のストレスがきっと減るでしょう。

アナハイム（カリフォルニア州）のロン・ペトルッチオーネさん（ビジネスマン）の話

「現在18歳になる私の娘のロザンナは、3歳のときに退行性の中度の自閉症と診断されました。

彼女の症状は、表現力と対応力に対する言語障害がほとんどを占めていました。

彼女は言葉を十分な速さで伝えられないことがよくあり、もごもごと言葉をつまずかせていました。

私は、『何を言いたいの？　ゆっくりしゃべりなさい！』と、彼女に言うときもありました。また、新しい状況や社会環境で彼女がなんらかの不安を感じているときは、話の中で不適切な言葉に入れ替わったり、自分自身やほかの人のことを話しているときも、一人称と三人称が混乱したりしていました。

2008年からロザンナは、アーシングシーツの上で眠るようになりました。

彼女が1日に1、2時間費やすコンピュータの下にもアーシングマットを私たちは設置しました。

彼女がテレビを見るソファの上にもアーシングシーツを敷いておきました。

そうすることによって、彼女は昼間も夜に加えてグラウンディングをしていることになります。

グラウンディングを始めておよそ1か月後に、私には変化が確認できました。

以前より彼女に落ち着きが出てきました。言葉ももっとわかりやすくなりました。それだけでも素晴らしい進歩で、互いのストレスが減りました。

フラストレーションも、あまり見られなくなりました。彼女の不安がなくなりました。私はたまに、ゆっくりと話すように彼女に言う必要はありましたが、以前のように頻繁ではなくなりました。

彼女はよく眠れるようになり、容易に目覚められるようになりました。

学校生活を送っていた数年間は、彼女に助手の先生がついてくれました。

ロザンナがグラウンディングを始めて1、2か月過ぎたころ、『あなたのお嬢さんは、クラス日誌を書くことに積極的に参加するようになっています』と、助手の先生から聞かされました。

ほかの子供たちといっしょに昼食をとるのが、楽しくなってきていたようです。またほかの子供たちも彼女に以前よりもっと接するようになりました。

これは、研究室で測定したり、決めたりできない些細なことであるにしても、私にとってはとても嬉しいことです。

ロザンナは現在、ふつうの高校に通っているのですよ！　これは大きな前進です。

彼女自身は以前よりずっと幸せになり、自信も生まれ、自尊心も芽生えました。今でもゆっくりと確実に改善中です。

さらに素晴らしいことには、彼女の成績が過去3年間ずっと平均3以上を維持することができたのです。

自閉症を癒すのは、疾走ではなく、長期マラソンだということを、この障害に関わる誰もが知っています。

しかし、これはたった2か月間に起きたことです。そしてそれからずっと、私にとっては奇跡が起こり続けているのです。

このような体験をすると、まるで黒く覆っていた雲が消えて、晴れあがったかのようです。今では彼女の大学入学の可能性まで考えられるようになりました。

彼女が積極的な社会の一員となるのが、私の願いです。たしかに大きな望みですが、そんな希望があってこそ、私たち親は頑張れるのです。

アーシングは、多少の負担を取り除いてくれたと同時に、私たちの元気の源にもなりました。

何はさておき、本当に簡単に使えることが気に入っています。

自閉症関連に、効果的なものを見つけるのは実に難しいことです。これは、たくさんのサプリメントを摂取したり、なんらかのクリームをたくさん塗りつけるようなことではありません。ただアーシングシーツをベッドに敷くだけです。

ほとんどコストがかからずに、長い間使用できて、素晴らしい治療効果が得られます。

私たちのような親は、精神的にも、肉体的にも、そして経済的にも実に大変なのですが、これは特別な救世主です」

自閉症の10代の娘の父親であるロン・ペトルッチオーネさんは、2009年に全国の自閉症の子供たちの親にコンタクトを取り、アーシングに関する非公式の研究を行いました。

ベッド用アーシングパッドに関心を示す親たちに、ある調査を提案しました。

子供たちは2か月間グラウンディングを試してみることになりました。

調査は、アーシング実験を始める前に20のアンケートの質問に答えて、それから同じ質問に対する答えを、1週間ごとに実験が終了するまで繰り返すことでした。

その調査の質問は、南カリフォルニア精神衛生局の専門家と共同でペトルッチオーネさんが制作しました。年齢2〜13歳の自閉症の子供を持つ合計28人の親がこの実験に参加しました。平均年齢は女の子6歳と男の子7歳のケースで、その結果は左にパーセントで示されています（表12−1参照）。

カリフォルニア州に住むある母親は当時、2年前に息子が自閉症と診断された、と言っています。彼女はその状況を次のように説明しました。

「私の息子は、以前は5時半になると、しっかりと目を開いて起きていました。

それで午後になると十分に睡眠が足らないせいで疲れてきます。まるで壁にでもぶつかったようになります。燃え尽きた状態になって泣きだし、不機嫌になりました。

それで息子にグラウンディングをさせて眠らせるようになると、今はぐっすりと10時間起きることなく眠れるようになりました。朝はリフレッシュできて、幸せそうです。

息子は睡眠不足だったと、私は今気づいています。それ自体が問題であることは、誰もが承知しています。

アーシングシーツは、素晴らしいです。主にアーシングシーツのおかげですが、そのうえ、食事と環境を改善したので、息子はずっとよくなりました。

表12－1　ロン・ペトルッチオーネさんの自閉症の子供たちを持つ親へのアーシング調査

	％　ビフォア	％　アフター
「さよなら」を言う		
ほとんどいつも	17.9	27.9
ほとんどない	46.4	23.4
親しい人に反応する		
ほとんどいつも	17.9	24.4
ほとんどない	32.1	15.7
ほかの子供たちに注意を向ける		
ほとんどいつも	17.9	33.0
ほとんどない	53.6	22.8
動揺すると泣くよりも叫ぶ		
ほとんどいつも	35.7	21.8
ほとんどない	7.1	4.1
まわりに子供たちがいると見る		
ほとんどいつも	10.7	10.2
ほとんどない	42.9	18.3
行動が衝動的		
ほとんどいつも	35.7	17.8
ほとんどない	10.7	21.3
いくつかのアレルギー症状がある		
ほとんどいつも	50.0	21.8
ほとんどない	21.4	21.3
介護人に触れてもらいたがる		
ほとんどいつも	17.9	13.2
毎回	21.4	33.0
ほとんどない	39.3	16.2
何かを伝えたいとき唸ったり、泣いたりする		
ほとんどいつも	17.9	18.8
ときどき	21.4	39.1
ほとんどない	39.3	17.3
落ち着きのない状態ではなく静かに眠る		
ほとんどいつも	3.6	14.2
ほとんどない	53.6	21.8
日課を柔軟性を持ってこなせる		
ほとんどいつも	3.6	11.7
ほとんどない	39.3	18.3
怒りっぽい		
ほとんどいつも	32.1	17.3
ほとんどない	7.1	16.8

今では彼に自閉症の問題があるとは、誰もほとんど気づかないくらいになりました。

ただ言語の遅れがまだ問題です。同じ年齢の子供と比べると、1歳半から2歳くらい遅れています。それとアレルギーがまだ少し残っています。

息子はグラウンディングをして眠るのに加えて、いつも裸足が大好きです。息子が岩だらけの庭を駆け巡る姿をお見せしたいです。彼の足の裏はまるで金属のように硬くなっています」

腰痛が治った！

ヘインズシティー（フロリダ州）のメアリー・メイソンさん（元腫瘍内科の看護師）の話

「私は、25年間ひどい腰痛で苦しんでいました。

私がこれに耐え忍ばなければならなかった理由は、仕事柄、患者と接するのに麻酔性の鎮痛剤を使うことができなかったからです。頭がはっきりしていなければ務まりません。したがって、タイレノール（薬局で求められる比較的安全性の高い鎮痛剤）が、私に残された唯一の選択でした。ただそれだけしかありませんでした。

私はアーシングについて初めて聞いたときに、看護師の立場からその概念が怪しく感じられました。

しかし、1度試してみようと決心しました。たしかにそう決めてよかったです。そのときから私は4年間グラウンディングを続けていて、それなしで眠りたくはないです。

2、3日のうちに違いに気づきました。

最初に1週間続けてから娘に電話して、私の腰はもはや痛まなくなったと、伝えました。

アーシングシーツの上で眠る限り、腰は痛くはありません。どこに行こうとも、私はそれを持参するようにしています。それほどの効果があるものは、ほかにはありません。実に私の生活全般が変化するのに役立ちました。私は年を重ねるにつれて、アーシングにとても感謝しています。

25年以上も患者に接してきた者として、アーシングは彼らの多くの助けとなると思います。

さまざまな問題を取り除くことができ、治癒経過もとても早いです。

今日の医学では、何かの症状に対して薬が1種類処方されるごとに、その副作用のためにもう一つ別の薬が処方されるのが、当たり前となっています。この悪循環がいやになるほど繰り返されます。

アーシングは、このような多くの問題を取り除いてくれることでしょう。術後の回復と慢性痛にかなり役立つと思えるのです」

オリマッティラ（フィンランド）のミーニャ・カルヴィネンさん（障害者のためのカウンセラー）の話

「私は、6つの椎間板が常に炎症を起こし、退化に結びつく〝変形性腰椎症〟という病気で、2002年から苦しんでいました。

腰に蓄積した余分な液体が、神経をひどく圧迫するので、脚が動かせませんでした。

私は車椅子の生活を6年間も続けていて、1日に強い鎮痛剤の錠剤を21個も服用していました。

2009年の夏に、私は無理やり車椅子を降りて、芝刈り機を支えに歩く練習をしてみました。痛みはそのままあったのですが、脚が動かせるかもしれないと思いました。

背部サポーターを使用すると、少しは歩けました。

しかし、毎年冬になると、炎症がひどくなり、動かせる能力が低下しました。

鍼治療や整骨療法、カイロプラクティック治療を試してみましたが、効き目はまったくありませんでした。

私は、仕事に戻ることを望んでいたので、痛みによって辞めさせられないようになんでもやってみました。私は新しい職業のために勉強し、好きな分野の仕事を得ました。

ただ問題なのは、腰が耐えられるかどうかでした。新しい仕事は、ときには物を持ち上げる必要があったので、肉体的にもハードでした。仕事では毎日、私は鉄製の背部サポーターを着用していなければなりませんでした。

私がグラウンディングのことを知ったのは、雇用者のおかげです。

2012年の11月に私はアーシングマットを得ることができ、背中にそれを敷いて毎晩寝ました。

信じられないほど早い治癒プロセスが始まりました。

２０１３年の2月に撮った新しいＭＲＩ検査では、すべての炎症が消えていました！　痛みもなくなり、最も重要なことは、冬中ずっと車椅子なしで過ごせたことです。冬はずっと歩いていました！

２０１３年の1月からは仕事のときもそうでないときも、背部サポーターを必要としなくなりました。ジムにもプールにも通えるようになりました。魚釣りにも行っています。その病気はまだありますが、痛みはありません。

腰の問題以外にも赤ちゃんのときからあったもう一つ、私を悩ます症状があります。

それは、〝バンチ症候群〟と呼ばれているものです。子供のころ、私の肝臓と脾臓《ひぞう》の間を血液が正常に循環しなくて、口から血液が出てきました。食道内に静脈が異常に拡大して静脈瘤になっていないか、出血したり、弱くなったりしていないか、胃内視鏡検査を私は2年ごとにずっと受け続けてきました。

２０１２年の11月にこの検査を行ったとき、静脈瘤は消えていました。

39年間も静脈瘤があったのに消えるはずはないと、医者は信じませんでした。信じられないけれど、本当なのです！」

［訳者注］変形性腰椎症は、椎骨組織を構造退廃させる病気です。研究は、骨組織が正常な通常の背部の痛みよりも激しいと示唆しています。変形性腰椎症患者の4分の3に、背部の痛みが常に伴います。さらには、70パーセントの患者が、夜中に寝返りを打ったとき、痛みで目が覚めます。ＭＲＩによる研究からは、患者の18～58パーセントが、変形性腰椎による腰痛の可能性があると示しています。

サウスハドリー（マサチューセッツ州）の
ゲイル・ルパインさん（歯科衛生士）の話

「私は何年も前に馬から転落し、尾骨を痛めました。歯科衛生士として働いていると、立ったり座ったりすることが多く、腰の低い部分がとても痛くなりました。

1日8時間あまり働く歯科衛生士の体にかかる負担

を想像してみてください。

私は2010年中ごろに、アーシングについて知ってから、すぐにできるだけ素足になることを始めました。

庭仕事と薪積みをするために庭に出ました。夕方には芝生の上に寝転がって、床に入るまでクラシック音楽を聞きました。その晩、最高に長い時間眠れました。いつもは背中と腰の痛みのため夜中に起こされるのに、それがなかったのです。

私はヨガやカイロプラクティックを試しましたが、アーシングを始めるまで何も効き目がなかったのでした。

暖かい季節には裸足になるのと、夜はグラウンディングをして眠るのを、私は習慣としています。アーシングさえ続けていれば、腰の痛みはありません。アーシングを習慣的に行っていないと、痛みが戻ってきます。古い傷なので仕方がありません」

ブロブスト（デンマーク）のセラ・ダムスキエルさん（成人教育部部長を引退）の話

「私は50年以上も前に腰にけがを負い、第5腰椎の脊椎すべり症と診断されました。

年を重ねるにつれて痛みが増すと共に不便になってきました。

何よりも、長く横になるのが一番辛いです。位置がずれている脊椎が神経を圧迫しないように、ベッドで丸くならなければなりませんでした。

たとえば、ベッドで仰向けになって本を20分ほど読むだけで、激しい痛みが走り、横向きになるのさえとても難しかったのです。

夜中に体の向きを変えるのも大変でした。両手で腰を持ち上げなければなりません。そのようにしながら、少しずつ反対側に体の向きを変えるようにしていました。

2012年にアーシングをして眠った最初の夜に、劇的な変化が起きました。

容易に寝返りを打つことができたのです。

翌朝、私は仰向けで目覚めました。背中の痛みがまったくなかったのです！　以前はあり得なかったことです。

今では眠ったときと違う位置で朝目覚めることがで

き、そして何よりも痛みがないのです。これは重要なことです。

　ベッドから起き上がって、スリッパを履くたびに屈んでも痛くないのです。痛みもなければ、以前のような硬直も感じられません。ただ、素晴らしいと言うしかありません！　この素晴らしい治療から1年後も継続的に得られるものがあって嬉しいです。

　私が家から離れるときは、アーシングをすることができないので、また古い痛みが戻ってきます。ひどい痛みが戻ってくるので、休暇はなるべく短くして、家に戻って完全にアーシングできるように心がけています」

サクラメント（カリフォルニア州）の
ジム・ベラセラさん（自己啓発家）の話

「グラウンディングをして眠ることについて初めて聞いたのは、10年前です。

　これは試してみるのによいと思いました。なぜなら私は、ずっと以前に工事現場や家具づくりの仕事をしていたせいか慢性痛があったからです。

　26歳くらいから腰と首と手根管《しゅこんかん》の痛みがありました。ある日仕事中に、私はキャビネットを運びながらトレーラーから飛び降りたときに腰をひどく痛めてしまいました。その事故からずっと痛みが消えません。

　医者に通っても、一般的な腰の治療を受けても変化がありませんでした。800ミリグラムのイブプロフェンを1日に2、3回服用し、ときには他の抗炎症剤も飲んでみましたが、何も効果が見られませんでした。

　それがなんとグラウンディングをして初めて眠った翌日、朝起きてびっくりしました。

『そんなことあり得ない！』と私は自分に言い聞かせました。

　腰が痛くないばかりか、2、3日は、イブプロフェンの大きな錠剤に手を伸ばそうとは思いませんでした。

　朝ベッドから起き上がるときも、いつもなら腕で支えながら足を床につけてまっすぐに起き上がれるようにします。しかし、アーシングをするとそんなことをする必要はなくなりました。

　痛みを感じることなく、ベッドから起き上がることができたのです。

　今では腰と首も、そして手首もまったく痛くありません。完璧な天の祝福をいただきました」

ベーチェット症候群のケース

ベーチェット症候群は、体のあらゆるところに支障を起こします。

皮膚の痛み、目の腫れ、関節の腫れと硬直、髄膜炎《ずいまくえん》、凝血、消化器系の炎症などがあり、目が見えなくなることもあります。

ベーチェット症候群は、20～30代にかけて最も現れやすいとされ、完治は不可能とされています。その治療方法として、深刻化しないように食い止めることと、痛みを抑えることしかありません。

アップランド（カリフォルニア州）のランディ・ジレットさん（寝具製造会社支店長を退職）の話

「私は1999年にベーチェット症候群と診断されました。

内耳への血流不足の結果、耳が聞こえなくなり、バランスを司《つかさど》る前庭神経が炎症によっておかされていたので、しょっちゅうめまいがしました。

私は片方の目の視力を失いました。

片方の足も腫れて水泡ができ、関節が常に痛んでいました。

口内炎ができ、体のあちこちに支障をきたし、ひどい疲労感に襲われました。

数か月間は、薬を飲みながらベッドで寝たきりの状態でしたが、また仕事に通えるようになりました。それでもまだ、炎症を抑え、免疫系を調整するいくつかの薬が必要でした。

1週間の仕事を終えて週末になると、疲れ切っていたのでベッドで寝ていました。私の足の痛みと腫れはどんどんひどくなりました。そのため、サンダルを履いて出勤しなければならなくなり、オフィス用スリッパを机のそばに置くようになりました。

足の痛みと炎症に医者はビオックスを処方してくれましたが、いつか歩けなくなると、私は十分覚悟していました。そして、今後も慢性痛を受け入れて生きるしかないと思っていました。

薬を飲むためと痛みのせいで夜中に3～6回ぐらい起きなければならなくて、まったく眠れない夜もありました。

私は、２００４年にグラウンディングをして眠ることを始めました。

3日後には、私の足はもはや腫れが引いていました。足の指を動かしても、まったく痛くなかったのです。とても信じられなかったです。

それからというもの、まるで毎朝新しい足に生え変わるかのようでした。

抗炎症作用のあるビオックスと、血液を薄くする薬をやめることができました。

ほとんど夜中に起きることがなくなり、朝までずっと熟睡できるようになりました。こんなことは今までになかったです。今は週末には、余暇を楽しめるようにまでなりました。

人工内耳手術に加えて、耳の後ろの増音効果を強化する器具をつけると、片方の耳が聞こえるようにはなりましたが、自然に聞こえるのとはかなり違います。

しかし、グラウンディングによって聴力が回復し、めまいがほとんどしなくなり、体が完治するなどということは、私はまったく期待していません。それにしても、毎朝痛みを感じずに起きられるようになりました。

私は毎晩グラウンディングをして眠ります。

炎症を抑制し、できるだけ健康でいられるので、これからもずっと続けます。

グラウンディングのおかげで、そこそこの健康を保つことができ、この数年間、最悪の事態を免れています。

私は、4か月に1度はまだ医者に通っています。

血液検査のあと、私の血液の状態は30代だと医者は言ってくれました。私の実際の年齢より20～30歳若いそうです。

私は改善してから5年間仕事を続けましたが、どんなビジネスにもストレスがつきものです。ビジネスを維持するために集中するエネルギーはすごいものです。おまけに運転して通うのも危ないことです。よって私は家で年老いた両親の世話をすることにしました。家族や友人に頼まれたこともやります。

庭仕事や家のことなどしていると、たまに足がまた痛みだすこともあります。

しかし1日が終わると、またグラウンディングをして眠る時間になります。すると朝はまた痛みがなく、快く感じられます。

グラウンディングがどれほど私の人生を改善してくれたか、十分に言葉では表現できないくらいです。私は毎日を幸せに生きています」

時差ボケにも効果バツグン！

オースティン（テキサス州）の
ジム・バグノーラさん（『人生のプロフェッショナル思考』［経済界］の著者）の話

「私は仕事で世界中を飛び回っているので、いつも時差ボケに困っています。

私の経験からすると、素足になったり、グラウンディングをして眠ったりすると、大きな時差でも一番早く調整できるでしょう。そうすることによって、私はぐっすりと眠れます。明晰夢を見て、肉体的にも元気でいられます。

以前は時差ボケを打ち消すために、いろんなセラピーや治療を受けたり、装置を試みました。

けれども、芝生の上を裸足で歩いたり、グラウンディングをして眠ると、私には一番それが効果的なのです。

最近、フランスとイギリス、そしてルーマニアを旅したあと、テキサスの家に戻ったのですが、2、3日以内に回復しました。そのような長い旅から回復するのに、以前なら1週間くらいかかりました。

どこか海外の国に着いて、ホテルにチェックインしたあと、どこでも見つけられる芝生があれば、私は素足で歩くようにしています。それを始めたころは、滑《こっ》稽《けい》に思えました。

私はよくルーマニアに旅します。ブカレストの中心街にあるインターコンチネンタルホテルの隣にナショナルシアターがあり、その前にちょうどよい広さの芝生があるので、そこを私は利用しています。

20分ほどそこを裸足で歩いていると、人々が足を止めてじっと私を見つめます。気がつくと私のまわりに人だかりができています。私が何をしているか、訊ねる人も出てきます。

私はグラウンディングと時差ボケの関係について説明しようと試みますが、みんな私があたかも狂っているかのように見つめます。多くの人々が英語を話せないので、その状況が滑稽さを増します。

私は1度蜂に刺されたこともあるので、どこを歩くか気をつけねばなりません。それ以外は、効果バッグンです」

ループス（全身性エリテマトーデス／自己免疫疾患）のケース

自己免疫疾患は、予期せぬことが多々起きます。感情的ストレスや季節性アレルギー、過労などといったさまざまなストレスによって症状が悪化したり、戻ってきたりします。そのような兆候がある人は長時間グラウンディングをすることによって、よい結果が得られることがよくあります。

> サンタイネズバレー（カリフォルニア州）のケイティ・マクギネスさん（元企業総合弁護士）の話

「ループスは、化けるのがとてもうまい病気です。それで誤った診断を下されやすいのです。医者にとって、どこが悪いのか正しく診断するのが厄介な病気です。

診断は、体の兆候と血液検査に基づいた11の基準を中心にあれこれと巡ります。

11のうち4つが伴うのであれば、ループスと診断されます。結論的に言うと、ループスは関節と内臓に炎症を引き起こす病だと言えます。

私の場合は、肩、肘、手首、膝がおかされていて、アスピリンやほかの鎮痛剤を山ほど必要としていました。それでも痛みは消えることはなく、びらん性胃炎を引き起こして消化器官を脅かす、ということを私は経験上学びました。

1999年に私は、腎臓障害を伴うループスに初めてかかりました。

突如として排尿が非常に少なくなり、たった5日間で6・5キログラムも体重が増えて、血圧が急上昇しました。血液と尿に廃棄物が蓄積しました。

医者は、私が特発性糸球体腎炎《しきゅうたいじんえん》にかかっていると言いましたが、私はその診断を鵜呑《うの》みにするほどバカではありませんでした。〝特発性〟というのは、原因不明のときに医者が置き換える言葉です。利尿剤で体に溜まった水分は抜け出たので、検査の結果、異状なしと診断されました。

あれから4年間というものは、あのときよりもひどくはないにしてもよく似た症状が繰り返され、関節の痛みと疲労感が頻繁にありました。

手と足がむくんで赤くなりました。これは炎症性関節炎の症状です。どんどん悪化していくと、抗マラリア薬を処方されました。これは、ループスに対する抗炎症薬として、第一に与えられるものです。この方法で、18か月間は、どうにか症状を抑えることができました。

しかし、ループスの症状には、さまざまな引き金があります。

たとえば、太陽に当たると症状が出てくる、ということを私は知りました。

私は以前、南カリフォルニアに住んでいたので、太陽の光線をよく浴びました。それがステロイドを始めるようになった発端です。単なる疲労から疲労困憊《こんぱい》に変わりました。ときどき息切れがして、会話を続けることさえできなくなりました。

最終的に私は、正真正銘のループスであることが、検査（抗核抗体：細胞内に存在する核内の細胞核成分に対する自己抗体を調べる）で明らかとなりました。

私の体は、自らの細胞核を攻撃する抗体をつくりだしていたのです。すなわち、自己免疫疾患です。

最初は3週間コースでステロイドを使って、痛みに耐えられるようにしました。それによって、体力が戻りました。しかし、その後、症状を抑え込むのが、もっと難しくなりました。ステロイドの量が増えて、副作用として、たとえば骨粗鬆症になる可能性が高まりつつありました。

２００９年になると、ステロイドはますます効き目がなくなり、疲労感で私は衰弱しきってしまいました。

1日に10時間眠ってもまだ疲れていて、やりたいことができない状態でした。料理もつくれなければ、犬の散歩もできませんでした。さらには、頭がはっきりとせずに、靄《もや》がかかった状態になりました。

この時点で、私のリウマチ専門医に、ステロイドが効かない場合の、自己抗体を抑えるセルセプトを処方してもらうことになりました。

自己免疫疾患の患者の炎症と自己抗体を軽減させる薬です。私にその薬と、臓器移植後に使用される免疫系拒絶を防ぐための別のよく似た薬が用意されました。

しかし、こういった薬は、体を守る力を弱くするので、がんやほかのひどい病気にかかりやすくなります。また、副作用として高血圧症、腎臓と肝臓障害などがあげられ、感染しやすい体になります。

ですから、こういった薬は気軽に服用するべきではないのです。私は医者に、よく考えさせてほしいと言いました。どうすべきなのか、迷いました。

幸いにも自然の恵みが現れたのです。

私の友人がアーシングについて教えてくれました。

私はどんなことでも試してみたかったので、さっそくグラウンディングをして寝ることにしました。

気分がよくなり始め、思考もはっきりとし始めたのには、とても驚かされました。

数週間後に、リウマチ専門医の定期検診を受ける予約がありました。

私は先生に、『また以前の健康だった自分を感じられるなんて不思議です』と言いました。私の血液の状態が、5年間で初めて正常になったと、先生は伝えてくれました。

抗核抗体の検査結果も含めて、10年来のループスの症状が、すでに消えていたのです！

グラウンディングを始めてから6週間後には、エネルギーが湧いてきて健康に感じられるようになりました。1日に2回も犬の散歩に出かけ、太極拳の教室に参加し、写真を勉強するようになりました。

2週間続く骨粗鬆症を防ぐための講座にも参加しました。数年間ステロイドを使用し続けたせいで、残念にも私の骨は弱っていたからです。

しかし、毎晩私はグラウンディングして眠るようにしました。もう少し前に始めていればと、悔しく思われました。

2011年4月になっても私の血中濃度は、まだ抗核抗体やほかの炎症を示していなかったのです！　しかし、その数週間後に、また関節とこぶしの痛みが戻ってくるのを感じ取りました。血管に炎症を起こしていました。

私はグラウンディングをして夜眠る習慣をつけていたので、昼間もできるだけアーシングすることにしました。

何かを書いているときには、アーシングマットに前腕が接しているようにして、読書をするときや、テレビを見るときは、リストバンドを使用するようにしました。ほぼ四六時中グラウンディングをしていることになります。

そうやって1日を過ごすと、気分がよくなり、痛みもやわらいできました。

3週間経ったころには、ずっとよくなりました。

エネルギーレベルも活力も元に戻っただけではなく、発病する前よりもずっと元気になりました。炎症した血管から生じる赤い発疹も消えました。

仲間といっしょにいるときに、ある友人が『ケイティ、とても元気になったね。健康オタクなんだからなあ』と、言いました。まさにそのとおりです。

さらには、体重も1年で、11キログラム落とすことができました。ステロイドを長く服用している間に、体重がずいぶん増えましたが、薬をやめると、徐々に元に戻りました。

２０１３年初頭の血液と尿の定期検査を受けたときには、なぜかまたループスが戻ってきていると、告げられました。

不思議に思ったので、アーシングの接続をチェックしてみました。すると、なぜか冬の間にアース棒が消えていました。

さっそく、それを修理しました。真剣に一日中アーシングをして8週間過ごしたあとでまた検査すると、私の体は正常に戻っていました。あれ以来、私のエネルギーレベルはずっと良好なので、スクエアダンスも習い始めました。

私の健康とバイタリティを取り戻してくれたアーシングに、私は生涯感謝し続けます。

完治したとはまだ言えませんが、寛解期《かんかいき》にあると言えます。

2度目の人生が与えられたのは、たしかです」

ライム病には徐々にアーシングを

ライム病は感染したマダニに嚙まれると発病する細菌感染症です。

合衆国ではこの感染症が、１９７５年くらいに初めて報告され、今では世界の多くの地域で感染が記録されるようになりました。

年間30万人のアメリカ人が発病していると、アメリカ疾病予防管理センターが２０１３年に発表しています。

ライム病は、感染したマダニに噛まれてから、すぐに抗生物質を1か月以上続けることによって、ふつうは治療可能です。けれども、完全に治療し終えなかったり、まったく治療しなかったりすると、慢性病となり得ます。

初期症状として、皮膚に広がる迂回《うかい》性紅斑や風邪のような症状、関節痛があります。後期症状は、顔面神経麻痺、認識能力喪失、睡眠障害、心臓異常などがあげられます。

アレックス・メーヤーさん（ライム病をサポートするサイト：www.spirochicks.com の共同創始者の一人）の話

「アーシングは、私をはじめとし、多くの人々が気づいているように、ライム病をよく癒してくれます。

私が初めてグラウンディングを試してみたのは、遠くで開催されていた健康会議の会場でした。

アーシングバンドを足のまわりにつけると、ただちに心が落ち着いたような感じになりました。ふだん不眠症の私がすぐに居眠りをし始めたのです。私が泊まっているホテルの部屋で試せたら、どんなに素晴らしいかと思いました。それ以上に、16年間常に頭痛持ちの私が、その会場でかなり軽くなったのです。

家に帰ってからもアーシングバンドを使用し続けました。

よく眠れるようになったので、勇気を持って不眠症の薬をやめました。

一晩中熟睡できたので、薬もそのフラフラする副作用ともおさらばしました。睡眠薬を常用している人に、私と同じようにやめるべきだとは言いませんが、私の経験したことをぜひお聞きください。

私はメラトニン以外のすべての誘眠剤を捨てました。私の体のメラトニン生成が、ふつうの人より少ないからです。

赤ちゃんのようにスヤスヤ眠れるようになり、ときには12時間も眠り続けることさえあります。

それまでの8年間はずっと不眠症に悩まされていたので、これは大いに喜ぶべきことでした。

それから私は、アーシングシーツの一種である〝リカバリーバッグ〟（アーシング寝袋、回復袋）を手に入れることにしました。これでもっとよく接触していられると考えたからです。

しかし、私の場合は強すぎたのか、最初の夜になかなか寝つけませんでした。翌日は案の定、不眠症の兆候が出て、お酒に酔ったような状態となり、頭痛と体の痛みがひどくて仕事になりませんでした。

アーシングによって一種の好転反応が引き起こされたと、私は推測しました。

ヘルクスハイマー反応（病原菌が急激に死滅したための反応）か、解毒作用によって不眠症の後退を引き起こした、と考えられます。

ライム病の治療を受けている人は、細菌が死滅するときに炎症を引き起こす奇妙な現象であるヘルクスハイマー反応を経験することがあります。

その反応によって、疲労や吐き気、発熱を起こす人もいます。

ライム病の兆候が一時的に再び現れる、好転反応を経験する場合もあります。

また、アーシングによって体の解毒作用が増したのかもしれません。

実際にライム病のスピロヘータのような病原菌の死骸や、その結果として生じるエンドトキシン（内毒素）が、臓器を経由して外に排出されます。

その解毒作用によって肝臓や腎臓、リンパ管、結腸、あるいは皮膚に負担がかかりすぎることがあります。

長期のライム病患者にとって、解毒作用がかなり低下しているのは、よく知られていることです。

アーシングをすることによって、1つか、それ以上の臓器の解毒する力が増すことがあり得ますが、しかし、体の別の臓器では、毒素を保っているので、負担がかけられすぎるのかもしれません。

疲労、筋肉や関節の痛み、発疹、睡眠障害、イライラ、頭痛などを含む多くの解毒兆候があります。

辛かった好転反応にもかかわらず、アーシングは自分によいと私は強く信じていたので、再び足のまわりにアーシングバンドをつけるようにしました。

すると、不快感なしに素晴らしい効果が得られました。

リカバリーバッグのほうは、しばらくベッドから外しておきました。この作戦がよかったのか、よく眠れるようになりました。

私の体は徐々にアーシングに馴染《なじ》んできたので、またシーツに全身をつけて眠るようにしても、不眠症ぎみにはなりませんでした。

たしかにあの特異反応は、ライム病に関係していたことに間違いないです。

急激にあまりにもたくさんのアーシングをしたせいです。

これはライム病患者がよく経験することです。それで痛みを抑えたり、よく眠れるようになったりといったようなアーシング効果が得られないという意味ではありません。

ただゆっくりと徐々にアーシングを始める必要があります。徐々に慣れていくと、ヘルクスハイマー反応や解毒作用にやられてしまうようなことは起きないでしょう。

総合医療の医者として、また、ライム病を自然な方法で癒すことで有名なリー・カウデン先生は、ライム病患者にアーシングをすすめています。

起きている間に、1日15〜30分間から始めて、徐々に3時間まで増やすとよいとのことです。

1日に3時間起きている間にアーシングをして慣れてくると、夜眠っている間にグラウンディングをしてもよいだろうと、先生は述べています。

急激にたくさんグラウンディングをすると、ライム病患者の場合は反応を起こすので、ライム病の私の友達はみな、アーシングバンドに備えつけられている金具に、1日に5〜10分間触れるだけの、かなりゆっくりしたアーシングのプロセスからスタートしました。

それにしても、吐き気をもよおす反応が出た人もいます。それほどかすかな量のアーシングでも、急に解毒作用が始まるとそうなるようです。

私のケースのように、最初にはっきりとした反応が出る場合もあるということです。たとえそのような激しいスタートを経験しても、痛みや頭痛の軽減、睡眠改善、明晰な思考力となり、体がよりアルカリ性になると、多くのライム病患者たちが報告しています。重金属がデトックスされたと言う人たちさえもいます。

ほかの人たちは、不快な反応をまったく経験することなく、アーシングの素晴らしい効果を堪能しています。ライム病患者のうち、どのグループに何人が当てはまるかは、今のところは私たちもまだ正確な答えを出していない段階です。

グラウンディングがライム病患者にヘルクスハイマ

ー反応や解毒作用を引き起こす原因になるということは、本質的に治癒効果があるという意味です。

母なる地球に触れると具合が悪くなるなんて、どうしたものでしょうか。

地球がライム病患者を癒せるかもしれない。この理由を追求することが、私を夢中にさせます。

一つの可能性として考えられるのは、血液をサラサラにするアーシングの能力です。

その能力が、ライム病を治療するための抗生物質を組織深くへと侵入させ、スピロヘータ（ライム病病原菌）を攻撃するからでしょう。

血液がサラサラになると、解毒機能を強めることにもなります。

アーシングによって血液内の酸素が増え、スピロヘータの死滅がふつうよりも促進されるからです。さらにアーシングは、スピロヘータの形成を妨害する可能性があるので、理論的に言うと、ライム病の防衛メカニズムが働くことになるのです。

ライム病に関する専門研究なしでも、アーシング対策を始めることができます。

私は眠るときと仕事をするデスクでアーシングを試みています。ビーチを裸足で歩くこともしています。伝導性のビーチサンダルを外で履くときもあります。

私はハーブによるライム病治療を3年以上も続けているうえに、2010年に毎日アーシングをするようになってからは、劇的に症状が軽減されました。

そして、2012年からはライム病の治療を完全にやめることができたことを嬉しく思っています。

私は根本的に回復へと向かっています。ひどい頭痛に悩まされ、明晰な思考ができなかったのは、過去のことです。関節の痛みもずいぶん楽になりました。心もずっと落ち着きが出て、夜にはアーシングすると、眠る準備に入れるようになりました。まだ寝つくのに葛藤《かっとう》があるときもありますが、全般的によくなってきています」

男性の健康維持にも効果あり！

心理療法医のジェド・ダイアモンド博士は、『男の更年期』（新潮社）の著者としてよく知られている作家でもあります。ダイアモンド博士はアーシングについて次のように述べています。

「エネルギー治療として誰もが使える、おそらく最も簡単な道具でしょう。

地球とつながるとは、単なる比喩ではなく、生理学的な事実です。

最近、本を書き終えた後、『頭を使いすぎたので、かなりグラウンディングする必要があるんだ』と、私は息子に言いました。でも息子の提案を受け入れる準備はできていなかったのです。『じゃあ、マラソンで鍛えようよ』と、息子がやる気満々で私にそう言ったからです。私は今66歳で、人生を通して10キロぐらいのハーフマラソンしかやったことはないと、息子に言いました。しかし、試してみることに合意しました。『じゃあ、お父さんが10キロ走りたければ、そうしよう』と、息子は私に言いました。

しかし、計画したようには、うまくいきませんでした。

私はアーシングの本を読んでから、学んだことを実践し始めていました。息子は、アーシングについて、変な概念だと思ったのか、試したくはありませんでした。

私たちの6か月間のトレーニングプログラムを半分終えたところで息子はけがしたので、脱落せざるを得なくなりました。しかし、私はトレーニングを完了させてから、初めてフルマラソンに挑戦することができました。私は健康維持とストレスを避けるために、毎日アーシングを欠かせませんでした。たしかにその甲斐があったようです。

ヘルスケアを提供する人間として、私は常にみなさんの健康改善を考えています。

アーシングは、単なる運動選手の成績向上目的のためではなく、それをはるかに超えるものには違いありません。

私は男性の健康の専門家です。

元気のない男性や痛みのあるクライアントの多くに、私はアーシングをすすめました。

たとえば、長年首と腰のひどい痛みに耐えてきた54歳のクライアントがいて、その人はアーシングが著しく効果的だとわかりました。地球に接することで痛みがやわらぎ、長い間経験したことのない穏やかな眠りを得たと、彼は驚いていました。

別のクライアントは、活力不足と慢性疲労のための多くの薬を服用していましたが、アーシングによってバッテリーが充電されました。

『エネルギーが出るようになったので、人生が楽しくなりました。夕食を食べたあとも、うとうとするようなことがなくなり、活動に制限がなくなりました。よく眠れて、気分もいいです。何よりも一生続けないといけないと思っていた薬をやめることができたのです』と、彼は言いました。

こういったことは、私がアーシングに関して聞かされる典型的な意見です」

夜中にトイレに行く回数が減る

中高年の男性たちから、夜中に起きて排尿するのが減ったという報告がたくさん寄せられています。これは、前立腺の炎症が減ったからだと、私たちは信じています。典型的なコメントを紹介します。

◎　8か月間、グラウンディングをして眠った59歳の男性
「アーシングをするきっかけは、炎症と左足の痛みを改善することでした。それらの問題は1か月以内に消えました。それともう一つは、夜中にトイレに行く回数がかなり減ったことを言うべきです。以前は2、3回行きましたが、今は1回か、まったく行かずに済むこともあります」

◎　2年間以上アーシングをしている63歳の男性
「私は最近では夜中にトイレに行くのは、1回か、まったくゼロ。行きません。アーシングを始める前は、3、4回行かなければなりませんでした。私の年齢なら前立腺肥大はふつうで、少し肥大しているだけだと、医者は言ってくれました」

睡眠時無呼吸症候群にも効いた！

世界中の約2〜7パーセントの成人に、睡眠時の無呼吸症候群が見られます。

継続的にある一定の圧力を気道にかけるCPAP《シーパップ》(鼻か、顔全体に装着したマスクから空気を送り込む方法)が、広く治療として使われています。その圧力によって気道を開いておくことができます。

睡眠を妨害する無呼吸症候群は、体の炎症反応を活

性化させるので、心血管疾患につながる可能性があると、研究者らは推測しています。

パリーサウンド（カナダオンタリオ州）のビバリー・シューメーカーさん（元集中治療看護師）の話

「私には、無呼吸症候群と不眠症の両方があるんです！

グラウンディングをして眠るようになる前は、CPAPをつけて眠るようにしていました。CPAPのおかげである程度の改善はありましたが、アーシングを始めたら、これは大成功でした。

もっと深い睡眠が得られるようになりました。どちらかというと、あまり目覚めることのない、レム睡眠（身体は深く眠っているのに、脳が活発に動いている状態）だと言えます。

結論的に、エネルギーを一日中保っていられます。ほかの理由で睡眠不足になっても、昼間十分なエネルギーがあります。これは私にとってとても大切なことです。私はアーシングなしには、二度と眠りたくはありません。

CPAPとアーシングを組み合わせることによって多くの利点があると、私は感じています。グラウンディングで深く眠っているときは、その呼吸装置を気にせずにいられます。これは私の生活様式を大きく変えてくれるものです」

パームスプリングス（カリフォルニア州）のダリル・ジェームズさん（経営コンサルタント）の話

「息ができなくなり、あえぎながら夜中に何度も目を覚ますことが、数年のうちに増えてきました。

ついに私は、睡眠クリニックに行くことに決めました。

検査の結果、私は20秒ごとに息が止まることがわかり、軽度の無呼吸症候群と診断されました。

睡眠時無呼吸症候群の患者の多くが睡眠中に死亡しますが、そんなことは絶対に避けたいです。

私は、CPAPをすすめられたので、そのとおり従いました。毎晩その装置をつけると、睡眠は妨げられなくなりましたが、その装置を使用するのはいやでした。なぜなら、心地よくないからです。

睡眠を改善できるというグラウンディングのことを教えてもらったあと、自分の状況がよくなるかもしれないと思い、試してみることにしました。

その判断は正しかったのです！

ＣＰＡＰのフェイスマスクがあまりにも心地よくないときは、私は顔から外すことがありました。それでも長い時間、問題が起きずに一夜過ごせます。

グラウンディングを始めてから数か月経って、このことに私は気づきました。しかし、それでも何度か悪化したので、私はＣＰＡＰを習慣的に使用しなくてはならなくなりました。

それでもアーシングシーツはそのままにしておきました。というのも、問題に打ち勝つためには不可欠な道具だからです。

昼間自分のエネルギーが、以前よりもたくさんあることにも気づきました。80歳代の人間にとっては、これは重要なことです。

それに加えて、アーシングを始めてから私の血圧が安定しています。

以前私の血圧は、薬を飲んでいたにもかかわらず、医者が望んでいる理想的な数値を示していませんでした」

アーシングでストレス解消

統計によると、自分にストレスがあると思っている大人が、これまで以上に増えていることが判明しました。

合衆国では、１次診療医を訪れる約75〜90パーセントの人々が、ストレスに関連したなんらかの問題を抱えています。

けれども、大部分の人々が、ストレスが体に及ぼす深刻なダメージを正しく理解していません。たいていの人が「ちょっとしたストレスだけだ」と言うのです。

慢性ストレスが、あたかもカフェインの取りすぎ程度の軽い問題であるかのように捉えています。

ストレスは体に対する重圧に等しく、程度が過ぎるとさまざまな支障をきたします。

ストレスは、高血圧や心臓発作、脳卒中、急死、鬱病、不眠症、頭痛、筋けいれん、記憶喪失、肥満、腹部脂肪、勃起障害、性的欲求欠乏に結びつく場合があります。

ストレスは、徐々に体を守る力をむしばむので、風邪をひきやすくなったり、アレルギー反応や自己免疫疾患を起こしやすくなったりもします。手短に言うと、ストレスは、あなたの心臓の機能を奪うこともできれば、脳を委縮《いしゅく》させることもできます。さらには、病気への抵抗力を奪い取り、命を縮めることもできるのです。

ストレスは、副腎を直接攻撃します。

副腎は、アドレナリンや〝戦うか逃げるか〟反応のような過剰なストレスにより分泌される、ストレスホルモンを生産する臓器です。

このストレスホルモンであるコルチゾールの分泌量が増えすぎて枯渇すると、睡眠や血糖制御を邪魔したり、不安や鬱、免疫系支障を引き起こしやすくなったりするのです。

慢性的な精神ストレスによる異常なコルチゾール濃度が、炎症を抑える力を低下させることを、新しい研究は示し、病気とストレスの関係性を明らかにしています。

アーシングは、コルチゾールとほかのホルモンに対してよい効果をもたらします。

神経系を落ち着かせ、炎症を抑えてくれるのです。

したがって、ストレスと副腎消耗を打ち消す自然治療を提供してくれていることになります。体にとって最大のストレスとは、ほとんどの人々が気づいていないことであり、それは地球との接触を失うことです。

ディケーター（ジョージア州）のアシュリー・ケインさん（身体障害のある元弁護士）の話

「私は健康な30代の弁護士から、40代の身体障害者へと、この10年間で変わってしまいました。

私の病気はすべて、炎症と副腎に関係しています。

2002年に新しく弁護士となって、その忙しい生活を私は喜ばしく感じていました。

ストレスをまるで依存症的なものとして軽く受け止めていたのです。

その年に私はシェーグレン症候群（自己免疫疾患の一種）になりました。自分の体の免疫系が、自らを攻撃し、炎症を引き起こしました。その翌年には、体の炎症が進展して、慢性蕁麻疹《じんましん》になりました。

2005年に私は百日咳《ひゃくにちぜき》にかかり、6週間病んでいました。

その次の年には、非常に珍しいヒト喰いバクテリア性肺炎にかかりました。敗血症を引き起こし、脳炎と急性呼吸窮迫症候群で、私は2週間昏睡《こんすい》状態に陥りました。

私の副腎は、免疫系に与えられるストレスのために機能不全を起こしました。

たとえ私が目覚めることができたとしても、植物人間のようになると、医者は私の夫に宣告しました。奇跡的にも、私は脳障害を起こさずに目覚めることができました。その8週間後には、自分の厳しい体の状況を無視して、また仕事に戻りました。

それから数週間以内に私は、慢性疲労免疫機能障害症候群（CFIDS）にかかりました。

副腎がとうとう消耗し切ってしまったのです。睡眠薬を飲んでも眠れない状態になりました。やがて食べることもできなくなりました。

また、エプスタイン・バー（EB）ウイルスによる感染症の復活で、常に神経が高ぶっている状態になり、不安は頂点に達しました。

肺がおかされているうえ、免疫力低下のため、また肺炎が再発しました。寝たきりの状態となったので、私は身体障害者にならざるを得なくなりました。

2010年に私のCFIDSで寝たきりの状態を改善させるために、抗ウイルス剤を使った実験を行いました。

それにもかかわらず、2012年には、自律神経異常症になりました。

私は体を動かすと、吐き気がするほどかなり敏感になりました。1日に決まった間隔をおいて水と塩を摂取しないと、くらくらするようになりました。寝ていると目が回るので、座ったまま眠らなければなりませんでした。副腎不全と低血糖のため、ほとんど失神しそうな状態でした。

朝は起きることができないので、正午まで寝ていました。消耗し切っていて、鬱になりました。自分が哀れに感じるときに、哀れでない状態になる努力をするのは難しいことです。

私は見つけた治療はなんでも試してみることにしました。

自分にできる運動や鍼治療、漢方薬、食事療法、それに栄養補助食品を試してみました。あらゆる種類の血液検査を受け、また、食品アレルギーテストも受けました。

しかし、効果はまったくありませんでした。

1年後には、自律神経異常症を改善することに見切りをつけました。私は治ることに執着していたため、ストレスが最高値に達しました。

この時期になると、首の痛みが取れなくなりました。座った姿勢で眠らねばならなかったからです。

私は衰弱し切ったので、疼痛緩和について調べ始めました。これが、私がアーシングに遭遇したきっかけです。

私はアーシングをして眠ることをスタートしました。私の夫は頭からバカにしていたので、アーシングシーツの上で眠ることを拒否しました。

最初の夜、私は激しい死滅反応（病原菌が急激に死滅したための反応：ヘルクスハイマー反応とも呼ぶ）を経験しました。

それは、慢性ウイルス感染にかかっているCFIDSに起きやすいことで、免疫系か、服用している薬が病原体を破壊し始める現象によって寝つくことができなくなります。

私はきつい抗ウイルス剤を服用したとき以外は、死滅反応を経験したことはなかったので、ネットでそのことについて調べてみました。

するとライム病とCFIDSの患者がアーシングをすると、死滅反応を起こすことがあるという報告を見つけることができました。

死滅反応は、アーシングによって血液濃度が薄くなることによって引き起こされます。免疫系が病原体を攻撃し、破壊しやすくさせているのです。

4日目の夕方、私たち夫婦は教会のリトリートで自然豊かな場所に行きました。

私は塩を持参するのを忘れたため、パニックになりました。夫は余分な塩が残っていないかと、キャンプ場を探し回りましたが、見つかりませんでした。

私はとんでもない状態になるだろうと覚悟しました。ところが、その夜、私はめまいも吐き気もなく、動きもせずに、朝までぐっすり眠ることができたのです。本当に驚きました。

家に帰ってからも、自律神経異常症のために塩と水が本当に必要かどうか、私は実験してみることにしました。私は故意に喉が渇いている状態のままで、塩もとらずにいましたが、一日中まったく問題がなく、夜はよく眠れました。

翌日も同じで、それ以降、毎日変わらずに同じです。12時間以上、何も飲まなかったりする以外は、吐き気もしなくなり、めまいがすることもなくなりました。

私の自律神経異常症はかなり改善されました。これからももっとよくなると信じています。

アーシングをし始めて短期間に、いくつかのほかの変化にも気づきました。

（1）私の副腎不全が改善されてきているように感じられました。

最初の夜は、死滅反応のため眠れなかったにしろ、以前12時間眠れたときよりも、朝元気に目覚めることができました。正午まで眠る必要がなくなりました。2006年に副腎不全を患う以前の状態になったと、実際に感じられるようになりました。

（2）私の不安症と怒りが取れました。

私の情緒とエネルギーの早期の変化に夫は気づきました。このようなポジティブな変化が私に起きたので、夫もアーシングを試してみることにしました。そして彼は、肩の痛みが著しく軽減されるのを経験しました。

（3）私の首の痛みは3週間で消えました。

（4）私は若いころから生理痛と月経前症候群がかなりひどい状態でした。毎月たくさんの鎮痛剤を飲んでいました。何度か救急室に運ばれるほど、痛みが激しいときもありました。

今は生理痛も月経前症候群もなくなりました。以前、夫は、私がその時期になって情緒不安定になるのを恐れ、わざわざ遠回りして私を避けて通るくらいでした。夫は私のこの変化に嬉しい驚きを覚えています。

グラウンディングをして眠ることによって、炎症が著しく改善され、私の副腎の状態がよりよくなり、私のストレスは軽減しました。

自分自身の重荷から解放されてストレスが減ったので、より幸せで、より穏やかになることができました。私は究極の癒しのツールを見つけることができたのです。これは私の体が生涯求めていたものです。私はとても感謝しています。二度とアーシングなしに寝るものですか！」

北カリフォルニアのスコット・ハイアットさん（保安官）の話

「私は麻薬取り締まりの仕事をしています。

これに関わる人たちと接するだけで、非常にストレスが多くなります。裁判所に行く時間をとり、そういった人たちの家族に会い、ほかにもいろいろなことをしなければなりません。

私の仕事は、あるときは、ただ座って監視しているだけで何も起きないこともありますが、次の瞬間には防弾チョッキを着て拳銃をつけて、パトカーから降りて疾走せざるを得ないことにもなります。ですから、私のストレスレベルは、いつでも0から100に上昇する可能性があります。

この不規則な生活で、睡眠についての問題が体に一番堪《こた》えます。睡眠時間が一定していませんので、疲労が重なります。仕事柄、私は足や手、鼻、手首を骨折しているので、それらの痛みがあります。そのうえ、拳銃ベルトと防弾チョッキを着用するので、ひどい肩こりがあるのです。

この6年間、私はアーシングをして眠っています。それは以前と大きな違いを生みました。

私はかつて夜中に寝返りを打ったり、枕の位置を変えてみたり、起き上がってストレッチをしてからまたベッドに戻ったり、とにかくよく起きました。

アーシングパッドの上に眠るようになってからは、ずっと熟睡できるようになりました。変な時間帯に仕事をしなければならないときもありますが、前ほど夜中によく起きることはなくなり、質のいい睡眠がとれるようになりました。

私の痛みにも大きな変化がありました。なんと、痛みが消えたのです。アーシングをし始めてから半年間は痛みが消えていたことにまったく気づいていなかったのですが、ある朝起きると、痛みがなかったのです。腰も足も痛くなくなっていました。すごいことです。ひょっとすると、ずっと以前に痛みもこりも消えていたのかもしれません。

私は熱心なランナーなので、足首や膝、股関節の痛みには慣れているのですが、痛みや硬直することもなくなりました。外でランニングをしているときに、何かが変わったことに私は気づきました。仕事でもなければ、食事でもないし、ほかにあえて変わったことは、何もないと思いました。

ただ変わったのは、ベッドにあのパッドを置いたことだけだったのです。

5キロメートルレースで走るときなんかは、友人たちを抜くほど速く走ると、次の朝、あちこちが痛むはずですが、アーシングパッドのおかげで、さほど痛くはありません。実にすごいです」

レークウッド（カリフォルニア州）のブラッド・グラハムさん（消防士）の話

「ご想像いただけるように、私の仕事は精神的、肉体的ストレスを伴います。

昼間であろうが、夜間であろうが、どんなことに直面するか、前もって知ることができません。

ぐっすり眠っている夜中の1時でも、呼び出されることもあります。

火事や事故で車の中に閉じ込められた人を救出するための電話です。深い眠りから目を覚まし、人命救助のために、すさまじい現場になるたけ早く向かわなければなりません。

消防署に戻ってきても、自分が経験した場面が頭からなかなか去ってくれません。

誰かけがした人を救助すると、あとで『大丈夫かな』と考えてしまいます。また、『違う方法で対処していれば、違う結果となったかもしれない』などと、あとになって考えることもあります。

このような仕事の影響を受けて、呼び出されたあと、再び寝床につくのがとても難しいことが、私はよくあります。ときにはベッドに入ってから、何時間も考え込んでしまうことさえあります。起き上がってシャワーを浴びてから、新聞を読むこともあります。

グラウンディングをして眠ると、呼び出されたあとも、またふつうに寝つくことができます。

それまでは、寝つくのに2時間半くらいかかりましたが、今では20分ほどで眠れます。

また、朝起きると、深く睡眠がとれて、体が休まっていることに気づきます。よりよい睡眠がとれ、それでいて意識ははっきりとしています。

身体的にも効果があるようです。

私たちの仕事はきついです。消防士という仕事は、何年か経つうちに膝が固くなりがちだと、私には思えます。あるいは年齢を重ねていくと、腰の問題が出やすくなります。

私はグラウンディングをして眠るようになってからは、膝が以前のように固く感じなくなりました。

私は重量あげをして、体力を鍛えるのが好きです。かなり長い間、スクワットができませんでしたが、今はジムでまたスクワットができるようになりました。走ることも以前より、上達しました」

電磁場過敏症からの回復

この数年にわたって、電磁場に対する過敏症に苦しんでいると、いろんな人々が私たちに伝えています。

家電、家庭用配線、コードレス電話、携帯電話、Wi-Fiといったごく日常的に私たちが使っている諸々の機器から発せられる電磁場です。

ヨーロッパでの研究は、人口のおよそ3～6パーセントがその影響を受けていると示しています。

そのような電磁場に敏感な人々は、結果として慢性ストレスや副腎を弱らせている恐れがあると、私たちは認識しています。実際に副腎に問題があると診断されたと、私たちに話してくれた人たちもいます。

副腎の弱りは、一般的な診断ではわかりにくいです。ストレス症状に対しても、抗不安薬や抗鬱剤、睡眠薬が処方されることが多いです。

ストレスに関するこのセクションの最初のほうでもお伝えしたように、副腎が弱くなると万病につながります。電磁場過敏症はその一つであると言えましょう。

副腎消耗に精通している医者は、その症状の人たちには、アレルギーや慢性痛、疲労感があったり、風、暑さ、騒音、寒さ、一定の食物や化学物質といった数々の環境要因に敏感だったりすると述べています。

アーシングはそういった問題のある人々に対してよりよい対処を促してくれます。

本書の共著者の一人であるスティーブン・T・シナトラ医学博士の長男のステップ・シナトラさんが、電磁場過敏症に関することを次に語っています。シナトラ博士の常々の最良の配慮にもかかわらず、数年前にステップさんは健康をかなり害したので、博士と家族は心配しながら彼を見守っていました。

「ひょっとしたら、息子を失うかもしれないという大きな恐れがあったが、危篤《きとく》状態から見事に回復することができた」

と、博士は述べています。


カリストガ（カリフォルニア州）のステップ・シナトラさん（実業家）の話

「私は1990年代後半にウォール街で株を売買していました。

同じビルのフロアには、100人もの取引人がいて、コンピュータや電話、電子機器に囲まれながら仕事をしていました。

私は一日中ずっとそのような過酷な環境で働き続けていました。私は2つの携帯電話を常に使っていて、それらの1か月の請求書は、5000ドルくらいでした。

私はなんでもやってやるという野心が旺盛で、常にやりすぎの状態でした。私には、若さと強さと健康があったからです。だから、私は一生懸命働き、大きなリスクをおかしても、必ずやりこなせるという自信がありました。

緊迫感に満ちたニューヨークの都会生活を送っていました。私のマンションは、貿易センタービルの真向かいのビルの43階にあって、8ブロック離れたところに一連の電磁場を放つアンテナがそびえ立っていました。

私は4年間ずっとストレス気味で、睡眠不足でした。ついに、自分の体がおかしいのではないかと、感じるようになったのですが、ただの働きすぎだと思いました。そのあと事態は悪化しました。

耳と目と鼻に支障をきたし、咳が止まらなくなりました。それらの症状が悪化しても、また元の健康体に戻れると信じていたので、私は自分の体の声に耳を傾けてじっとしようとは思いませんでした。

私はかなりの高収入を得ていて、成功者の生活を実践していると満足していました。

しかし、ある時点までくると、胸が痛むようになりました。

父は、冠状動脈けいれんか、心臓発作の前兆かもしれないと診断しました。私はそのときわずか25歳だったのです。

そのような体調不良が私を急に立ち止まらせました。

私は自分が消耗し切っていることに気づき、辞めることを決意しました。あの2001年に発生した世界貿易センターの同時多発テロ事件のあと、私はコロラド州に移り住み、健康を取り戻そうと努力しました。しかし、実際にはどんどん弱くなっていき、体重も減っていったので、私は怖くなりました。

私はボルダー市（コロラド州）に、取引を行うための小さなオフィスを構えました。

自分の体に害になるとも知らずに、そのオフィスをWi-Fiやコードレスホンで埋め尽しました。私はそのオフィスで仕事をしながら寝泊まりしていたので、日夜電磁場（EMF）にさらされていたわけです。

そのころ、私の体に何が起きていたのか、当時ははっきり理解していなかったのですが、ただどんどん体の調子が悪くなりました。

特定の食べ物を消化できなくなり、お腹がかなり張ってガスが溜まったり、食物アレルギーを起こしたりしました。体重が減って弱くなり、筋肉痛やけがが増えて、睡眠不足にもなっていました。

私は西洋医に相談する以外にも、栄養士や鍼治療師、代替治療家に相談しました。

私の父も、もちろん援助の手を差し伸べてくれました。私は何度も血液検査を受けましたが、結果は不明でした。

私に何が起きているのか、誰もわかりませんでした。努力しても1か月に2キログラムほど痩せていき、弱々しくなっていきました。

株取引をやめなければならなくなりましたが、自営業だったので、ノートパソコンと携帯電話を手放せませんでした。

EMFにさらされているときに気分が悪くなったので、EMFが自分の体に悪いのではないかと、強く疑問に思い始めました。ひょっとすると、ウォール街にいたころから、過度のストレスが原因でEMFに極端に敏感な体になってしまったのかもしれません。

これに関して国内でもよく知られている専門医たちに、父は私を紹介してくれました。

しかし、誰もはっきりと私の症状を突き止められませんでした。あるときは、有名なクリニックに2万ドルも払って診てもらいましたが、ただ内分泌腺の問題だと言われ、何も解決してもらえませんでした。体に深刻な問題があるはずなのに、どのように私が病気になって、これほどまでも弱くなったのか、教えてくれる医者が誰もいないということに私は恐れを感じました。ただ私にはっきりわかっていたことは、自分自身を守る方法がなく、弱いままだということだけでした。

２００７年に寄生虫感染にかかったときに、私の症状は最悪の頂点に達しました。

数週間のうちに、さらに16キロ痩せました。体が完全に機能しなくなり、病院に入院しなければいけないような状態になりました。

私の身長は１８２センチメートルなのに、体重は37・6キログラムになりました。私の肝臓も腎臓も、そして血液検査も、すべて異常という結果が出ました。体に点滴で栄養を入れることになりました。それと、家族や友達の祈りによって私は救われたのです。

医者は私が生き延びられるチャンスは、たった１パーセントしかないと言いました。

たとえ生きながらえることができても、それだけ体が食い尽くされているので、いったいどうなるのか、医者たちには皆目わかりませんでした。私は痛みに喘《あえ》ぎながらただ耐えていました。体がほぼ麻痺状態だったので、トイレに行くことさえもできませんでした。

体が衰弱し切っていたので、私の病室に入ってきた訪問者が携帯電話を使用すると、吐き気を催しました。

誰かがノートパソコンを持ってきて、何か私に見せようとしても、１分間以上見られませんでした。私はそれほどにも敏感になり、その敏感さをますます認識するようになりました。

ある晩、水を一口飲もうとして喉に詰まったとき、自分はもう死んだと思いました。いっしょにいた父もそう思ったみたいです。

しかし、その瞬間に何かとても神聖な啓示を受けました。ある意味でスピリチュアルな覚醒《かくせい》か、あるいは天使がそばに来てくれたのでしょうか。突如として、私たち人間は自ら自身で恐怖や夢を創造し、ほとんどあらゆるすべてを創造するということに私は深く気づいたのです。

そのときが、人生で最悪の瞬間であると同時に最高の瞬間でした。精霊の意図によって、自分はなんでも創造できるという気づきに導かれました。私は神に奇跡をお願いし、そして私の祈りは通じました。私は再び命のつながりを感じることができ、必ず回復できると、心の奥深くで知っていました。

私の容態は、改善し始めました。

40日後には、やっと退院できるほど体が強くなりました。それでもまだ、とてもデリケートな状態が続きました。父がアーシングについて教えてくれたのはちょうどそのころで、私はかろうじて素足で芝生の上に座れるような状態でした。

気候がよくなるにつれて、芝生の上を素足で座ったり、立ったり、少しは歩いたりできるようになりました。私は自分の体力が少しずつ戻ってくるのがわかりました。

自分の周辺に電磁場を発する電気器具がほとんどないように確認しました。

私は自分のまわりの環境にとても慎重になり、いかなる電子・電気器具も置かないようになりました。すると気分がよく、よく眠れるようになりました。

退院してから9か月は、コンピュータを使用しないばかりか、眺めることもしませんでした。携帯電話も、1か月に1、2回だけ、絶対に必要なときしか使わないよう心がけました。固定電話だけ使うことにして、ワイヤレスでなく、ケーブル回線のコンピュータを使用しました。

病院を退院してから間もなく、私はグラウンディングをして眠るようになりました。

これには驚きました。最初の数夜、おそらく6、7時間眠ったように思いますが、毎朝起きるたびに元気になっていくように感じられました。以前と比較すると、9、10時間眠れたときでも、朝はそれほど元気が出ませんでした。私は劇的なエネルギーと健康の回復を感じることができたので、それ以来ずっとグラウンディングをして眠るようになりました。

体が強くなるにつれて、電磁場に対しても抵抗力が出てきました。

コンピュータを使うときは、足元にアーシングマットを敷いているので、以前よりも長く仕事ができるようになりました。

グラウンディングをしないでいると、10分間くらいすると体が熱くなって汗が出てきて、居心地が悪くなります。

旅行に出かけるときは、アーシングシーツを持参します。

昼間は、環境が許し、可能な限りは素足になってグラウンディングするように心がけています。現在、私の体重は68キログラムで、数年以来、自分が強く感じられます。生かされていることに感謝します！」

みんな違いがわかる！

ダブリン（アイルランド）のルイーズ・ホルガンさん（ヨガ教師）の話

「私は2年間アーシングをしています。私の肉体《ボディ》、心《マインド》、そして精神性《スピリット》までが変化してきているのに驚きの連続です。

アイルランド人は、皮膚の悩みが多い国民です。私も同じで、乾癬《かんせん》（慢性の皮膚角化疾患）があったのですが、著しく改善されました。

とくに夏の数か月は、私はグラウンディングをして眠ることと、素足でいることを心がけ、さらには太陽の助けを借りました。すると、私の両方の肘と膝にできていた皮疹《ひしん》の赤みと大きさが著しく縮小しました。

このような経験から私は嬉しくなって、みんなにグラウンディングのことをしゃべりました。

すると、グラウンディングをすると、多動な子供に落ち着きが現れたとか、薬が効かずにとても痛かった足底潰瘍が素早く回復したなどといった、さまざまな素晴らしい結果報告がありました。

私の母親は、この2年間、横断性脊髄炎（脊髄の炎症性神経障害）という慢性病に悩まされていましたが、たった3晩グラウンディングをしただけで、とても楽になりました。彼女の脚の痛みがかなり軽減されました。

しかし、何よりも彼女は、精神的な変化を得ました。病気に対する考え方が変わり、そのとき以来彼女は回復に向かいました。そして2年後には、完治することができました。

私はヨガを教えているので、夏期には生徒たちを、スタジオに隣接しているビクトリア時代からの広場に連れていきます。

朝露で少し濡れている芝生の上でヨガをしたあと、いつにも増して癒されたと、生徒たちはいつもコメントしてくれます」

幸福感が増す！

ボツワナの首都ハボロネに住む
ティノ・フセゴさん（政府パイロット）の話

「私は自分の家族や友達が、より健康になるための手助けができればと、健康について広範囲にわたり勉強しました。

誰もが健康に関するこだわりをあれこれ持っていたとしても、私としては、勉強した甲斐があったと言えます。

２０１１年に私はアーシングを発見しました。

そして、これはどんな人でも、健康のためにできる最もパワフルな方法であると、私は言いたいのです。

私たちの睡眠は改善されて、みんながもっとエネルギッシュになることができました。

私の妻は歯医者です。彼女はかつて、１日の仕事が終わると、疲れ果てていました。今は仕事が終わっても明らかに元気です。

私たちは今でも風邪をひいて咳が出ることがありますが、それもだんだん少なくなってきています。目立たなくても、私たちは確実に変化しています。

なかでも一番目立たない変化は、幸福感が増したということです。これは最大の祝福です。

若かったころのように、幸せ感にあふれている私たち自身に気づきました。

私たちの3歳と8歳の子供たちも前よりもずっと楽しそうで、探求心旺盛でエネルギーに満ちています。小さい子のかんしゃくがなくなりました。私も妻も忍耐強くなりました。さらには、みんながもっと積極的になりました。

もう一つは、１００歳近い母親がいる私の友達についてです。

彼女は今でも健康な歯と視力を保っています。話し方も問題ありません。彼女は田舎に暮らしていて、家のまわりをどこでもいつも裸足で歩いています。彼女はアフリカに古くから伝わる動物小屋の中で眠っています。ベッドが嫌いで、孫たちがいくら彼女のためにベッドを買ってあげても、みんな誰かにあげてしまいます」

スピリチュアルなつながり

パタゴニア（アリゾナ州）のガブリエル・カズンズ先生（医学博士、『トゥリー・オブ・ライフ　リジュベネーションセンター』の創立者）の話

「最初にアーシングを自分自身と妻が試しました。2人とも違いを感じました。以前よりもっと深く眠れます。

私たちは、以前からときどき素足で歩いていましたが、今はいつも裸足です。

私は仕事で一日中動き回っています。今は前よりも30分か1時間睡眠時間が短くなりましたが、もっと早く起きることができて、エネルギーももっといっぱいです。私は常にエネルギッシュな人間でしたが、今はさらにみなぎっています。

私の医者としての見解からすると、アーシングは、自己免疫疾患の人たちの炎症を減少させるのに役立つということです。私は鬱病や不安症を持つ多くの人々に変化をもたらしたのを確認しています。

『トゥリー・オブ・ライフ　リジュベネーションセンター』では、治療のために訪れる人たち全員にアーシングシーツの上で眠ってもらうようにしています。すると誰もが、さまざまな効果を実感することができます。

結果として、みんながリラックスでき、よく眠れて、もっとエネルギーに満ちてきます。

それよりも、アーシングは、ホリスティックな（全体的な）考え方に導いてくれます。

というのも今日、人間は、実に地球とのつながりを失うことから生じる問題を抱えています。地球のエネルギーに戻ることなく、どんどん離れていっています。

聖書の観点からすると、地球とのつながりを失う人は、神とのつながりも失う、とあります。ここに深い教えがあります。

アーシングによって、私たちは再び地球につながることができ、また互いにつながることができ、そして、ある意味において、神とつながることができるのです」

第13章　女性をきれいに健康にするアーシング

アーシングの素晴らしさ

女性はわかっているようです。

女性はすぐに〝素足のつながり〟を直観的に実行して、母なる地球のエネルギーをもらって癒されようと試みます。

これは、何も男性性の心を批判するつもりではありません。ただ何年もの間に、何千もの人々にアーシングの概念を説明して実践したことに基づいた見解にすぎません。

数年前にある女性グループが「地球につながって癒されましょう」と、声を揃えて歌いながらアーシングへの理解を広めていました。

彼女たちはみんな、家でもオフィスでも履いていた靴を放り投げて楽しむようです。男性はめったにそんな真似はしません。靴が窮屈というのではなく、女性のほうが男性よりもむしろ本能的に、調和ある地球とのつながり方をする感覚があるのでしょう。

女性は本能的に世話好きです。

女性はアーシングの素晴らしさを経験したあと、友達や家族など誰にでも教えてあげたい気持ちになります。

それに比べて男性はどちらかというと、どのようにアーシングが働きかけるのかを知りたい、ということに心が向くと、クリントン・オーバーは気づきました。

さらには、外観が変わるファクターがあるからです。

たとえば、こんなことがありました。

アーシングの1日研修に、多発性硬化症の女性が参加したときのことでした。彼女は研修が終わると化粧室に行きました。そしてその後すぐに、すごく興奮して駆けつけてきました。彼女は「顔が違って見えたわ。

数年前の私の顔だったのよ」と、言いました。

するとほかの女性たちも、たった30分グラウンディングしただけなのに、同じようなことをコメントしました。

グラウンディングをして一定期間眠るようにすると、女性は前よりも爽快な気分になり、きれいにもなります。

肌が透き通り、瞳が明るくなり、活力が出てくると、女性たちは言います。情緒的な変化と外観の変化は、いくつかの組み合わせが原因なようです。体の電子欠乏がなくなったことで、よく眠れるようになり、ストレスや痛みが減って、体の中がバランスよく機能するようになったからです。

このようなことから、今まであったさまざまな健康上の問題が解消されるのを促します。

さらには、体重を増やさないように頑張っている人たちにとっても、きっと役立つでしょう。

ストレスホルモンの正常化

アーシングは、コルチゾール（ストレスホルモン）値を正常化させるので、それによって、よりリラックスしたと感じられます。

それが体重面でも制御しやすくさせるのかもしれません。

とかくストレスの多い人は、不健康な食事をとりやすいのです。

感情を満たすためや、自分のために健康な食事を準備する時間が少ないために、体によくないものを食べがちになります。

肉体的や精神的なストレスがかかると、体はコルチゾールを過剰に分泌します。

このホルモンは、すぐにエネルギーに変えるために、脂肪と炭水化物の代謝を促進させます。

ある研究においては、ストレスが多すぎて体内のコルチゾールが過剰になると、食欲を促進させて体重を増やす可能性があると示しています。

さらにもう一つ、ストレスとコルチゾールは、不健康かつ見苦しい腹部脂肪を蓄積しやすくさせます。

お腹の脂肪に関して問題となるのは、炎症性化学物質を生産することです。それが、心疾患と糖尿病に結びつくメタボリック症候群の最大の特徴であるということです。

私たちは、体重とアーシングの関係性に関してまだ特に研究をしていないのですが、体重を減らしたり、今の体重を維持したりするのに、アーシングが効果的だとかなりの人たちが報告しています。

なんといっても、体内ホルモンがカギを握っているのですが、ホルモンはとても理解しがたいものです。特に女性は一生を通じて混乱させられがちになります。

アーシングの研究において、コルチゾールとの関係性に関するきわめて重要な研究は、第5章でお伝えしましたが、それ以外のホルモンとの関係性についての研究は、現在まだ行われていません。

私たちの体内で増えたり、減ったりするホルモンの複雑な相互関係について、人間はまだ十分に理解できていなくても、諸々のホルモンが、互いに調和をとりながら働くということはよく知られています。体の中で1つのホルモンがうまく生成されないと、ドミノ効果でほかのホルモンに影響します。

コルチゾールは、プロゲステロン（黄体ホルモン）と呼ばれるステロイドホルモンに近い親戚であり、そして、エストロゲンは、少し遠い親戚のホルモンです。したがって、それらが互いに影響する関係性についてはまだよく知られていません。

それにしても、互いに何かポジティブな影響が起きています。

私たちは多くの女性たちから、辛い月経前症候群（PMS）や、閉経期の兆候が、すばやく軽減されたというよい知らせを受けています。

2004年に発表された最初のコルチゾールの研究では、8週間グラウンディングをして眠った実験の参加者たちが、その実験前とあとの健康状態を述べています。

そのうち5人の女性の参加者たちがまとめたコメントを次に紹介します。

彼女たちのコメントは、ほんの短い期間アーシングすることによって起き得る可能性を表しています。

ここで心に留めていただきたいのは、それぞれみな、個々異なるので、反応も個人差があるはずですが、ここ数年のほかの多くの見解と通じる同じような特徴が見られることです。

参加者1番：53歳、更年期

実験前に訴えた体の不調
＊なかなか寝つけない
＊過去3年間、夜中に2、3回目が覚める
＊脚のけいれん（こむら返り）
＊全身の慢性筋肉痛
＊ほてり

実験後のコメント
＊早く寝つけるようになった
＊首の痛みが減った
＊脚と足のけいれん（こむら返り）が減った
＊1週目に腕と腰の痛みが消えた
＊顎関節症《がくかんせつしょう》が著しく改善した
＊ほてりが減った

参加者2番：24歳

実験前に訴えた体の不調
＊17年間睡眠の問題がある、なかなか寝つけない、数時間すると目が覚めて再び眠れない、起きると疲れている
＊毎日ときどき頭痛がする
＊生理前の1週間は片頭痛がある
＊生理痛、気分にむらがある、お腹が張る、怒りっぽい、鬱、体重が増える
＊消化の問題：お腹が張る、吐き気、下痢、ガスが溜まる、便秘

実験後のコメント
＊3日目の夜から寝つきがよくなり、朝までずっと眠れることが増えた
＊夜中に目が覚めても、また寝つけるようになり、悪夢がなくなった
＊起床時に疲れていなくて元気
＊毎日あった頭痛がなくなった
＊食物渇望、腹部の張り、鬱といった月経前症候群（PMS）が減った
＊腹部の張り、便秘、吐き気などの消化機能が改善された

参加者3番：52歳、更年期

実験前に訴えた体の不調
＊常に仮眠状態である
＊夜中に体の緊張を感じて数回起きる
＊起きると疲れている、一日中疲れている
＊ここ数年間、左腰がよく痛くなる
＊13歳から（食物と空気の）アレルギーがある
＊消化が悪く、お腹にガスが溜まる

実験後のコメント
＊体が休まったので、夜睡眠時間を1時間減らしてもよいと感じられる
＊深いリラクゼーション
＊左腰の痛みが完全に消えた
＊最初の数日間は、鍼治療を受けたときのように、ジンジンと伝わってきたのと、以前負った傷口のあたりが温かく感じられた。3日ぐらいすると、この漠然とした感覚は消えた
＊アレルギーは、たしかに少なくなった
＊よりよい消化
＊夜中に歯ぎしりをしていないことに気づいた
＊実験に参加していないが、グラウンディングをして彼女の隣で寝ている夫は、睡眠時間を減らしても、より活力がみなぎるようになった。さらには、いびきをかかなくなったと、彼女は報告している。

参加者4番：42歳

実験前に訴えた体の不調
＊なかなか寝つけない、落ち着いて眠れず常に仮眠状態である
＊起きると疲れている、昼寝から目覚めにくい
＊1992年の自動車事故以来、線維筋痛、腕、脚、足首に関節痛がよくある
＊胃腸障害があり、お腹にガスが溜まる

実験後のコメント
＊全般的に睡眠の質がよくなった、すぐには寝つけないが、徐々に変化している
＊より深い睡眠がとれている
＊痛みが軽減したので、疲労感が減った

*痛みと疲労感が減ったので、線維筋痛がかなり改善した、左腕がたまに痛むが、関節の痛みが消えた
*病気はまったくなくなったので、はるかに気分がよくなった

参加者5番：44歳

実験前に訴えた体の不調
*睡眠の問題：身体的な不快感で、毎晩夜中に2、3回起きる
*過去4か月間、左手の指の感覚がない、手根管症候群
*激しい生理痛、乳房の圧痛、情緒不安定、体重の増加、長年にわたる子宮筋腫《しきゅうきんしゅ》
*夜中に体がほてる（寝汗を伴うときもある）
*不安発作を起こす経歴がある
実験後のコメント
*徐々によく眠れるようになった
*午前4時半～5時半の間に不安発作で目が覚めて、午後早いうちに消えることが2回あった
*特に夜は、手と指の無感覚が減った、夜に腕の締め金具をつける必要がなくなった
*生理痛はそれほど激しくなくなった
*肉体的にも精神的にも前よりよい状態であると感じられる

アーシングでどれくらい早く元気になれるでしょうか？

２０１２年に南カリフォルニアで開催された〝女性の健康会議〟にて、この質問の答えを得るための簡単な実験が用意されました。

１００人くらいの女性たちが、1時間のアーシングの話が始まる前とあとにアンケートに答えてくれました。

質問群は、エネルギーレベル、痛み、ストレス・不快感、情緒、血液循環、柔軟さなどについて、各自が記入するものでした。講義を聞いていた半数くらいの女性たちが、すでにアーシングについて知っていました。

実験はこうして準備されました。

ホテルの会議室の入口で、女性たちは、アンケートとペン、そしてアーシングパッチとコード、ライトつきの手鏡が入った袋を手渡されました。

なぜ、鏡？　講義が始まる前とあとの自分がどのように映るか、わかりやすくするためです。

いったん着席すると、この実験に参加した女性たちは、アンケートの〝ビフォア〟セクションの質問群に対して、彼女たちが主観的に感じることを1～10の尺度から選びました。

みなさんがアーシングについての講義を聞く前に、アーシング用の配線システムは、会議室のいたるところに配置されました。

参加した各々の女性は、片方の足裏にパッチをつけました。そしてそれに接続された部屋中のアーシング用配線が、壁のアース用コンセントに差し込まれました。

講義が終わると、みんなはアンケートの〝アフター〟セクションの質問に答えました。ここにそれらの質問と結果をお伝えします。

1. エネルギーに関して

Q：私のエネルギーレベルは――［最低、ある程度、最高、を含むいくつかの段階が数字で示されていて、どれかを選ぶ。アーシングの〝ビフォア〟と〝アフター〟両方の欄に記入する］

A：78パーセントが、実験後にエネルギーが、よりアップしたと答えた。平均的に40パーセントが、エネルギーがアップしたと答えた。

2. 痛みに関して

Q：私の体のどこかに感じる痛みは――［激しい、ある程度、まったくない、を含むいくつかの段階が数字で示されていて、どれかを選ぶ。アーシングの〝ビフォア〟と〝アフター〟両方の欄に記入する］

A：痛みがあった60パーセントが、実験後に軽減したと答えた。平均30パーセントが、軽減したと答えた。

3. ストレスに関して

Q：私のストレスかイライラレベルは――――［ひどい、ある程度、なくて落ち着いている、を含むいくつかの段階が数字で示されていて、どれかを選ぶ。アーシングの〝ビフォア〟と〝アフター〟両方の欄に記入する］

A：ストレスがあった77パーセントが、軽減したと答えた。平均50パーセントが、よくなったと答えた。

4. 情緒に関して

Q：私の気分は全般的に――――［かなりひどい、よくない、まあまあ、素晴らしい、を含むいくつかの段階が数字で示されていて、どれかを選ぶ。アーシングの〝ビフォア〟と〝アフター〟両方の欄に記入する］

A：82パーセントが、気分がもっとよくなったと答えた。平均40パーセントが、よくなったと答えた。

5. 血色に関して

Q：鏡を見ながら、私の顔は――――［くすんでいて青白い、まあまあ、血色がよくてはつらつとしている、を含むいくつかの段階が数字で示されていて、どれかを選ぶ。アーシングの〝ビフォア〟と〝アフター〟両方の欄に記入する］

A：73パーセントが、血色がよくなったと答えた。平均38パーセントが、よくなったと答えた。ほんの1時間アーシングをしただけで、血行がよくなり、より穏やかな気分になったため、血色がよくなったと思われる。

6. 血液循環に関して

Q：私の手と足の温かさは――――［氷のように冷たい、まあまあ、温かい、を含むいくつかの段階が数字で示されていて、どれかを選ぶ。アーシングの〝ビフォア〟と〝アフター〟両方の欄に記入する］

A：65パーセントが、血液循環が改善したと答えた。平均32パーセントが、改善したと答えた。

7．柔軟性に関して

Q：私は屈んで足のつま先に届こうとすると柔軟性は――――［とても硬い、ある程度、とても柔らかい、を含むいくつかの段階が数字で示されていて、どれかを選ぶ。アーシングの〝ビフォア〟と〝アフター〟両方の欄に記入する］

A：62パーセントが、柔軟性が増したと答えた。平均23パーセントが、改善したと答えた。

この実験を企画し、アーシングについての講義をしたクリスティ・ウェステン先生（カイロプラクティック治療師）は、結果を知ってこう言いました。

「実に驚異的です。アーシングがいかにすばやく女性の活力を増強させるか、はっきりしました。もちろん、男性にとっても同じことが言えるのですが、しかし、男性はそう簡単には認めようとはしないでしょうね」

先ほどのような変化は、会議室に置かれている典型的な座り心地がよくない椅子に1時間座り、しかも隣同士知らない人という条件下で生じたということは、知っておくべきことです。

ウェステン先生は、そのときの経験を次のようにまとめました。

「ほとんどの方は、元気はつらつになるために相当な時間と努力と犠牲が必要だと思い込んでいます。ジムで汗を流し、完璧な食生活を続け、なるたけストレスがないように心がけなければならないと、考えているでしょう。

なるほど、これらは健康なライフスタイルの基本ですが、やり遂げるのはそれほど容易ではありません。

それに比べてアーシングは、まず努力をまったく必要としません。実に、健康に対してできることの中でも一番簡単です。ただ1時間でもいいので、地球とつながるだけです。

それだけでも違いを感じられます。もっと深いレベルで違いを感じる場合もあるでしょう。なんといっても、副作用がありません！　これを、毎日の生活で習慣づけると、元気はつらつとしたあなたになれます！」

月経と更年期が楽になる

エンシニータス（カリフォルニア州）の
アマンダ・ワードさん（自然療法医）の話

「私自身がアーシングを始めてから驚くべき結果に導かれました。とにかく、深く眠れます。疲れ切ったときには、アーシングシーツに身を包むと、すばやく回復できました。

しかし、最も劇的な効果は、私の月経に関する問題に表れました。

かつて私は、生理に伴う重度の月経前症候群（PMS）があって、激しい生理痛に苦しんでいました。健康に携わる仕事柄、私には多くの手段が可能であるにもかかわらず、どんなことを試みてもあまり効果はありませんでした。症状があまりにもひどくて衰弱しているときは、家でじっとしているほかありません。

アーシングを始めてから2か月ほどすると、月経時の問題が改善していることに私は気づき始めました。そのころから毎月徐々によくなっていきました。

1年ほどすると、私の困難な月経の問題は完全になくなりました。

今では精神的に少しイライラするくらいで、肉体的症状はまったくありません。

私の生活がこうして改善し始めるに従って、私はアーシングを患者たちにすすめるようになりました。

私は女性の健康問題に対して、ホルモンバランスや栄養的なサポートを多く行います。幅広い方法を使うので、どれが一番効いているのか、突き止めにくいです。

それにしても患者たちは、いくつかの別の方法だけではなく、アーシングを併用することでよりバランスを感じると私に伝えています。

私の臨床的経験からすると、バイオアイデンティカルホルモン療法（BHT：人の体内に存在するのとまったく同じ化学構造を持ったホルモンを服用する）とアーシングを併用すると、優れた相乗効果があるように思えます。

ホルモンバランスの異常をきたす女性は非常に多いです。その異常を軽減させるのに、アーシングは簡単かつプロフェッショナルなツールであると思われます。

ほてりや寝汗、不眠症、イライラなどの閉経前、閉経期特有の症状にアーシングが特に素晴らしい結果を招くのを、私は見てきました。

母親の患者たちは、子供たちが風邪やインフルエンザの症状があるときにアーシングシーツを使うと回復が早かったと、私に報告しています。

免疫系が弱いので病気になりがちな子供を持った母親でさえ、同じコメントをくれました。

母親たちは、テレビを見ている子供たちを、自分が使っているアーシングシーツで包むと言っています。グラウンディングしている子供たちはいつもよりぐっすり眠っていると、私は聞かされました」

サンディエゴ（カリフォルニア州）のデール・テプリッツさん（健康研究者）の話

「私は、13歳から生理が始まって以来、45歳までずっとひどい月経前症候群（ＰＭＳ）と生理中の症状で苦しんできました。

毎回生理が始まる1週間前から体内の水分がだんだん増えてきて、異常な食欲、頭痛、体重が増えるのを経験してきました。

イライラしました。皮膚が痒くなり、とても不快で、体に触れると痛く感じました。毎回月経が始まると、数夜眠れなくなります。数年間は、体の水分を取り除くための利尿剤と、寝苦しい夜は睡眠薬を服用していました。

ＰＭＳは、私の性格や人間関係にも影響しました。感情の起伏が激しく、不安症や鬱になることもありました。薬物治療によって私は感情が麻痺しているように感じられました。

いったん月経が始まると、ＰＭＳの症状は消えますが、ひどい生理痛と出血に変わりました。

痛みと疲労感は、仕事ができないほどでした。私はこの期間は、抗炎症薬に頼って生活していました。そのため食べ物の消化にも悪い影響を及ぼしました。

45歳から私はグラウンディングをして眠るようになりました。

1か月後には、ＰＭＳのすべての症状が消えてなくなりました。

実に驚きでした。睡眠薬と利尿剤、そして抗炎症薬やほかの薬も全部一度にいらなくなったのですから。あらゆる症状から解放されて、新しく生まれ変わったようでした。

その2年後に私は閉経期に入りました。更年期障害に関する恐ろしい話をほかの女性たちから聞かされていたので、私はこの先どうなるのか不安でした。PMSがひどかった人は、更年期障害もひどくなる可能性が高いようです。

驚いたことに、私はその更年期をなんの問題もなく通過することができました。

月経期間と頻度が、完全に終わるまで徐々に少なくなっていきました。

不眠を経験することもなく、ただワインを飲んだり、特定の食べ物を口にしたりしたときだけ、ほんのわずかなほてりを感じるだけでした。

私の友達が言っていたような、ホルモンの変化による情緒不安定などまったくありませんでした。現在60歳を迎えた私の友人の一人に、更年期障害が10年以上も続いている人がいます。

もう一つ、私を驚かせることがありました。

私が40代前半だったとき、骨減少症（骨密度が標準以下で、骨粗鬆症に至るかもしれない状態）と、診断されました。私は数年間続けて二重エネルギーX線吸収測定法（DEXA）と呼ばれる検査を受けて、腿と足首の骨の骨密度を測ってもらっていました。

私がグラウンディングを始めてから3年経った48歳のときに、またその検査を受けたときには、骨減少症は消えていたのです。

52歳になったときにまた検査をしても消えたままでした！　私の骨密度はまったく正常でした。

アーシングがPMSと生理痛と更年期障害の兆候を取り去ってくれたと、私は確信しています。

大地と密着して生活している先住民の女性たちは、ホルモンバランスが崩れるようなことは、ないに違いないと私は疑いません。

アーシングについて30年前に教わっていたとしたら、私の人生も変わっていたことでしょう。しかし、当時は誰も知りませんでした。

アーシングに出会ったというだけでも運がよいと考えるべきです。さもなければ、私はずっと苦しんでいたはずです」

テンピ（アリゾナ州）のメリッサ・ダワヘア先生（自然療法士兼看護師）の話

「2012年にアーシングを始める前は、私はある程度（10段階のうちの3、4レベル）の生理痛を常に経験していました。

アーシングと共にそれはただちに消えました。

また、激しい有酸素運動や抵抗運動による筋肉痛が最小限にとどまるか、まったくなく回復できることに私は気づきました。以前の私は、運動後になんらかの不快な状態が残りました。

免疫系がより強くなったように思われます。あまり風邪もひかなくなりました。ひきそうになってもアーシングをして眠ると、治っています。

私の子供たちもアーシングをして眠ります。彼らの免疫もより強くなりました。風邪をひいたとしても、以前に比べると軽くて、半分くらいの期間で治ります。眠りがより長く、より深くなりました」

私は健康を取り戻した

マディソン郡（ウィスコンシン州）のエリザベス・ヒューズさん（博士号取得者、元大手企業重役）の話

「私は、21歳のときに熱が出てきて、頭痛がして、喉と筋肉が痛くなり、リンパ腺が腫れて疲労感がありました。

主治医は私の症状が、特に若年成人に起こりやすい単核細胞増加症（ウイルス感染）だと見なしました。

私はそのとき以来25年間以上も、あれこれ複数の症状で床についていることが多かったのです。

その時期に流行っていた謎めいた病名を、私の症状に合わせて医者が次々くれたように思えました。たとえば、〝慢性疲労症候群〟、〝エプスタイン・バーウイルス感染症〟、〝線維筋痛症〟、〝ラムゼイ・ハント症候群〟といったような病名でした。私が〝多発性硬化症〟だと診断した医者もいましたが、それは誤診でし

た。

医者たちの私を癒そうとする志は大きいのですが、私がなぜ病気になったのかを突き止めようとはしないので、ほとんど癒すことのできないシステムに私は縛られていました。

すべては私の頭の中で起きていることだという医者たちもいて、抗鬱剤を処方してくれたり、精神療法をすすめてくれたりしました。私の諸々の症状が明白だったのにもかかわらず、どこがおかしいのかわからないと、初期段階に6人のインターンたちから言われたこともありました。

私は数々の化学製品に対して気分が悪くなりました。新しい合成繊維やカーペット、放散ガス溶剤、揮発性物質などは、問題でした。

よくなるためには、私はなんでもしました。西洋医学がダメだったので、代替医療を試みました。

デトックスをするために、私は毎日450ミリリットルの小麦若葉ジュースを飲みました。熱を加えていないオーガニックなものを食べました。体内の水銀を除去するために、アマルガム（歯の詰め物）を取り出してもらいました。

このようなことのすべては、私を一時的に楽にしてはくれましたが、どれも永続的ではなく、本質的な変化はありませんでした。

ずっと続いていた健康問題にもかかわらず、私は博士号を取得し、アメリカの大手企業で高い地位につくことができました。

私の容態が悪化したときには、しばらく仕事を辞めなければなりませんでした。

私は常に答えを求めていたのですが、見つけることはできませんでした。

私とよく似た症状で悩んでいる女性たちが集まるサポートグループにも加わりました。そういった女性たちの中には、あまりにも辛いので希望が持てなくなり、自殺しようとした人もいるくらいでした。

1つの症状からまた別の症状に移るまでの一時的に楽になっている間に、私は次の症状に対する治療費を稼ぐために働かねばなりませんでした。

2005年ごろに私はアーシングについて学び、グラウンディングを始めました。

なんと6週間以内に私は別人のように生まれ変わり

ました。

まったくの驚異です。〝ショック〟のほうがふさわしい言葉です。

体から痛みが完全に消えました。

医者たちがあえて病名をつけた、乳房痛など生理中に苦しんでいたあらゆる症状も消えました。

のちに閉経期を迎えたころにはほてりが始まりましたが、さらにアーシングするのを増やすことによっておさまりました。

まったく薬を服用せずに、私は健康を取り戻すことができました。そのときから現在8年が経ちました」

母なる地球は母たちを救う

ロサンゼルスに住むオリビア・ビエラさん（医術コンサルタント）の話

「私はアステカ時代（1428年ごろから1521年まで北米のメキシコ中央部に栄えたメソアメリカ文明）の古典ダンスに何年も専門的に深く関わってきました。

祭りや歴史的な儀式の場で踊りを披露してきました。アステカダンスは、下半身を集中的に動かす活発な踊りです。

私は2005年に娘を出産したあと、またダンスをしたいと切望していました。しかし、以前のような柔軟性とたくましさはありませんでした。私は以前のように戻りたいと頑張りすぎて、右膝を痛めたようです。

それからというもの、私の膝は慢性的に炎症を起こしました。MRI検査では、破損はなくひどい炎症だけが見られました。

私の膝は風船のように膨らんでいて、激しい痛みがあったので、階段を上るのが難しい状態でした。運転したり、赤ちゃんを抱いたりしたことで、さらに症状が悪化しました。これに加えて、出産後右の腰に多くのトラブルを抱えてしまいました。

どうにかしなくてはならなかったので、マッサージやセラピーに通いました。

しかし効果は見られませんでした。ほとんどストレッチもできない状態になってしまいました。

2007年のある時点で、最初の膝の手術を行うことになっている2週間前でした。ちょうど私がグラウンディングをして眠ったり、働いたりし始めたときでした。

痛いのに眠ることができるということに、私はすぐさま気づきました。そうして1週間が過ぎ、また次の1週間が過ぎるころには、炎症がおさまり始めました。

6週間過ぎたころには、冷やさなくても30～40パーセント炎症がひいていました。ただよく眠って、患部の症状を軽くするためにエッセンシャルオイル（精油）を使っただけです。

痛みを軽くするため脚の間に枕を挟む必要もなくなりました。痛みが抜けていったので、手術を受けなくてもよくなりました。

２０１３年を迎えた今も、まだ私はグラウンディングをして眠っています。

私の膝は１００パーセント完璧です！

おそらく最も思いがけない驚きは、私のニコチン依存症に関することです。

私はヨガや食事療法などに熱心でいくら健康志向であっても、たばこだけはやめられませんでした。私は13年間喫煙し続けていて、妊娠したときにやめました。

ヘビースモーカーではけっしてありませんが、1日の仕事を終えると、無性に吸いたくなるのです。1本吸ってから、2本目を吸うこともあるほどです。

アーシングを始めてから6週間後には、無性に吸いたくなることがなくなりました。あれから吸っていません。

感情的なストレスもたしかに解消されているのを、私は経験しました。

グラウンディングを始めた時期、私の人生にいろいろ起こっていました。自分が若返っているような感覚と、情緒的に落ち着いているということに、たしかに最初から気づいていました。

肉体的に地につながることは、感情的にも、精神的にも同様に地につながっていられるのです。すなわち、全面的に地球につながっていられるという意味です。

私の睡眠パターンも変化しました。

深い睡眠がとれることに早期に気づきました。

さらには、娘について面白い発見がありました。

娘はいつも胎児のように丸くなって眠っていました。ちゃんと丸くなれる場所が定まるまで、いつもベッドでごろごろしていました。2歳のときにアーシングをして眠るようになったのですが、最初の晩から板のように背筋を伸ばして寝入ることができました。まるで磁石に引きつけられるかのようにシーツに吸いついて、完全にリラックスして寝ていました。

今日娘は8歳になりましたが、いつも深く熟睡しています。娘が長時間電子機器に接していると、イライラしたり落ち着きがなくなったりして、なかなかリラックスして寝つけなくなると、私は強く感じています。アーシングシーツを使い始めてからは、それが軽減されました。

私はオフィスでアーシングマットを使っています。パソコンやプリンター、電話などの電子機器がいっぱいなので、おそらくかなり電場汚染されているはずです。私自身もおそらくそのせいでいつも疲労感がありました。

けれども、アーシングをするようになってからは違います。オフィス全体にアーシングをすると、私の仕事の能率も上がりました。頭が冴えています。パソコンに集中しても疲れることがなく、やるべき仕事をさっさと終えることができるようになりました」

シングルマザーと息子にとっての大収穫

スプリングズ（コロラド州）に住むドナ・ザージャーさん（土木技師兼数学教師）の話

「2013年前半にグラウンディングをして眠り始めたときから、私と息子にとって大きな収穫がありました。

私自身は、より深い睡眠が得られて、再び夢を見るようになったことに気づきました。

心に新しいレベルの静寂さが生まれました。それが職場での私に影響しているのか、ほかの人たちの問題に巻き込まれることなく、スムーズに仕事が運ぶようになりました。活力が劇的に増したと同時に、集中力もアップしました。

アーシングによって、私の2つの脊椎がひっついていることから生じている長年の首の痛みが、ほとんど完全に消えました。以前のような体のほてりが半減したのも、よく眠れるようになった理由です。私の肌も以前のように乾燥しなくなってスベスベになりました。

私がグラウンディングを始めてから1週間後に、学校でとても長時間働く日々が続きましたが、若々しくて元気そうに見えるとみんなが言ってくれました。

12歳になる私の息子は深くよく眠れるようになり、見た夢も鮮明に覚えています。以前よりもずっと幸福感が増して、落ち着いたように思われます。彼には、失読症、書字障害、計算力障害、注意欠陥といった問題があります。体質的にも腸に小麦、グルテンが合いません。

しかし、グラウンディングをするようになってからは、学校の成績と情緒の安定、対処能力に改善が見られ、特に食べ物に対する反応はよくなりました。よく眠れるようになったので、登校に間に合うように起床しやすくなりました。

これは同様に私にも当てはまることです。私たち2人とも、何事にも落ち着いて問題に対処できるようになりました。これは実に素晴らしい収穫です。

私の知人の母親に、自閉症のような症状を持つ息子がいます。

その子もアーシングをするようになってから、さまざまな改善が見られたということです。

うちには1匹の犬と3匹のネコがいて、いっしょに暮らしています。

私のベッドの下のほうにハーフサイズのアーシングシーツが横向きに敷いてあります。ネコたちは昼夜を問わず、ベッドに潜り込んでは、アーシングをしています。またパソコンの下に敷かれているアーシングマットの上に、ネコたちは座ったり、寝そべったりしています。私たちの愛犬もまた同様に、ベッドに忍び込んでアーシングシーツの上に横たわります。特に最近は、後ろ足を痛めたのでそうしています。動物はアーシングをすることによって、完全チャージしたいようです」

妊娠に対する衝撃的な影響とは？

パラダイスバレー（アリゾナ州）のステファニー・オカフォーさん（フィットネストレーナー兼微小電流セラピスト）の話

「私にとって、妊娠に対する影響が最も衝撃的でした。特に妊娠初期にそれが著しく表れました。これは私の最初の妊娠でした。私はとても活発な人間で、厳しいフィットネスのスケジュールに従って生活しています。

私が妊娠したときは、ランニングはあまりしませんでしたが、以前と同じ強度のウエイトリフティング（重量あげ）や筋力トレーニング、クロストレーニングを続けていました。

そのような運動をしている間は、まったく問題なくやれると感じられても、運動後1時間くらいすると、かなりの疲労感がありました。

私は家に帰ってから、妊娠しているのだから昼寝をしてもいいのだと、自分に言い聞かせました。

自分を大切にする必要があったのですが、少しだけの昼寝で十分でした。アーシングシーツの上に20分間ほど横になったあと、起き上がりました。

意識もはっきりしていて、疲労も回復し、元気にまた活動することができました。

私が話しかけたほかの女性たちと比べると、私の妊娠はかなり楽なほうだとわかりました。

つわりもまったくなく、妊娠中ずっと運動を続けることができました。運動後を除けば、いつも元気いっぱいでした。私が妊娠しているにもかかわらず、なぜそれほど元気なのかと、みんなが不思議に思ったくらいです。

フィットネスが妊娠を助けてくれたと、私は確信しています。

体調が優れていて妊娠するほうがそうでない場合よりも、最初からすべてうまく進みます。

それにしても、とても体調がよくて妊娠しても、ひどい妊娠期を送った友達も少なくはありません。妊娠は人それぞれ異なりますが、アーシングをして熟睡し、20分間くらいの昼寝をちょこちょことることが、私がとても元気でいられた理由であることはたしかです」

追記：ステファニーさんは、２００９年10月に自宅出産しました。そのときの話を、彼女の夫である元フットボール名選手のチケ・オカフォーさんが語ってくれました。

「すべてが素晴らしく運びました。ステファニーは、とても元気に成し遂げました。

本当に強かったです。私は彼女に対する畏敬《いけい》の念に打たれました。助産師さんもとても感動していました。

私は娘を取り上げてから、へその緒を切ることができました。娘ははっきりとした意識と澄み切った瞳を持って生まれました。生まれるとすぐに、おっぱいを吸い始めました。妻のステファニーは、身長が182センチメートルで、私は198センチメートルです。そして私たちの娘のアナヤ・ルイズは、4640グラムで生まれました。母親も赤ちゃんもよく頑張りました。

2人ともずっとアーシングを続けています」

2014年にステファニーさんは、3番目の子供を妊娠していると、告げています。

2度目の妊娠はなんてことなかったと、彼女は述べていました。

現在4歳になる娘と2歳の息子は、とても健康で元気な子供たちなので、ステファニーさんはあまり昼寝ができません。彼女の3回目の妊娠は、現在妊娠後期に入っていますが、今回またしても楽なようです。

彼女と彼女の夫と子供たちは、ずっとグラウンディングを続けています。

「アーシングは私たち全員に大きな変化をもたらしました」

と、ステファニーさんは語っています。

アーシングと受精は関係あるのか？

サンタバーバラ（カリフォルニア州）のラッセル・ウィッテン先生（カイロプラクティック療法士）の話

「私が2000年から患者にアーシングをすすめると、多くの方々からよいフィードバックを得ました。

効果があるのかどうか、わからないという人たちもいます。

彼らはもはや痛みが消えて、私が思い出させてあげない限り、以前痛みがあったことさえ忘れていると、私は気づくようになりました。

グラウンディングを始めるようになってから、鮮明な夢を見るようになったと、私は患者たちによく言われます。なかにはサイケデリック（幻想的）な夢を見た、というケースもあります。

私が直接知っているアーシングの体験談の中でも、おそらく最も驚くべき話は、私の妻のジョーイの体験です。

妻は最初の結婚で8年間妊娠できませんでした。そのあと私たちがいっしょになってからも最初の6年間は、妻は受胎できませんでした。医療検査を受けても異常が見つからず、ただ妊娠しないだけだと言われました。医学検査では、何も問題はなかったのですが、ただ妊娠できなかったのです。

私たちは、2000年からグラウンディングをして眠るようになりました。すると、その1か月後に彼女は妊娠したのです。35歳にして初めての妊娠でした。

私の見解によると、グラウンディング以外に説明できることは何もありません。

私自身も2年間彼女に治療を施し続けてきましたが、何も変わりませんでした。

クリントン・オーバー氏に出会ってから6か月以内に、私は50人の患者たちのベッドにアーシングをつけてあげました。

それからすぐに、グラウンディングをして睡眠をとるようになった40代の患者たち数名から、妊娠したという報告を私は受けました。

みんな、20代に出産してからずいぶん年月を経て、もう一度妊娠したという女性ばかりでした。

これは私にとって、単なる偶然の一致として片づけられないことです。

それ以外にも、月経時の症状が軽減されて正常になったという報告も私は受けています。不妊症治療への可能性がもっと広がるかもしれませんね。

妻のジョーイは、2001年4月に男の子を出産しました。

自宅出産で、グラウンディングしたベッドの上で生まれました。

私たちは、息子の名を〝タイガー〟と決めました。なぜなら、妻は妊娠中にお腹にトラが入っている鮮明な夢を見たからです。私たちは、彼と彼の魂のつながりに、なんらかの関係性が見出せる名前をつけたかったのです」

妊娠性蕁麻疹《じんましん》が消えた！

アメリカではこの症状を、妊娠性痒疹《ようしん》（ＰＵＰＰＰ）と医者は呼んでいます。

ヨーロッパの医者は、妊娠性多形疹《たけいしん》（ＰＥＰ）と呼んでいます。

わかりやすく言い換えると、妊婦の約１６０人のうち１人が、妊娠第３期に体に痒い蕁麻疹が発生します。はっきりとしたその原因は不明ですが、妊婦の高血圧が原因と言う研究者もいます。

ロチェスターヒルズ（ミシガン州）のジャスミン・ホワイトさん（地域精神衛生カウンセラー）の話

「私が最初に娘を妊娠したときに、妊娠性蕁麻疹が14週間生じました。

何をしても効果がなくてひどい状態でした。

私が２人目の子供を妊娠したときも同じように蕁麻疹に悩まされました。そのときは、妊娠32週目のずっとあとのほうに発症したのですが、前回よりもさらにひどかったのです。

医者は前とは異なる薬を処方してくれましたが、またしても何も効き目がありませんでした。

その時点で夫がアーシングシーツを使用していたので、私はなんの期待もせずにちょっと試してみようと思いました。

試してみてよかったです！　２日間そのシーツの上で眠ると、蕁麻疹が消えたのです！　実に驚きでした。

それから妊娠中ずっとアーシングシーツの上で眠るようにしました。また妊娠しても同じようにするつもりです。本当に助かりました。将来、何度妊娠しても必ずそうすることにします。

今では２歳と４歳の子供たちと私たちはシーツをいっしょに使っています。

子供たちはよく湿疹が出ますが、たった一晩使うだけですぐに消えます。子供たちが病気になったときも、そのシーツを使わせると、早くよくなるような気がします」

第14章　スポーツ選手も必見！　アーシングの効果

生物物理学者のジェームズ・L・オシュマン博士の友人にマラソン選手がいます。

その友人は、マラソンの途中でとても痛い水ぶくれができたので、靴を脱ぎ捨ててそのまま裸足で走り通しました。

彼は痛みを感じることなく完走したというだけではなく、走り終わると水ぶくれが完全に消えていたのに気づいたそうです。

この話に驚かれるのであれば、アーシングのもっとすごい話を、ぜひとも知っていただきたいのです。

サイクリング競技で最もよく知られているツール・ド・フランスに参加した選手の経験談です。

最も挑戦的だとして世界的に知られているレースでも、グラウンディングは活躍しています。

グラウンディングとサイクリング競技との関係は、2003年にスタートしました。カリフォルニア州パサデナの有名なスポーツ医学スペシャリストのジェフ・スペンサー先生が、クリントン・オーバー氏に連絡してきました。スペンサー先生は、サンディエゴの医者からアーシングについて聞かされたときに、その概念にとても興味をそそられました。

スペンサー先生は、オリンピックに出場したことのある元サイクリストで、優秀な選手が最高のパフォーマンスができるようにコーチしています。彼は、選手たちの健康管理とけがからのより早い回復をサポートするために、常に最先端の方法を適用しています。これが過去5年間にわたるツール・ド・フランス競技への彼の任務です。

2003~2005年と、再び2007年のレースで彼は選手にアーシングをさせています。

ここにスペンサー先生の話を紹介します。

アーシングをツール・ド・フランス競技に導入

「私は多くの優秀な選手たちが競技にて、チームで最高水準を維持できるようにお手伝いするという、とてもラッキーな仕事をしています。

ツール・ド・フランスのような大きな試合において、選手たちにどれほどのプレッシャーがあるか、ご想像いただくのは難しいことでしょう。究極のレースに挑戦するために、選手たちが精神的にも肉体的にも100パーセント準備万端でスタートラインに並ぶのを日々確認することが、私の第一の仕事です。

同時に、人間の限界に挑む『ツール・ド・フランス』と呼ばれるこのレースを選手たちが生き抜くために、かなり積極的な回復戦略を駆使します。

そのためになるたけ短期間でけがと体力の回復を図る方法を私は編み出さねばなりませんでした。そのようなチャレンジが私に幅広いアイデアを生み出させ、結果としてレースで優位を保てる『ツールキット』ができました。

私が関わったそのレースで、途中で棄権した競輪選手はたったの4人です。腕を骨折したのが2人、ひどい腱炎になったのが1人、もう一人は手を骨折しました。彼ら4人以外はゴールまで全員完走することができました。

これは、この競技においてほとんど不可能に近いことなのです。

スポーツ界で優秀な選手たちの中でも、一番優れている選手たちに関わる医者として、自分が以前に施した方法が同じように次の試合でも勝利につながるとけっして信じてはならないことを私は学びました。

ですから、次の競技で優位を与える新しい手段を私は常に探しています。選手たちが実力を発揮できるために、私のツールキットが最高の準備と方法を提供できるように絶えず工夫を重ねています。

私はアーシングについて初めて知ったときに、とても興味をそそられました。

それまでまったく聞いたこともなかったことでしたが、私の仕事に役立つのではないかと思いました。

アーシングの技術を開発したクリントン・オーバー氏に私は連絡をとり、会ってほしいと頼みました。

それで私たちはお互いに話し合うことができました。

もしもアーシングをすることで、彼が言っているような効果が期待できるのなら、サイクリストにとっても相当有利なことは明らかだと私は考えました。

アーシングは、私が手間暇をかけてふだん施すことによって得られる変化とは違います。選手たちがいつもやっているようにただその上で寝るか、リラックスしているだけでいいのです。アーシングによってリラックスして眠れるようになると教えてもらいました。それ自体がとても魅力的でした。野外の砂の上で裸足になったり、水辺で足を浸けていると、気分がずいぶんよくなるのを私は知っています。

それにしてもまずは、そのテクノロジーを自分で試してみる必要があります。

私は自分でまず効果があるかどうか、試してみないものを人にすすめる気はしません。

私自身は、水銀中毒で5年ほど苦しんでいて、一時期かなり衰弱していました。ある治療を受けたので、徐々に回復していきました。

しかしある夜、グラウンディングをすると、かなり症状の改善が実感できました。

翌朝起きると、いつもより元気で気分がとてもよかったのです。

以前は集中力が鈍っていましたが、今は思考が鮮明になりました。痛みやイライラも減りました。まるで体の内部から悪いものが押し出されたように、浄化された感じがしました。

3、4日アーシングをして眠ったあと、気分がよくなったので、これは間違いなく使えると思いました。

私自身だけではなく、ツール・ド・フランスに出場する選手たちにも、きっとよいはずだとわかったのです。

控えめに言っても、アーシングの効果は、かなり印象的でした。

そこで私は、ツール・ド・フランスに出場する選手たち用のプロトタイプ（アーシング製品の新作）を制作できないかと、クリントン氏に頼みました。そのレースは精神的にも肉体的にも過酷なので、選手たちはなかなか眠りにつけないからです。

ちゃんと睡眠できなければ、回復もしません。回復していなければ、肉体的にも精神的にも崩れてしまいます。すると不要な負傷や病を引き起こすことになります。それでは最善を尽くしても無駄になり、壊滅的です」

過酷なツール・ド・フランス

ツール・ド・フランスは、21日間連続的に行われるレースで、1日だけを見ても3つのマラソンに匹敵する世界でも最も厳しい競技種目の一つです。

選手たちは自転車で、1日に200キロメートル以上の距離を9・14キロメートルずつ継続的に駈け昇ります。高低差2650メートル以上という起伏に富んだコースを全部で3380キロメートル走り抜きます。

このレースは毎年7月に行われ、その時期フランスはとても暑い気候です。細いアスファルトが敷かれている道は、とても熱くなり表面が裂けて、泡のように盛り上がり柔らかくなっています。ですから、そこを走るのは、非常に危険です。

そのような表面の道で転倒すると、まるでチーズおろしの上に着地するのと同じです。

サイクリストたちが、〝ロードラッシュ〟と皮肉っぽく呼んでいるひどいすり傷を負うことになります。

レーサーたちの周囲の交通は、非常に密集しています。170人を超えるサイクリストたちが、互いに混み合った状態で競走します。ですから、レーサーたち同士も激しくもみ合う状態で走ります。

その列に技術士や予備の自転車、部品を積んだ車が護衛しながら走ります。さらには、レースの役員を乗せた車やメディアの車、保安員たちを乗せた車もいっしょになって走ります。

狭い道を車やオートバイといっしょに走るサイクリストたちに、事故が起きてもおかしくはありません。

実際に、衝突事故がよく見られ、重傷を負う選手も稀ではありません。

深く快適な睡眠の重要性

「クリントンさんは、私の要望に応えてプロトタイプの制作に挑みました。

野外用のアース棒とワイヤーで接続されている金属製のスナップを彼は使いました。

彼はすべて自らの手づくりで用意し、私にどのように使用すればよいのかを教えてくれました。

2003年度のツール・ド・フランスに間に合うように準備が整いました。そして、それによって、かなりの効果がありました。

選手たちは、1日の競技が終了すると、その日の試合で受けたひどい肉体的、精神的疲労を取り除き、リラックスして回復せねばなりません。翌朝完全に回復して起きられるために、眠っている間に使える新しい方法が必要だったのです。

私自身がアーシングで体験したことと同じことを、選手たちも体験しました。

選手たちもより深く快適な睡眠がとれたのです。これはとても重要なことです。

選手たちは激しい競走のあと、その厳しい刺激によって興奮してなかなか寝つけません。皮肉なことに、疲れすぎてもまた眠れなくなるのです。選手たちが十分に睡眠できないと、途中で挫折してしまいます。

そのようなことがないよう、選手たちのコンディションが、常にハイレベルを持続できるように、チームの医者は、彼らの睡眠に気を配ります。どうすればベストコンディションの回復に睡眠を有効利用できるかを常に考えます。したがって、アーシングは私の願いを叶えてくれました。

選手たちは、精神的緊張とストレスが軽減されたと報告しています。また、落ち着きを感じ取ることができた、とも言っています。彼らの判断力も素晴らしくなりました。彼らの活力と意気込みも、実際にずっと向上しました」

迅速な治癒

「レースの間に選手たちが負った傷や組織を回復させるための治療と共に、アーシングを適用しました。結果は驚異的でした。

サイクリストたちは、ずっと早く回復できました。なかでも一番劇的な回復は、２００５年のツール・ド・フランスのときでした。

支援の車が急に止まったので、その車の後ろの窓に一人の選手の右上腕がぶつかって、深い裂傷を負いました（写真14－1参照）。

その選手は、どうにかフィニッシュラインに辿り着くことができました。ただちに応急手当てを受けてから、傷口を縫うために近くの病院に搬送されました。

あの日のレースが終了したあと、チームバスの中で私は彼を見たのですが、ショック状態なのが顔に現れていました。彼の上着もショーツも血まみれでした。彼の腕は、出血を抑えるために包帯がしっかりと巻かれていました。その包帯を解いたときに、裂けている肉の間から腱と骨が見えていました。彼の腕は、まるで誰かがナイフで切り開いたようになっていました。

のちにホテルで彼に会ったときは、上腕だけではなく、肘と手と顎にも縫い跡がありました。彼の脚は鉛のパイプで殴られたような紫色の打撲傷がありました。そのような大きな傷を負った選手を試合に残すべきかどうか、チームで深刻な話し合いがありました。翌日彼がまたレースに出られるとは、そのとき誰も思っていませんでした。

私はその一晩に賭けました。その12時間が勝負なのです。彼がレースを継続できるようにサポートしようと、私は一生懸命になりました。アーシングが大きな違いをもたらすことを、私は知っていたからです。

その選手の症状がそれ以上悪化しない限り、レースを続けるということにみんなが同意しました。よって私はその夜、彼の腕と脚にいくつかのアーシングパッチをつけて、さらに彼をレース中ずっとしてきたようにアーシングシーツの上で眠らせることにしました。

翌朝彼が起きてくると、苦痛と痛み、赤み、腫れが前夜よりも減っていました。思っていたほどひどくは見えませんでした。

彼はその日もレースを続ける気で満々でした。私たちは、どうにかその日彼がレースを終了できれば上出来だと、それしか期待していませんでした。日々元気になって、治りさえすればいいと思っていました。

私は彼のアーシングパッチを外してから、別の治療を加えました。打撲を負っている脚の部分に、テープを貼ってから包帯を巻きました。それから彼はレース

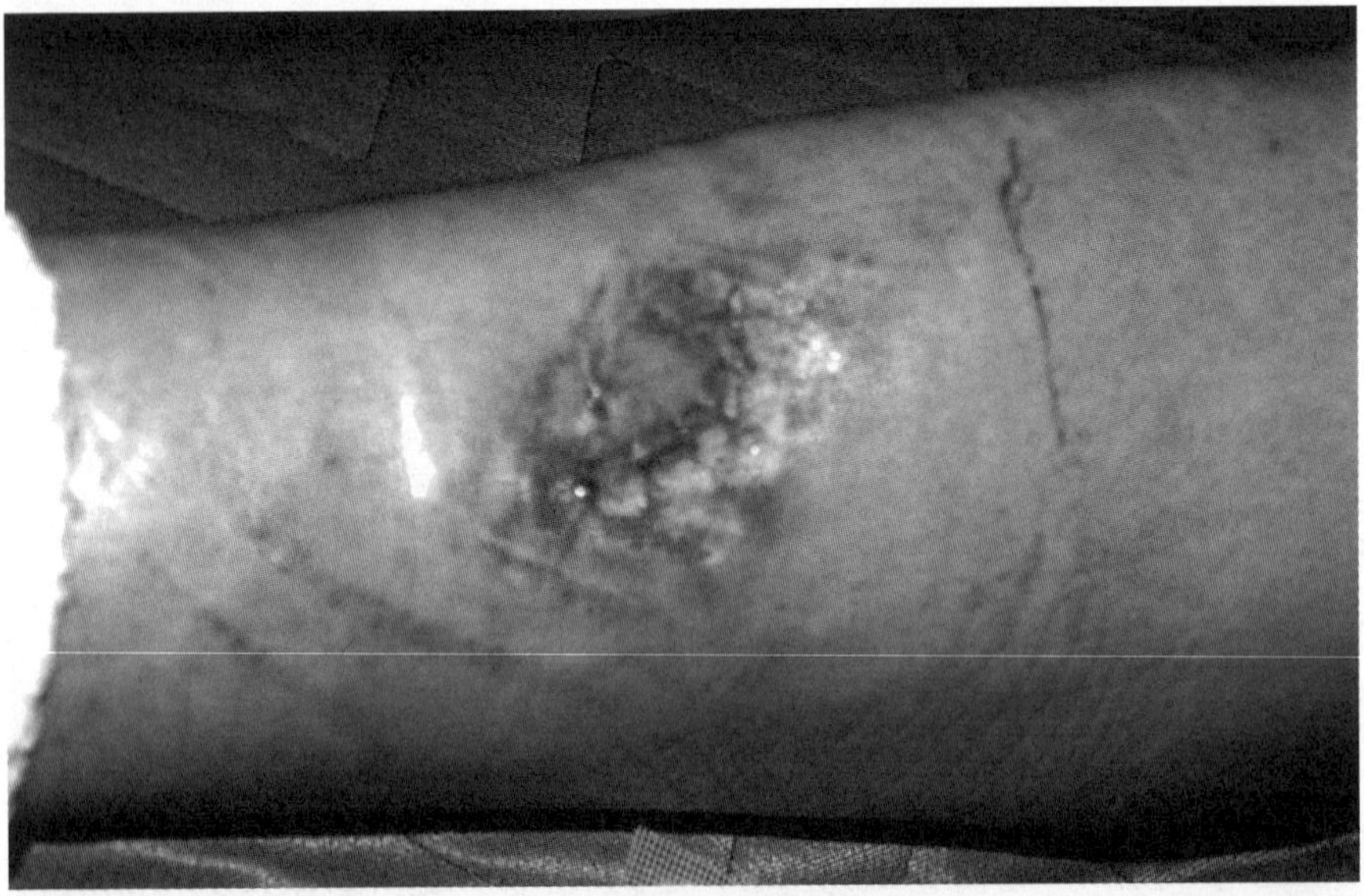

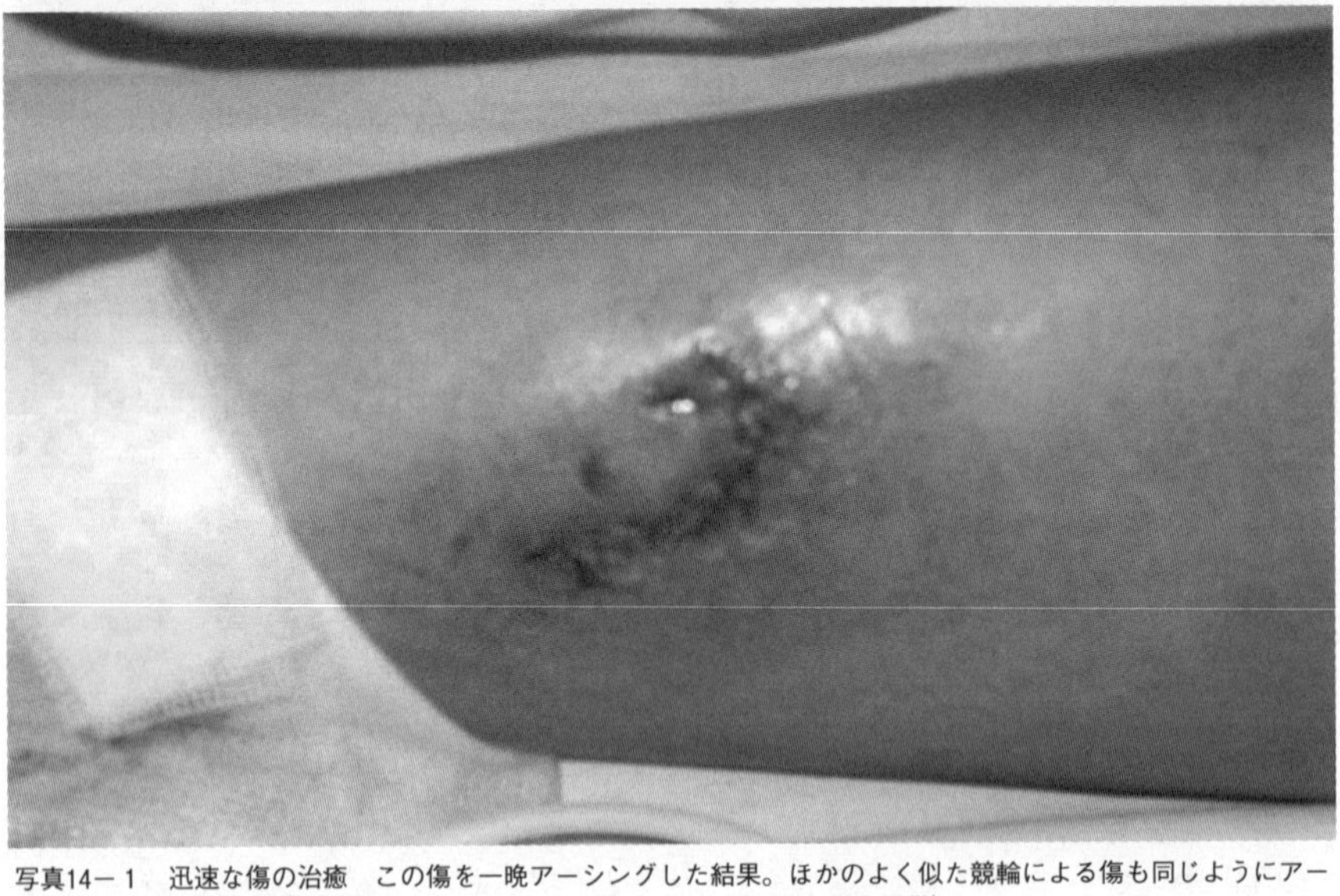

写真14－1　迅速な傷の治癒　この傷を一晩アーシングした結果。ほかのよく似た競輪による傷も同じようにアーシングによって治癒過程が加速した。（ジェフ・スペンサー先生による写真提供）

に出場したのです。

その日彼は、一日中自転車に乗り、チームでの自分の役割をちゃんとやり遂げることができました。チームのほかのメンバーたちはみんな大喜びしました。

最終的に彼はレースを完走し、チームは勝利を獲得することができました。まわりの人たちからすると、彼の回復はまさに奇跡的でした。

私のアーシング経験からすると、それくらいの反応に驚かされるようなことは、もはやありません。

たとえば、ふつうなら炎症を起こすはずのケースであっても、まったく炎症が起きずに済むのを私は見てきました。

けがをした人がグラウンディングをすると、誰でも一般的に起き得る痛みや赤みが劇的に軽減されます。そして、組織の回復が迅速になります。

２００５年度のツール・ド・フランスが終了したときに、チームの監督が選手たちのコンディションを私に訊ねました。

『なかなか好調ですよ』と、私は答えました。すると彼は、『では、腱炎はどうですか?』と訊ねました。

サイクリストは、長い間負荷を脚にかけているので、脚に腱炎を起こしやすいからです。

『全然、問題ないですよ』と、私は答えました。

『誰か病気は？』、『みんな元気ですよ』と私が答えると、監督は『信じられない！』と、肩をすくめて言いました。

外傷を負うのは、世界中の選手にとってみな同じです。

アーシングは、けがの進行を最小限に抑えて迅速に回復させてくれます。だからアーシングは、とてもためになります。けがが通常どおりに回復する期間を、私は熟知しています。

さらには、グラウンディングをすると選手がどうなるかも、私はよく知っています。日増しに回復する経過と組織を修復する力、その日の運動やストレスからの回復力は、驚く限りです。

私からすると、運動選手なら誰でもみな、アーシングを健康維持のために生活に取り入れるべきなのは明らかです。

アーシングはさらに術後の回復を促進してくれるでしょう。

手術も基本的には、外傷を負ったのと同じです。

私の患者の一人に、スーパークロスのチャンピオンがいます。

スーパークロスは、オートバイで舗装されていない障害だらけの泥道を走ったり、激しいジャンプが要求されたりする、かなり荒々しいスポーツです。

私の患者は手術を必要とした肩のけがで苦しんでいました。回復スピードを早めるために、アーシングも含めて、彼はさまざまな治療を受けました。彼は3週間後に国内競技に出場して、勝利をおさめました。驚くべき迅速な回復を遂げたのです」


けがにはアーシングか、冷やすことか？

―ジェフ・スペンサー先生の意見

スポーツ選手のけがの治療に長年携わってきた経験からすると、アーシングのほうが典型的な冷やし効果よりもはるかに優れていると私には言えるのです。

けがの典型的な兆候や結果はあまり問題にされませんが、アーシングを用いるとけがの兆候すら現れない場合があります。赤みがかったり、熱を持ったり、腫れたり、痛かったり、動きにくくさせたりするような兆候です。

冷やすよりは、アーシングをするほうが、けがによる痛みは著しく減ります。

40～50パーセント軽減するケースが多いです。冷やすだけでは、それほどの治癒力を見たことがありません。回復期間が著しく短縮されます。

私のけがに対する典型的な治療は、皮膚にアーシングパッチを当てることです。

傷の上に直接つけるか、傷の周辺につけます。

そして2つ目のパッチは、傷を負った体の同じサイドの鍼のツボにつけます。

けがが腰から上の場合は掌のツボに、そして腰から下の場合は、足裏の湧泉のツボにパッチをつけます。

さらにそれらに加えて、パッチをけがの周囲につけ足すことを私はします。12個ほどのパッチを、けがを囲む広い範囲につけたことがあります。

そのようなパッチの組み合わせが、魔法のようによい効果をもたらします。けがを負ってからパッチをつけるのは、早ければ早いほど回復が早まります。

アーシングはつけたまま眠ることができます。ですから、継続的な治療が可能となるので理想的です。

それに加えて、アーシングマットやシーツを使うとより効果的です。

私はスポーツ選手が最高レベルのパフォーマンスができるように、アーシングを含めた治療を行うようになってから10年以上が経ちます。

すり傷や捻挫、手術後の治療、整形手術や骨折後の治療などにアーシングを用います。

ふつうの人たちもアーシングを応用していただきたいのですが、けがをしたときは、まずは専門医に診てもらってから相談してください。

アーシングは医者からすすめられた方法につけ加えればよいでしょう。

痛みが軽くなる

「私が関わるさまざまなスポーツ選手たちの間で、アーシングに関するコメントとしてよく耳にするのは、次のような内容です。

◎　前よりもずっとよく眠れるようになった。
◎　痛みが減った。
◎　翌朝起きると、すっきりと回復しているように感じられる。
◎　あれほど激しい運動をしたので疲れているはずなのに、信じられない！
◎　能力が向上していて、頻繁によい結果が出ている。
◎　高水準を維持することができている。
◎　さほど努力を必要としないで、今の水準を保つことができる。

選手たちは、その日の練習をやり通すのが楽になったと、よく言っています。

午後に活力が落ちる典型的な現象がなくなり、朝起きると頭が冴えていて、その日のチャンスをつかむ心構えができていると、述べています。

質のよい睡眠がとれるので、以前ほど多くの時間眠らなくてもよくなりました。彼らの睡眠時間が以前は8時間ぐらいだったとすれば、今は1時間くらい減りましたが、以前と同じ運動能力を保っています。実際にずっと気分がよくなったようです。

プロのフットボール選手たちは、その運動の激しさから、常に体のどこかが痛いと言っています。

彼らは、そんな激しい運動をしているにもかかわらず、ふつうあるはずの痛みがまったくないと、私に伝えています。

アーシングの最も素晴らしい価値は、私が施すほかのすべての治療やケアのベースとなって、しっかりとした生理学的な基盤を提供してくれることです。ほかのすべての治療効果を促進させてくれます。

誰もが特定の問題に対する治療を求めていますが、アーシングはまさに万能薬だと言うことができます。

アーシングは私たちの肉体を、自ら癒せる最高のヒーラーにさせてくれます。自らを修復させ、再生させてくれます。

さらには、より生産的で長い人生を支えるためのエネルギーを維持してくれます。

アーシングは、私のクライアントたちが最高のパフォーマンスをすることができ、また、それを維持するためのあらゆる戦略の基盤となるものだと、私はみなしています。

つまり芸術にたとえると、ちゃんとキャンバスができていないのに、その上に立派な絵を描いても絵具は剝がれてくるので、そのキャンバスにあたる部分をつくる助けになるのがアーシングだということなのです。

私自身がアーシングをするようになり、また仕事でも使用するようになってから10年以上になります。その間、私がアーシングを使用していなかったのは、わずか数えるほどの日数にすぎません。

ベッドにアーシングパッドをつけるのを、私が忘れていたときとか、アーシングできない建物に泊まったことが理由でした。

そういう場合に、私ははっきりとした違いを実感することができました。運動後の回復が違うのを、感じ取ることができました。

私は国内や海外によく旅をするので、時差ボケがアーシングによってかなり軽減されることがわかりました。翌日、自分がやってきた場所とは異なる旅行先の時間帯でちゃんと仕事ができます。

アーシングは驚くほど単純です。裏庭で裸足になるだけでいいのです。

アーシング装置があるのなら、ただ接続するだけです。眠るときにその上に横たわるようにします。ただいつものようにすればいいのです。チャージし直す必要もなければ、処方してもらわなければならないようなこともありません。目盛を測定したり、タイマーを設定したりするような手間もなく、やるべきことはまったく何もありません。

人間の生理はどこにいても同じです。

状態がどうであれ、人間の生理作用は基本的にみな同じです。

アーシングの反応について、ハイパフォーマンスをする選手たちに対してと、選手ではないふつうの患者に対して確認できたことは、まったく同じ結果です。

私たちはみな、それぞれの人生において、最高のパフォーマンスをしなければなりません。日々やらねばならないことを、やり抜くスタミナを必要とします。

私たちそれぞれが果たすべき仕事は厳しく、ストレスが多いことはたしかです。

日々のストレスから回復することができ、毎日やるべきことをちゃんとやり遂げられる助けとなるなら、できる限りなんでもやってください。それが人生のすべてなのです」

筋破壊を抑制！

第8章では、運動のあとに引き起こしやすい遅発性筋肉痛（DOMS）に関係する炎症の回復をアーシングでいかに促進できるかについて、2010年の研究結果をもとに説明しました。

ポーランドの研究グループは2013年に、固定式自転車による運動の最中とその前後の血尿素（筋破壊度とタンパク分解度を示す）の測定から、アーシングが与える劇的な回復力を証明しました。

運動中のグラウンディングは、肝臓と腎臓の働きを通して尿素レベルをかなり下げることができ、よいタンパク質（窒素）バランスを促すことが明らかになりました。

この発見は、トレーニングで筋肉量を維持したり増やしたりしたい運動選手にとって、とても有利であることを意味します。

これに関する新しい研究は、ポーランドのグダニスク体育大学の健康な男子生徒42人を対象に二重盲検クロスオーバー比較試験を通して行われました。

参加者は2つのグループに分けられて、週に1度自転車エルゴメーターで30分連続的な運動を2回行いました。そのうち1回はグラウンディングをした状態で、もう1回はグラウンディングをしていない状態で運動を行いました。ふだんの最高酸素摂取量の半分になる時点で測定しました。

運動終了後に参加者らは、40分の休憩をとりました。参加者全員が足首にストラップを巻きつけられ、そのストラップはコードでスイッチボックスに接続されていて、そして、それはさらに金属製の配管パイプに接続されていました。スイッチでアーシング状態と、そうでない状態に切り替えられるようになっていました。

参加者は、スイッチがオンになっているか、オフになっているかわかりませんでした。

この分野の先端研究家である神経外科医のパーヴェル・ソーカル博士は、次のように述べています。

被験者が運動中にアーシングされていると尿素濃度が低く、同じ被験者がアーシングされていない場合との回復度の違いが私たちの研究で明らかになったと。休憩しているときも動いているときも地面と接することは、人間の健康への重要な効果があるかもしれない、と博士は述べています。

特にスポーツ選手には大切で、運動中にアーシングをしていると、タンパク質分解を防止するので、よい窒素バランスを維持するのに役立ちます。

ソーカル博士は、すでに20年以上もアーシングの研究に携わっていて、グラウンディングがタンパク質代謝および腎臓機能によい影響を与えると強く信じています。

おそらくアーシングによってpHが変わり、尿素回路は活発化し、窒素バランスが変わり、腎臓での尿素排泄を促進することになるのでしょう。

将来の研究によって、これがさらにはっきりと証明されるでしょう。

哺乳類は、窒素化合物を尿素として排泄し、その大部分はタンパク（アミノ酸）の分解に由来しています。

カイロプラクティック療法士のジェフ・スペンサー先生は、運動選手たちに10年以上もアーシングをさせています。

アーシングを行うと、タンパク質と筋肉量は通常よりも粉砕されにくくなり、それらのよいバランスを維持することができると、選手たちに彼は説明しています。粉砕されにくくなると、体は回復しやすくなります。

これは大きな効果であり、さらにハードなトレーニングをもっと長時間できるということを意味しています。そして、リスクは大いに減らされ、選手としての寿命も延びます。

選手なら誰もがパフォーマンスがよくなり、また選手として長く生き残ることができることを願っています。そして、この研究は、グラウンディングをする選手のことをうまく説明するのに役立っています。

選手たちは、もっとトレーニングができるようになり、さらによい結果を生み、早く回復することができて、長く選手を続けられます。

体の組織破壊を食い止めることができ、タンパク質合成を早めることができるならば、それはより多くのタンパク質を生成し、体の修復力がもっと高まることを意味します。

これは運動選手に限ったことではありません。スポーツ選手であろうが、ビジネスマンであろうが、あらゆる年齢層のすべての人に通じることです。

これは人間の生理作用全般に通じることであり、よりよいパフォーマンスができるようになり、回復にもさほど時間を必要としないで、長い間現役を続けられるようになるということです。

遅発性筋肉痛（DOMS）に関するアーシングの実験を早期に行ったオレゴン州のディック・ブラウン博士は、有名な運動生理学者です。

「この研究において、グラウンディングは体を補強してくれるポジティブな影響を与える。ここに示されているとおりに運動中にタンパク質分解を減らすことができるなら、グラウンディングは回復期間中のさらなる破壊を食い止めることができるだろう」

と、博士は加えています。

この研究には、運動中にどうやってアーシングをすればよいか、という問題があります。

種目によっては野外で素足になるか、ジムで素足になってアーシングマットの上で行えるものもあります。あるいは、アーシング装置を着用することもできます。

ソーカル博士が示しているように、裸足で走るランナーと靴を履いて走るランナーを比較すると、腎臓から排出されるタンパク質の分解度が劇的に異なっているのが驚きです。

フットボール選手もアーシング

チケ・オカフォーさんは、プロの全米フットボール選手です。以下は彼の話です。

「私は脚を負傷したときにグラウンディングの効果を経験して以来、今日にいたるまで、ほぼ10年間ずっとアーシングをして眠るようにしています。

あのときのけがは、膝の後ろの膝窩《しっか》筋《きん》損傷で、腿にも深いあざができて、そのシーズンに治りませんでした。

私はアーシングシーツの上に横たわりながら接続されているサーモグラフィー映像を、リアルタイムでモニター画面を通して見ていました。

ひどいけがを負っている部分が強度の炎症を起こしているのを表す熱の色が、なんと15分以内に冷えていくのを見て驚きました。

1時間ほど経過すると、けがのすさまじさは劇的に変化しました。私はその変化を体で感じ取ることができたのですが、とても早いそのような変化に目がくらまんばかりでした。

その週末には大きな試合を控えていて、回復の時間の余裕はあまりありませんでした。私が準備万端でその試合に出られるのは、奇跡にほかならないとみんなが思っていました。

私の自然療法の先生からも治療を施してもらったうえで、私はその1週間をずっとグラウンディングしながら体を休めていました。私はけがのリスクなしに試合に出場できるほど、十分回復することができました。私は、そのときからグラウンディングの力を信じるようになりました。

あれ以来、アーシングをしないで眠ることはほとんどありません。

私は常にその違いを感じることができます。グラウンディングをして寝なかったときは眠りが浅いことに、いつも気づきます。

以前私は必ず8時間の睡眠を必要としました。可能なら10時間寝通したものです。

グラウンディングをするようになってから早いうちに、6時間の睡眠でちゃんと体が休まっていることに気づきました。

もう一つ私が気づいたことは、試合後の大きな違いです。

私がプレイする種目はずっと体をぶつけ続けるので、ふつうは試合の翌日は非常に体が痛みます。しかし、試合後の夜にグラウンディングをして眠ると劇的に炎症が抑えられると私が教わったとおり、痛みはそれほど厳しくはありませんでした。

ふつうは辛い回復期なのですが、まるでその過程がほぼ抜けたように感じられました。グラウンディングをすると試合後の夜は、ちょうど試合が終わった2日目と同じような感じがしました」

トライアスロン選手もアーシング

クリス・リエトさんは、全米トライアスロン競技『アイアンマン』で3回優勝し、世界選手権競技会では、トップ10位に3回入賞した選手です。次は彼の話です。

「私はこのスポーツを最初に始めたときに、チャンピオンになることを目標としました。

その目標を達成するためには、努力、機材、食べ物、水、サプリメント、負傷と疲労からの回復過程など、あらゆる面を最大にする方法を学ぶ必要がありました。〝努力〟の中でも常に一番大きなパートを占めるのがトレーニングです。

いつも野外でトレーニングを行います。健康的なので、それが私は大好きです。毎日のトレーニングは、次回のレースによって、少しずつ異なります。

アイアンマンは、112マイル（180キロメートル）の自転車レースの前に、2・4マイル（3・86キロメートル）の水泳をします。それらが終了すると、26・2マイル（42キロメートル）のマラソンです。控えめに言っても、非常に長くて厳しい1日です。

けれども、これはアイアンマンレースに限っての場合です。半分の距離のアイアンマンもあり、ほかの異なる組み合わせのレースもあります。

私は毎日規則的に3時間から8時間のトレーニングを行います。

1週間にすると全部で、20〜26時間になります。1

週間に4、5日は水泳と自転車で走る訓練を含めています。マラソンは、週に5、6日行います。

まったくトレーニングをしないで、休憩する日もあります。アイアンマンレースに備えているときは、1週間におそらく、12マイル（19・3キロメートル）泳ぎ、115マイル（24キロメートル）自転車で、80マイル（128・7キロメートル）まで走れるようにします。

このスポーツは、肉体にとってかなり厳しいです。異なる動きの運動トレーニングをたくさんしなければなりません。そこがほかのスポーツとの相違点です。ほかのほとんどの競技は、1つのことに対する特定の動きを、1日に2、3時間訓練すればよいのです。

しかし、トライアスロンのトレーニングでは、毎日その場その場で異なる動きを修得せねばなりません。ですから、いかに回復できるかが大きな問題となります。

誰でも訓練できますが、体が回復できずに順応しない場合は、トレーニングはためにならずに、かえって体を痛めることになります。すると今度は時間をかけて、回復に集中しなければなりません。十分睡眠をとって、タンパク質の量とカロリーを考えて、よい食事をする必要があります。すべてに対して最高を考慮しなければなりません。

私がグラウンディングをして眠るようになったのは、8年以上も前からです。

回復過程を大きく後押ししてくれています。体がより力強く戻り、気分もずっとよく感じられます。毎日それほど疲労感を感じないので、翌日も体を鍛えることができます。

誰でも毎日運動をし続けたいと思うものですが、運動の効果を上げるためには、十分回復できているかを確認することが大切です。したがって、私にとっては、何も特別なことをせずに回復できる単純な方法がグラウンディングです。

昼間時間があれば、私はアーシングマットに足をつけています。

運動を終えると、私は回復のための食事と飲み物を摂取します。それから座って、脚にアーシングリカバリーバッグを巻きつけます。私にとって、いつでも地球につながることはよいことなのです。

むこうずねか、ふくらはぎがとても痛むときや、腰を痛めたときは、局部にアーシングパッチをつけるようにしています。

地球のエネルギーが、直接局部に注がれて腫れがひきます。

以前私は足首を痛め、炎症を起こしました。1週間、冷やしたり温めたりしましたが、腫れたままでした。

そこにアーシングパッチを当てると、翌日には元どおりになって、また走ることができるようになりました。

この経験から痛みがあるところや腫れた箇所に、直接アーシングパッチをつけることを私は学びました。パッチをつけるともう大丈夫です。

現在41歳になった私は、Morethansport.org（地元の慈善活動とコミュニティプロジェクトに貢献する団体）のスポーツ選手とイベントを支援することに専念しています。

以前のようにレースには出場しなくなりましたが、出場するときは若い選手たちに対抗するためにちゃんとトレーニングをして能力を維持する努力は欠かせません。グラウンディングは、それができるために、大いに役立っています」

高齢者ゴルファーを支えるアーシング

パームデザート（カリフォルニア州）のテッド・バーネットさん（元マットレス工場経営者）の話

「私と妻は、マットレスを製造する工場の経営をしていました。

私たち2人がその仕事を、少なくとも半分こなし、あとは1、2名の従業員がやっていました。自分たちで製造したマットレスを、顧客の家に配達してから設置する仕事をしていたのです。

私たちの工場では、私は〝抑え役〟でした。つまり、マットレスの端を大きな機械でテーピングする仕事です。これは寝具工場では、最も過酷な仕事です。マットレスの一番上のキルティングのマットレスパネルの端を縫う作業です。その機械を何年も使っている人は、常に指で強く引っ張らなくてはならないので、手に支障をきたします。

そのため私の手は、かなりやられていました。私は関節炎にかかっているのではと、心配していました。

私たちの工場は、2001年ごろにクリントン・オーバー氏から依頼を受けて、初めてアーシングベッドパッドを製造しました。

その過程で、私はグラウンディングをするようになりました。グラウンディングでひょっとすると私の手と心臓がよくなるかもしれない、と私は思いました。その前年に私は心臓手術を受けていたのです。

アーシングは実に効果的で、私の手の痛みが取れました。

どれくらいでよくなったかは憶えていませんが、とてもよい印象を受けたので続けたことはたしかです。今日でも続けていますが、旅行に出かけて2、3日グラウンディングができないでいると、手や肩、首、そして関節炎の気がある体のあちこちがまた痛みだします。

家に戻るとまたすぐにグラウンディングをします。すると、1日も経たないうちに、いや、数時間もしないうちに痛みがおさまります。消えてしまうのです。

私は熱心なゴルファーです。人生を通してずっとゴルフをしてきました。

退職して今日、私は75歳になりますが、まだけっこう競争好きで毎日のようにゴルフをしています。実を言うと、私はクラブのチャンピオンです。若いころは、ハンディキャップが2とか3でした。現在でもまだ3から4くらいです。

私の競争相手は、誰もそのレベルを保っていません。若いころにいっしょにゴルフをしていた仲間たちは、私を打ち負かせられないばかりか、私とはかなり差が出てきました。彼らはコンペに出る能力を失いましたが、私は違います。私は同年齢層のプロとプレイします。彼らは私に負けてしまうので、みんな私のことに驚いています。

私はグラウンディングをしてゴルフをします。靴に穴をあけて、伝導プラグを中に入れました。アーシングをして眠り、この靴を履いてゴルフをするのが、毎日ゴルフをやれる柔軟な体になれる理由だと、どうやら思います。

私の年齢では、みんな体が辛くてコンペには出られません。体が痛むので、強いスウィングやゲームを遂行するのは無理です。だから彼らに勝ち目はないのです。

若者たちはスウィングをしてもなんともありません。私は上手な20代、30代の若者を負かすことはできませんが、高齢者が相手なら負けませんよ」

大好きなローンボウルズと長生きを可能にするアーシング

ダンフリース（スコットランド）のシェーン・オースティンさん（テレコミュニケーション技術士）の話

「私の90歳になる祖父トミー・サビルは、2012年から毎日グラウンディングをするようになりました。

その結果、けがをしたり、悪い動き方をしたりしたときも、すぐにまたちゃんと体が動くようになりました。

私の祖父は、60年間も農業と羊飼いの仕事をし、退職してからも、活発に体を動かし続けています。彼はローンボウルズ（偏心球を目標球のどれだけそばに近づけられるかを競うイギリス発祥の球技）が大好きです。

ある日、彼は庭仕事をしているときに、重い板を足の上に落としてけがをしました。足が青黒くなり、腫れました。辛いのにもかかわらず、足を休めずに彼は大好きなローンボウルズをしたので、よけい悪くなってしまいました。

彼がけがをしてから2週間ほど経ったときに、私はアーシングのことを聞かされたので、自分用と祖父のためにアーシングマットを手に入れました。

48時間経過すると、祖父の足の腫れは3分の1くらいになりました。

3週間経過すると80パーセントよくなり、彼はまた足を完璧に動かせるようになったのです！　彼の年齢からすると、それはすごいことです。

彼はまたローンボウルズに早々と戻りました。2、3か月のうちに腫れは完全に消えました。彼の足は100パーセント元どおりに治ったのです！

もしも祖父がアーシングでパワーアップできなければ、2012年のシーズンにはきっと出場できなかったでしょう。私は彼が出場できることを願い、それに大金を賭けました。祖父は、2013年の大会にもまた出場し、ゲームを終えることができました。

いつもアーシングマットを使っています。リラックスしてテレビを見るときも、眠るときもそれを持ち運ぶようにしています。

私にとって、アーシングの驚異的な出来事は、２０１２年の秋に自転車で転倒し、足首をひどくねじって捻挫したときに、たった3週間で完治したことです。

医者からは『6〜8週間はじっとしていなさい』と言われていたのにもかかわらず、４週間後には以前のように10キロメートル走ることができたのは、まったくの驚きです」

第15章　大事なペットもアーシングで健康になる

野生動物はなぜ自然に治るのか？

クリントン・オーバー氏は、モンタナ州の農場で育ちました。

子供のころの出来事を、彼は今でも鮮明に憶えています。次は彼の話です。

「ある日、私は父といっしょに牛を世話しているときに、一頭の子牛が腸の一部をはみ出させて地面に横たわっているのに気づきました。母牛がその子牛を守るように横に立っていました。

いったい何が起きたのか、私たちにはよくわかりませんでした。おそらく、犬か狼に襲われたのか、それとも有刺鉄線に巻き込まれたのでしょうか。

私の父は鞍袋から針ときめの粗い糸を取り出してから子牛のところに行き、その子牛の腹が裂けている側を上向きにさせました。父は私にその子牛の上にまたがって、じっと押さえているように言いました。それから父は子牛の出ている腸を腹に押し込み、縫いました。消毒も抗生物質もなしでした。

それをやり終えると父は、『その子牛が生きるか死ぬかはわからないが、これ以上何もできない』と言いました。私たちは納屋から数マイルの場所にいました。天候はとても寒くて、雪が降っていたので、納屋までその子牛を運ぶのは、とうてい無理でした。

1週間ほど経ってからあの同じ子牛が、ほかの牛たちと何事もなかったように野原を走り回っているのを見るまでは、私はあの出来事を忘れていました。

あれから私は、野生動物が負傷すると、人間や屋内で飼われているペットと比較した場合、余分な治療なしにどうして自然に早く治るのか、不思議に思うようになりました。

病んだ動物が暗い隅の地面の上でうずくまり、治って元気になると外に出てくるのを、私は何度も見たことがあります。

これについて私は野外の家畜と家の中の動物を治療している獣医たちに訊ねたことがあります。

すると彼らは肩をすくめながら、

『外の動物は自然が何かを与え、家の中の動物はそれが与えられない』

と、それだけ答えてくれました。

太陽の光線が癒してくれることは明らかですが、地球の自然の治癒力について私は学び始めました。野外の家畜はその力につながっているのです」

動物は土に触れる必要がある

サンディエゴのスティーブ R・ブレークさん（獣医）の話

「私は30年以上もホリスティックな治療を行っている獣医です。

動物が自然な方法で自らの健康を維持するということを、私は学びの目標として観察と研究を続けてきました。

私は動物たちに囲まれて育ったので、私にとってアーシングの原理は子供のころから明らかなことでした。

動物は特になんらかのストレスを受けると、土に穴を掘ります。

動物がストレスを受けたり、病気をしたりすると、家の床やカーペットを掻きまくるのは、動物がグラウンディングをしたいがためによく見られる光景です。

動物はコンクリートの床や地面に近づきたがります。外に出すと、地面で同じことをします。

犬やネコが病気になると、茂みで穴を掘って休んでいるのを見かけます。彼らは地球のエネルギーフィールドを活用して、無限の負電子と他の癒しの要素を取り入れているのだと、私は考えています。

私が関わった飼い主たちの中には、ネコが逃げたりノミがついたりするので、外に出したがらない人たちがいます。ペットにリード（つなぎ紐）を使うか、地面の上を歩けるように囲いをつくるよう私はすすめています。飼い主がそのようにすると、ペットの健康も改善し、行儀もよくなっているということに私は気づきます。

チャーリーという名前のネコが、たくさんのネコたちといっしょに家の中で飼われていました。

チャーリーは、家の中で放尿していました。

1日に1時間でよいので、外に出してあげるように私は飼い主にすすめました。そうするとそのネコは、家の中で放尿する癖をピタッとやめました。健康状態も全般的に改善しました。

私が診察したミニーという名のもう一匹のネコがいました。

そのネコは10年以上も家の中で飼われていました。ミニーは神経質で、誰にも触れられたくなかったのでした。ところが、飼い主がミニーを外に出してやり、庭を歩き回るようになると、態度がまったく変わりました。より社交的で優しいネコに変わりました。

私は、高層ビルの中で土にまったく触れることなく、一生を送る多くの動物を治療してきました。

私はそんな飼い主たちに、なんらかの方法でペットをグラウンディングさせるように助言しました。

できる限りペットを外に連れていき、地球の表面に触れさせるのが望ましいのです。

屋内では動物に金属製の送水管に銅線をつけて接地表面を提供するか、アーシング製品を使ってグラウンディングさせてあげることができます。

昼夜地球とつながっていられるようにペットの寝床を置いてあげることを、私はおすすめします。

地球とつながるといういたって単純なことによって、大きな違いが表れるのにきっと驚かれることでしょう」

アーシングで元気になった犬

ペットの健康についての執筆家であるC・J・ポーティネンさんと彼女の夫は、数年前にアーシングベッド用パッドを手に入れてから、睡眠が改善されました。

「私の夫は機械工学の教授でした。この単純な技術の背後にある理論に彼は完全に納得しました」

と、彼女は述べています。

ホリスティックなペットケアに関する雑誌の記事や本『ナチュラル・ペットケア』（'Natural Pet Care'）の著者であるポーティネンさんは、アーシングベッド用パッドによって動物も元気になるかもしれないと考えました。

そこで彼女は、健康とエネルギー医学の研究家であり、この数年間アーシングの研究をしているデール・テプリッツ氏に連絡をしてみました。2人はチームを組んで、犬用のアーシングパッドの原型を使って2007年に実験を開始しました。

2人はいっしょに、関節炎が治らない犬や疲労、不安、腰の変形、慢性の咳、古傷、情緒問題で苦しんでいる犬16匹を識別しました。

研究の目的は、それらの犬たちを4～6週間アーシングパッドでグラウンディングさせることでした。

飼い主たちは、毎日と各週の観察を記録し続けました。もちろん、この実験期間中にペットは1日に数分間だけ野外で土に触れることが許されました。

飼い主たちからの詳しい記録の中で一般的に見られた内容は、活力、スタミナ、柔軟性、関節の動き、筋肉のつき具合、落ち着き、睡眠などの改善が見られたということです。

さらには、足を引きずったり、活動低下のサインとして跳ねない、のろのろしていて遊ばないなどの状態が改善されたという報告でした。

「実験が終了すると、飼い主の中にはパッドを使用するのを少しの間やめて、その違いを知りたい人たちもいました」

と、テプリッツ氏は述べています。

「すると、動物に以前の悪い状態が戻ってきたので、飼い主たちはアーシングの力をさらに信じるようになりました」

と、彼女はつけ加えました。

先ほどの実験に参加した中の一匹に、チップ・マグラスという犬がいます。

チップの飼い主は、ニューヨーク州パールリバーに住むロベルタ・ミケルセンさんです。チップはグレーハウンド犬で、以前はレースに出場していたのですが、1時間に45マイル（72キロメートル）の速さで走っていたレース中の事故で関節を痛めました。

その犬は、足にけがを負ってから、1年近くソファや車に飛び乗ることができないでいました。

「チップはアーシングマットのおかげで、今はどちらもいつでもできるようになりました。痛みや関節の問題がなくなったように思われます。

以前よりもはるかに活力に満ち、もっと遊ぶようになりました。ジャンプしたり、走ったりすることも増えました。長い散歩もできるようになり、以前よりもずっと元気です。少しだけ足を引きずっていますが、それはレースを始めたころに指先にできたまめが原因だと獣医は言っています」

と、2009年にミケルセンさんは述べています。

アーシングの意外な〝副作用〟は、精神的な変化です。

チップの場合は、グラウンディングをして眠るようになってから3週間以内にそれが表れたそうです。

「チップはいつも神経質で、雷や花火のような大きな音を怖がっていました。嵐が去るまでチップは、震えたり、隠れたりしていました。グレーハウンドという種は、レースをずっとやってきたので、多くの恐怖を抱えています。チップも同じですが、アーシングをしてからその癖が消えました。アーシングマットが恐怖心を取り除き、チップを落ち着かせました。今では嵐が来ても落ち着いて眠ることができるようになりました。あれから2年経ちますが、7月4日の独立記念日の花火にも怯《おび》えた様子はありません」

と、ミケルセンさんは言っています。

ミケルセンさんは、彼女の犬に起きたできごとに感激し、脊髄圧縮骨折の痛みを抱えている彼女の夫にアーシングシーツを与えました。

彼女の夫の痛みは少し軽減しましたが、何よりも彼女は、自分の痛みの問題に起きたことにすっかり驚いています。

「私は裏庭のパティオに煉瓦を積み上げる作業をやりすぎて、指や肘、膝、腰など、体のあちこちが2か月間ほど痛むようになりました。

椅子から立ち上がると、ほとんど歩けませんでした。歩けるまで少しじっと立っている状態でした。

アーシングを始めてから3日くらいすると痛みが消えて、まったく戻ってきませんでした。体を痛める以前と同じくらい元気になったのは、予想外でした」

と彼女はそのときのことを思い出しながら述べています。

チップは、2012年に13歳でこの世を去りました。

「チップはいつも自分のマットにすり寄って、痛みもあまり感じることなく、満足している様子でした。チップが寝るときは、すやすやと深く眠っていました。

外に出かけてから家に戻ると、4か所もほかに寝床があるのに、まっしぐらにアーシングベッドに向かいました」

「私には現在、2匹の年老いたホイペットが残されています。2匹はかわるがわるアーシングマットを占領しています。きっとそれが、2匹が穏やかで満足していられる理由でしょう」

愛犬の生活改善と長寿のためのアーシング

ボールダー（コロラド州）のサンドラ・ウォンさん（音楽教師兼バイオリン奏者）の話

「私の愛犬のラッフィーは、グレートピレニーズという大型犬の一種で11歳になります。

ラッフィーは、ひどい関節炎と両前足の軟部組織のゆるみを含む複数の症状で苦しんでいます。

彼の激痛を抑えようと、さまざまな方法を試したのですが、投薬によって胃の具合が悪くなったこともあり、もう方法はないと私は感じました。あとは死なせる以外ないという、難しい選択に私は迫られていました。

すると私の友人が『グラウンディングを試してみては？』とアドバイスをしてくれたので、私はラッフィーのために綿のアーシング布を手に入れました。

結果は著しかったです。数分以内に彼はかなりくつろいでいるように見えました。数日すると、はっきりとした動き方の違いがわかるようになり、1週間経たないうちに、以前と比べるとずっと動きやすくなったのがわかりました。

ラッフィーをアーシング布の上に横たわらせるか、私が体全体を覆ってあげます。

するとラッフィーは、深くくつろげるようです。彼の呼吸はゆっくりと深くなり、筋肉組織全体が弛緩します。

痛みを示す短い呼吸を絶えずしていた以前と比べると、今は一度に数時間ぐっすりと眠ります。起きると完全に活力が戻っていて、とても動きやすいようです。喜んで背中をごろんごろんさせることさえあります。もう何か月もそんな姿を、私は見ていませんでした。以前は昼ごろまで起きられずに、外に出てもすぐに入ってくる状態でした。

今は朝起きると一番に外に出たがります。そして、庭を嬉しそうに歩き回り、リスを見つけると吠えています。

1日に何度も外に出たいと、私に要求します。外に出たくて勝手口をバンバンと叩いていた昔の日々がまた戻ってきました。今となってはその音は、私の耳に心地よい調べです。

ラッフィーは、体に障害のある年老いた犬には違いありませんが、アーシングによって生活が大きく改善されました。激しい痛みから解放されて、犬らしく毎日を再び楽しむことができるようになりました。彼の命に限界があることを私は知っていますが、今生きてくれていることに深く感謝しています。何よりも大切なのは、犬らしく元気に生活ができていることです。

ここで一つ別の話ですが、私はバイオリン奏者であり、音楽の教師でもあります。

私はアーシングパッチを手首や肘、左肩に当てるようになりました。

長年演奏を続けてきたせいか、炎症をよく起こします。痛みはかなり軽減しました」

カルガリー（カナダ）のシャーリー・エバンズさん（元学校教師）の話

「アビーは、子ネコのときに拾われたぶちネコです。

アビーは亡くなるまでずっと健康で、家の中で飼われていました。

アビーが13歳だった2013年初期に、ひどい病気になり2週間ほど食べることも水を飲むこともしなくなりました。その過程で彼女は、ずいぶん体重が減りました。

アビーを診てくれた獣医は、それまで動物病院で見たことのないほど重い膵臓炎を患っていると言いました。

アビーは2日間そこに入院して点滴を受けました。ほとんど死にかけていたのです。獣医はもう何もできないと言いました。ただアビーの死が訪れるまで、できるだけ楽にさせてあげるようにと、鎮痛剤をくれました。

アビーにグラウンディングをさせてあげては、と私は突如思いつきました。

失うものは何もないので、試す価値はありました。

それで私はアーシングマットを、ソファの彼女の好きな場所に置いてやりました。アビーの病状はとても重かったので、そのマットの上で動かずにじっとしていました。ときどき私もソファの上でグラウンディングをしながらアビーを膝に乗せると、彼女もアーシングをしていることになります。アビーは気持ちよさそうだったので、アーシングが好きなようでした。

アビーは一日中そうしながらアーシングをしたあと、ふらふらと立ち上がり、水と餌のところまで歩いていきました。少しの間水と餌を眺めていましたが、またソファに戻りました。それを何度も繰り返しました。最終的には少しの水を飲み、少しだけ食べました。

アビーはゆっくりとよくなっている兆候を見せながら力を取り戻し、また元の可愛いネコに戻っていきました。外のコンクリートのパティオに自分で出て、日光浴ができるまで回復しました。

6か月後にアビーは突然発作を起こして、死んでしまいました。しかし、アーシングによって6か月も生き長らえることができ、楽しく過ごすことができました。アビーにとってパティオに出られるのは、すごいことだったのです。

アーシングはまた私にとっても、心房細動と高血圧症の助けとなりました。私がもはや薬を飲む必要がなくなったのは、アーシングのおかげです。心が穏やかでいられるので、それが心拍を安定させているようです」

アーシングで発作が止まった！

アーシングによって大人や子供の発作がやわらいだと、私たちは何人かから伝えてもらっています。

犬も人間と同じで、約5パーセント弱が発作で苦しんでいるそうです。そのほとんどが、遺伝的に受け継いでいます。ネコ科ではめったに見られません。発作、あるいは、別名けいれんとして知られている症状が繰り返されるとき、〝てんかん〟という病名が使われます。

これは、脳障害の一つで、神経細胞の正常な電気化学インパルスが妨害される結果と考えられていて、感覚や感情が変になったり、発作、筋けいれんを起こしたり、場合によっては意識喪失にさえいたります。

ベツレヘム（ペンシルベニア州）のシンシア・ファータルさんの話

「チャチャは、15歳になる長い毛のチワワです。年齢を重ねるに従って発作が頻繁に起きるようになりました。

2か月に1度か、多いときには1週間に1度起きるようになりました。発作が起きると頭が後ろに倒れ、目は開いたままで体が板のように硬直して、まったく動けなくなります。かわいそうで、見ているだけでも辛いです。

私たちにできることは、チャチャの発作が終わるまで強く押さえて、けがをしないようにしてあげることだけでした。

私と夫は9か月あまり前に、アーシングシーツを手に入れました。

チャチャも私たちといっしょにベッドで寝ます。

驚いたことには、ベッドにアーシングシーツを敷いた日からチャチャの発作はすぐに止まりました。ピクピクしたり、せき込んだりする発作の兆候すらもまったくなくなりました。言うまでもなく私たちは、あのような衰弱させる発作で、チャチャが苦しまなくなったことがわかったので、とても喜んでいます。

そのシーツのおかげで、チャチャの恐ろしいライム病による関節炎もよくなりました。以前は脚を引きずっていましたが、今は普通に走れるようになりました。また子犬に戻ったようにさえ見えます。実に素晴らしいです！」

落ち着きを取り戻したバタンインコ

鳥類飼養家のドン・スコットさんは、『クローエ・サンクチュアリー』という、インコとオウムのための救助シェルターをカリフォルニア州エスコンディードに設立しました。

彼は鳥たちの里親を探し、どのようにペットとして飼育するかを教えています。

スコットさんが、自分のサンクチュアリーと同じ名前のクローエというバタンインコを飼ったときの経験は、アーシングされた止まり木を取り付けてあげることによって、いろいろな効果が得られたようです。

たとえば、金切り声をあげたり、うろうろと落ち着きがない行動をしたり、羽をむしったりするような、ケージの中に入れられた鳥特有の精神的ストレスをやわらげる効果です。

「私がクローエのケージにグラウンディングされた止まり木を取り付けたあと、実際に大きな変化がありました。

あれはたしか、2008年の中ごろでした。

クローエは白い大型のバタンインコで、そのころ25歳でした」

と、スコットさんは述べています。

クローエは、ちゃんと面倒を見ることができなかった前の飼い主から救出されました。

2003年からスコットさんがクローエの世話をすることになったときのことです。

週末に1人ぼっちにしておくと、自分の羽をむしり取るという問題が起きました。

獣医によるとクローエには、2000年からこの問題があったようです。社交性の高いこのような鳥は、自分の群れと見なしている者から離れるとうまくやっていけません。インコ類は、生涯同じ相手とつがいます。ヒナの世話をしているとき以外は、金切り声をあげて遠くにいる〝連れ合い〟を探します。このような献身的な愛情で、人間の飼い主を〝連れ合い〟と見なして求めます。

スコットさんによると、クローエはグラウンディングされた止まり木によってずいぶん穏やかになったということです。

「クローエは、以前自分の羽を強烈に引き抜いたものでした。けれども、もうやらなくなりました。今はたまに羽を抜きますが、羽の先だけで、前のように根元から抜き取ることはしなくなったのです。

以前は、ケージの中でただじっとするだけでしたが、今はまわりの環境に少しずつ興味を示し始めています。もっと食べ物を欲しいと探したり、彼女のおもちゃで遊んだりもするようになりました。より活動的になり、遊びたがるようになりました」

とスコットさんは言っています。

止まり木は、スコットさんが金物店で購入した浴室用の46センチメートルのステンレスの棒でできています。彼はその棒に2・5×8センチメートルの松の板を取り付け、壁のアースソケットに差し込まれた銅線に接続しました。

そのアーシングされた止まり木は、ケージの中の一番高いところにある止まり木ではありません。真ん中の止まり木です。鳥たちが、夜は一番上の止まり木を好むのは安全のための習性です。止まり木が高ければ高いほど、攻撃されないからです。

「しかし、クローエは、夜中ずっとこのアーシングされた真ん中の止まり木が好きなようです。

本能的にその止まり木を選んでいます。

面白いことに、そのアーシングされた止まり木の接続が、私が気づかない間に切られていると、その違いがクローエにはただちにわかるみたいです。その止まり木を無視して、高いほうの止まり木に移るのです。

何が起きたのか、不思議に思っていると、接続が切られていることがわかりました。また接続すると、クローエは再び真ん中の止まり木に戻りました。

クローエは最初はその新しい止まり木をいやがりましたが、すぐに慣れて、とても心地よく感じたようです。その止まり木をケージにつけてからは、クローエは8の字を繰り返すパターンで歩くのをやめました。つまり、外に出してほしいというサインがなくなったということです」

と、スコットさんは語っています。

第16章　死ぬまでアーシングを続けよう！

やめないことが大事！

〝使わなければダメになる〟というよく知られていることわざがあります。これはアーシングにまさにピッタリ当てはまる言葉です。

北カリフォルニアのテリー・ポクリングトンさん（実業家）は、6か月間毎日30〜45分ほどアーシングをすることで血行がとてもよくなったと、2012年初頭に私たちに連絡して報告してくれました。

その2年ほど前に彼は血行不良から足が硬くなり、感覚を失っていました。そのころの彼は、歩くのも難しかったようです。

朝の散歩のために、自分自身を無理やりベッドから起き上がらせなければならないこともしばしばあったと、彼は語っています。彼は、最初、抗酸化サプリを補給するプログラムを開始し、それで少しは改善されました。そして、のちにアーシングを始めると、さらに劇的な改善があったそうです。彼の足は今やバラ色の健康な血色に変わりました。

「アーシングをすると、足の裏が、特に指のつけ根が、何か変化したように温かく感じられました。まるで流れがめぐっているようでした。足の感覚が、たしかに戻っているのを感じています」

と彼は言っています。

それからしばらく経った2012年の11月からテリーさんは、8か月間その習慣をストップしました。つまり、アーシングをやめたのです。

すると、ちゃんと毎日の運動を欠かさずにしていたにもかかわらず、活力が減少していることに彼は気づき始めました。

彼がアーシングをしていたときは、週に6日間毎日

3・2キロメートルのジョギングをしていたのに、ときどき散歩をするだけになりました。

そこで彼は、アーシングを思い出しました。するとまた新たに活力が生まれ、すぐにジョギングに戻ることができました。さらには、足裏の温かい感覚も戻りました。

「アーシングによって私の健康は改善されましたが、続けるのをやめると悪い結果が出ました。それでまた始めるようになると、よい結果が出ました。今となっては、アーシングを続けることが日々の健康につながるとわかりました」

と、2013年の7月に彼は述べています。

2011年に私たちは、アイオワ州フェアフィールドのクローバー・カルベさん（引退した女性実業家兼先生）から報告を受けました。彼女は2年間アーシングを続けていて、深い睡眠がとれるようになり、以前よりも活力が増し、歯茎の炎症が劇的に軽減されたようです。

「訪問客が去ってから、突然、私はひどい疲労感に襲われ、2週間ほどみじめでした。歯茎がまた痛くなり、あまり眠れなくなりました。初めは、客と夢中になって遊んでいた間に活動すぎたからだと思いましたが、アーシングシーツのプラグを差し込むのを忘れていたことに私はやっと気づきました。今はまたよく眠れるようになり、活力も戻り、歯茎も良好です」

と、彼女は語っています。

ファビオ＝ルイス・ビエラ先生（医学博士）は、ブラジル人の開業医です。熟睡できるようになり、活力が増したと、2012年に私たちに報告しています。

彼は、リオデジャネイロへの短い旅行に自分のアーシングシーツを持参しました。

「旅の最初の夜は、ぐっすりと眠れましたが、2日目はひどいものでした。悪夢をたくさん見たので、仮眠状態でした。

グラウンディングを始めてからずっとよく眠れていたのにどうしてなのか、私は不思議に思いました。

翌朝私はホテルの部屋で帰る準備をしていたら、1日目の夜のあとに、部屋係の女性がアーシングシーツのプラグを抜いていたことに気づいたのです！」

と、ビエラ先生は言っていました。

メイン州ビッデフォードに住むアニタ・モランさん

は、グラウンディングをして眠るようになってからは、10年以上も治そうと試みたにもかかわらず、治らなかった右足の関節炎の痛みからめざましく解放されたと、2011年に報告しています。

2年後にその痛みは完全には消えなかったのですが、「グラウンディングしないときは、痛みがもっとひどくなります。一度私は、週末に出かけたときに、アーシングマットを持っていくのを忘れました。私の足に炎症が起きてとても痛かったのです。元の状態に戻るのに数夜かかりました」

と、彼女は述べています。

もう一つ、大事なことがあります。

もし、あなたがペットを飼っているのなら、アーシングコードが噛み切られているようなことがないように注意してください。以下は、ピッツバーグに住む、あるアーシング愛好家からの忠告です。

「私はアーシングをして眠るようになりました。よく眠れるので、はまっていました。

しかし、あるとき、なかなか寝つけなくなりました。私はシーツの接続をチェックしてみました。すると、私の息子の飼いネコが、コードを噛み切っていたことに気づきました。新しいコードに取り換えると、また赤ちゃんのようにすやすやと、よく眠れるようになりました」

結論：外でも家の中でもアーシングするなら、ずっとやり続けてください！

第17章　アーシング革命がやってくる！

地球とのつながりを失った現代人

本書は自然と健康についての声明です。

健康とは自然な状態です。そして、自然な状態で健康であり、最適に機能することは、地球とつながっていることに関係しているように思われます。

そのつながりを失うと、不自然、不健康になるようです。

つながりを失うことによって、病や炎症、痛み、不眠症といった不必要な苦悩を生み出すことになります。

つまり、電子欠乏の結果であり、地球につながることで、その欠乏とそれによる結果を癒すことができます。

T・H・ハクスリーの偉大な疑問である、自然界における人類と宇宙との関係性をひもとくカギの断片を
この本が握っていると、私たちは考えています。

私たちは、この惑星に住みながらも、私たち自身を惑星から切り離してしまったので、その結果、大いなる代償を払わされることになりました。社会的にも私たちは傷つき、病んでいます。そして、その状態が長らく続いているのです。

健康調査によると、人類はもはや丈夫でたくましくはないのです。

私たちは破壊寸前になるまで、ストレスで肉体を痛めています。私たちは誤った食生活を送り、運動不足でもあります。

50年ほど前に現れだした健康保険制度によって、人々は年をとればケアしてもらうことを期待し、どんな病気にも薬があると信じるようになりました。

現在では、病気ごとに薬が存在します。

しかし、そういった薬によって完治することもなけ

れば、健康になるわけでもありません。

マサチューセッツ総合病院の院長でありながら、1960年代から1970年代までロックフェラー財団の会長を務めていた故ジョン・ノールズ医学博士は、「国民健康保険と、多くの医者、病院の高額な医療設備によって健康になると人々は信じさせられている。残念なことに、どれ1つとして期待を叶えてくれないだろう」

と、何年か前にその現実を表しています。

当時はちょうど政治家や医者が、医療コストが上昇することに不安を募らせていました。これは今日でもお馴染みのシナリオです。

そのような経費は、当時の国民生産のおよそ8パーセントを占めていました。今日ではそれの2倍以上に膨らんでいます。数年後には、きっと20パーセントを超えるでしょう。

政治家も医者も心配していますが、心配しているだけでは解決できません。未来を先読みすると……考えるだけでも恐ろしいです。

健康革命を起こそう！

国連経済社会局によると、「世界中の人々の老化が、歴史上比類のない速度で進んでいる」という2002年の報告があります。

2000～2050年までに、世界の60歳以上の人口は11パーセントからその倍の22パーセントに増加すると言われています。

高齢化社会に対して政府は、経済的、政治的、社会的変化に対応せざるを得なくなり、深刻な問題を抱えることになります。

合衆国を例にとると、8000万人以上いるベビーブーマー世代の人々が現在65歳に届こうとしていて、政府が出資する健康保険を受け取るに値する年齢に達しています。

これは慢性的な健康問題を抱える人口の莫大な流入を意味し、すでに医療機関が対処できない状況にあります。

「障害者と闘病者数が数年間増加を続けているのは、必ずしも健康とは言えない高齢者人口が増加しているからである」

と、2013年の米国医師会誌がこの状況を報告しています。

よほどの変化が起きない限り、医療保険はパンクしてしまうでしょう。その兆しはすでに浮上しています。多数の枝分かれした組織を導く各州政府は、高齢化が進むにつれて慢性病に伴う新たな疾患が生まれることを、2006年に予測警告しています。

また、10代の子供や大学生、若者たちが、肥満と運動不足、質のよくない食生活から引き起こす糖尿病や高血圧などの問題が増えてくるだろうと同様に警告しています。今日成長期にある世代は、親や祖父母の世代よりも短命だろうと、専門家たちは予測しています。

これはアメリカという国の労働力と、医療と社会福祉を提供する公共機関が危機にさらされる、というとてつもない影響を与えることになるのです。

現状は悪化しつつあるので、どこに暮らしていようが、個々や家族、さらには国民の健康が脅かされています。

アメリカ人だけの健康が、衰えてきたのではありません。全人類の健康が危機にさらされています。

アメリカ合衆国の人々を悩ませている多くの病気は、この惑星全体にわたる危機で、私たちがニュースを通して日々目の当たりにしている内容です。

ここでは、家畜牛のたとえが、適切かもしれません。仮に人間が牛だとすると、病気になって獣医にお金を支払うことができなければ、連れ出されて撃たれるほかありません。

今日の医療保険は、無力で無駄が多くて、しかも高すぎます。

慢性疾患は今や増えに増え続けているのですが、解決は実際に政府や保険業者の手中ではなく、私たち自身の手中にあると言えます。

私たちの健康、不健康は、私たち自身の生活が反映されているのです。

「人生を活力で満たし、健康で長生きする方法は、唯一自分で健康管理をすることである」

と、ジョセフD・ビーズリー医学博士と医師のジェリーJ・スウィフト先生が、1989年に発行されたフォード財団誌のケロッグ報告書（バード大学の調査によるアメリカ人の健康、栄養、環境、生活様式について）に書いています。

医療システムの改革が緊急に迫られているのですが、最も必然性があるのは、私たち自身の態度を改革することです。

自分自身の健康に対して、私たちはもっと積極的になる必要があります。

こういったことやほかの多くのよく似た忠告は、不自然な食べ物を過食しながら運動不足になっているほとんどの人々の耳には聞こえません。したがって、私たちはどんどん病んでいく傾向にあります。

健康保険にフォーカスするのではなく、自らの健康保障を重視すべきです。

私たちは自らの生活のストレスと毒素の主な原因を取り除くといったレベルに到達することです。

その到達方法の一つとして、本書で私たちは、驚くほど単純で素晴らしい手段を提案しました。

アーシングで未来を切り開く

電気、電話、ラジオ、テレビ、コンピュータなど、世界的に影響力のあるものと同様にアーシングは、最大級の発見です。

このような新しいテクノロジーが今の社会にもたらした変化を考えてみてください。

私たちはいまだに、それらの機器に頼りながら、仕事と経済を動かしています。

アーシングもそれらのテクノロジーも、人間の生活を変える力があります。

私たちは、アーシングによって医療のあり方を変えることができ、また、多くの病に対する治療費を下げることができると信じています。

アーシングをしている人たちは、していない人たちと比較すると、ずっと効率的で健康的であり、生理機能が異なるということを、心に留めておいてください。

研究がどんどん進むにつれて、スパや健康関連のクリニックには、アーシング設備が取り付けられるでしょう。

病院や老人ホームでアーシングを受ける患者たちを思い浮かべてください。

病院や療養所の精巧な電気機器にもアーシングが取りつけられ、ベッドもアーシングされているのを想像することができます。

患者たちが、そんなベッドに横たわっている日がきっと訪れるでしょう。

私たちは、アーシングが社会的にも経済的にも、全体的に世の中を変える未来を信じています。

経済は、利益と仕事と富を生み出す企業が基盤となっています。

私たちは、アーシングが世界中のビジネスに、大きな富を提供すると考えています。

アーシングは、多くの点で役立ち、あらゆる方法で世界を変えることができます。

金持ちも貧乏人も、発展途上国の人々も先進国の人々も、平等に手に入れることができるのです。

アーシングは、靴製造業界からスタートして、文字どおりに下から上へと、すべての社会に影響を与えることができます。

たった数セントしかかからない伝導性カーボンフィラーか、よく似た素材の靴底に替えれば、誰でも地球の癒しのエネルギーを体に取り込むことができます。

靴製造業は悪意でそうしなかったのではないでしょうが、しかし、新しい靴を産むたびに慢性病に大きな悪影響を与えました。ここに、健康を目的として、靴製造業界が新たな市場を広げられる絶好のチャンスがあります。

誰でも毎年1足は新しい靴を購入するのですから、これは靴製造業界にとって明るい見通しだと言えます。ほんの少し工夫を凝らすだけで、市場が広がるはずです。

消費者としてあなたができることは、次回靴を購入するときにグラウンディングシューズがあるかどうか、ぜひ靴屋に訊ねてみてください。

需要が増えれば、現実化しやすくなります。

アーシングは、マットレスを含む寝具業界にも革命をもたらす可能性があります。

アメリカでは、平均8年ごとにみなマットレスを買い替えます。1年にすると、約3000万もの数が売られています。そして、2万軒の家ごとにマットレス店が1軒あることになります。

快適さを売る寝具市場には、ウォーターベッド、エアベッド、スプリングマットレス、フォームマットレス、ラテックスマットレスといろいろな種類があります。

しかし、あと数ドル追加することで、地球と接続している伝導性素材のマットレスを製造することができます。

そうすることによって、不眠症の人が大勢いる社会の健康を改善することができます。

新しいタイプのマットレスによって、少なくとも快適さと熟睡、痛みの軽減、よりよい健康が得られるでしょう。

アーシングマットレスを、みんなが我もと買い求めている姿を想像できますか？

21世紀に突入してからホテル業界は各客室に、たとえば薄型テレビやワイヤレスインターネット回線、最先端のミニバーや浴室などのグレードアップに数十億ドルを費やしています。

ならば、客の時差ボケと旅の疲れを癒すためにアーシングマットレスを設置するホテルが現れても不思議ではありません。

靴とマットレス産業には、ヘルスケア産業の一部となって大当たりするチャンスがあります。

これらはアーシング革命を引き起こすのに最もふさわしいでしょう。

健康改革を起こすためのこれ以上簡単な方法がほかにあるでしょうか？

あなたが靴やマットレスを新しく買い替える際に、同時に自分の健康が促進できる製品が購入できるのです。

誰もが毎日のほとんどの時間を、地球の自然の癒す力である電子を取り入れて、アーシングをする生活ができるためのビジネスチャンスは限りなく存在します。

家もオフィスも学校もアーシングされる必要があります。

すなわち、床やカーペット、家具なども含まれているということです。

車でさえ、シートパッドを導入することによって、簡単にアーシングカーに早変わりできるのです。

社会の基盤のすべてを、このように安価の伝導性素材に切り替えることが可能です。

家を建て替える必要もなしに、アーシングハウスに新しく生まれ変わることができます。

このようにアーシング産業が、すべてに浸透していく可能性があるのです。

その過程において、まったく新しい製造業者、販売業者、流通業者、取り付け業者が誕生するでしょう。

ちょうど今日の電話やケーブルが存在するようになった過程と同じです。

このような変化によって、私たちの生活と労働環境がどのように変化するか、考えてみてください。

こういうことが、前述の健康統計にどんな影響を及ぼすか想像できますか？

新しい職種、研究、製品、教育、サービスなどの誕生によって、いくら税金を得ても金欠状態である政府も、そして世界経済も潤うことになるかもしれません。

企業をとってみても、従業員の健康保険料としてかかる莫大な経費を考えてみてください。この不健康な悪循環の代わりに、雇用側と従業員両者が健全でいられる相互関係が成立するのです。

アーシングこそ、私たちの未来です。

人類は地球に再び接続して、自然な電気的状態を取り戻す必要があります。

そうすることで、私たちの自然なあり方である健康を取り戻すことができるのです。やるのはとても簡単です。

私たちが書いたこの本は、みなさんを目覚めさせるための起床ラッパです。

どうか目を覚まして、外に出て、自ら自身をグラウンディングさせてください！

グラウンディングしながら眠ってください。

そして、できるだけ仕事中も、遊んでいるときも、テレビもアーシングしながら見てください。

あなたがまだそのようにしてアーシングを始めていないのなら、天候が許す限り外に出て30分間ほど裸足になってください。

体にどこか痛いところがあれば、どう変化するでしょうか？

そして、地球とつながることがあなたの健康にとって、今まで知らなかった最も驚くべき発見であるかどうか、自分自身で試してみてください。

私たちは、地球につながることが本当に素晴らしく、おそらく、いや、実際に健康に対する最も重要な発見だと思っています。

補記A　アーシングの物理的作用をわかりやすく説明する

ガエタン・シュヴァリエ博士
カリフォルニア大学アーバイン校の発生生物学および細胞生物学学部客員研究員

電気生理学とバイオフィードバック（生体自己制御）を20年間研究したあとに、アーシングの研究を10年間行ってきた結果、私は現代の人体に対する生化学的な捉え方が非常に不足しているという考え方にいたりました。

主に欠けているのは、私たちの肉体に備わっている生物電気的な性質に対する根本的な理解です。

体は、その内部の電気環境によって強く影響される、非常に知性高い電気生化学システムです。

このシステム内の無数の電気チャージにより、酵素の変化、タンパク質構成、およびpH（酸／アルカリ性）を含む無数の生化学反応が調節されています。

この複雑な構成において、地球表面の電位は、肉体の安定値が提供されています。

地面に触れると体の電位が安定し、体の正常な機能である自動調節と自然治癒するメカニズムも維持できるということを、私自身と同僚たちの研究を通して学びました。

したがって、地面は、私たちの肉体と同様に世界中の電気システムの両方を、安定させる働きをすると言えます。

アーシング不足によって体内の電気的な不安定を引き起こし、それが結果として体の機能障害を引き起こすという結論に我々の研究は導かれました。

同時に起こる複数のドミノ効果を想像してください。それらは、いくつもの障害の深刻な要因をもたらします。

今日の私たちのように地面から完全に切り離された近代的な生活様式が始まる以前の人々は、一般に大地とつながって電気的安定をごく自然に体に取り込んでいました。

裸足だったり、動物の寝床を使ったりしながら、なんらかの方法で地面と接触していました。人間は伝導性を持って地球と日常的に接触していました。

その電気的関係性について、これから詳しく探っていきましょう。

地球の負電荷

地球の表面は、人間の環境で最も近くに存在する負電荷です。

しかし、我々が惑星の表面を離れて高く上がっていくにつれて、電位（電気エネルギーまたは電荷のレベルという意味）は、場所によって差はありますが、1メートル高くなるごとに100～200ボルトずつ増していきます。これは科学的に立証されている事実です。

標高が高くなるとそれほどボルトが上がるのなら、なぜ私たちは空気中で感電しないのか、と不思議に思われるかもしれません。

実際に感電することはありません。なぜなら、地球の表面に近い空気には絶縁性質があり、地面近くの低い場所では電流をゼロ近くまで変化させてしまいます。

簡単に言うと、私たちは感電しないのです。

では、空が青いもっと高いところまで登ったとしましょう。

標高数キロメートルのところまで登ると、大気中の電圧が増加するスピードがどんどん衰えてきます。100キロメートルの高さで、電圧の増加が停止します。

その標高あたりで大気が伝導体に変化し、太陽の光線が空気中の分子から電子を奪えるほど（電子を破壊することさえあるほど）十分に強くなります。なぜならその過程でイオン（荷電粒子）を生み出すのです。

したがって、大気中のこの領域には、「電離層」（ionosphere《アイオノスフェア》）という科学名が与えられています。

雲が少なくて空が青い晴天のときは、地球の表面と電離層の電位差は、25万～50万ボルトです。

これを、地面が0ボルトで、標高100キロメートルの場所が25万～50万ボルトといった2つの伝導体として見なすことができます。

前述のように、晴天のときには、電離層の下の大気は、特に地面に近い場所は、伝導体としてうまく働きません。そうであっても、実際には完璧な絶縁媒体にもなり得ないのです。

平方キロメートル当たり約1ミリアンペア（平方メートル当たり1マイクロワットに相当）の電子の非常に小さな流れが、地面から逃げ出しています。この現象は、「晴天電流」として知られていて、「グローバル電気回

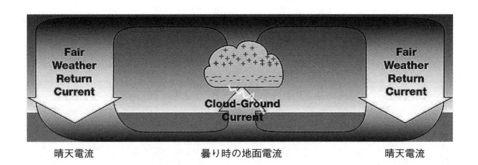

図Ａ－１　グローバル電気回路。落雷の場所で地面から上がってくる電流（地球に電子を堆積し、他の場所の地面に戻す）資料：NASA/MSFC（ドーリング氏による）

路」と呼ばれている自然界の偉大なる活動の一つです（図Ａ－１参照）。

グローバル電気回路は、主に積乱雲（嵐雲）に再充電されます。

活発な雷雨の間、厚い雲は下の地面に平均的におよそ１アンペアの電流を発生させます。

世界中で雷雨は、常に１０００～２０００か所で同時に発生していると推定されていて、そして、落雷は毎分５０００件も生じているということです。したがって、１０００～２０００アンペアの電流が、絶えず地球の表面に負電荷を送り、それと同量の反対の電荷が上層大気に送られることになります。

ごく最近の研究によると、大雨もまた地球の表面に負電荷を与えることが示されています。

科学者の研究により、次のようなことがわかっています。

非常に複雑な現象を単純化して説明すると、図Ａ－１に示されるように嵐雲の内部で起きる活動によって、雲の底部に負電荷が蓄積され、上部には正電荷が蓄積されます。同時に、正電荷が雲の下にある地面の中に蓄積されます。上方と下方の蓄積が膨大な量になった時点で、結果として稲妻が発生します。逆の電荷が、互いを引き寄せ合う現象にすぎません。稲妻は、地面に大量の負電荷を送り込みます。

地面で負電荷に何が起きるのか？

特に表面近くの地面では、全体の負電荷によって地球の電界が形成されます。実質的にこの電荷は、無限かつ継続的な自由電子の貯蔵庫をかたどります。この目に見えない電子の海は、太陽と月から、さらには、大気と内部地球に起きる刺激に応じて数多いさまざまなリズムで動きます。

ここに電子の動きのいくつかの例をあげます。

◎　概日《がいじつ》リズム（サーカディアン・リズム）

太陽は日中、地球の表面で電子をより速く振動させて、たくさんのエネルギーを与えます。夜はこのエネルギーが散逸するので、電子はよりゆっくり振動します。

◎　テルル電流（地電流）

地面の中の電子は、正午までに太陽光線によって最大限のエネルギーが与えられます。

この効果によって、電子は太陽が最も高いところにある地域からもっとも少ない地域に移動するので、巨大な電流を発生させます。

太陽が頭上に位置する24時間サイクルに伴うこの流れをテルル電流と呼びます。私たちが住むエリアの電子振動と共に地電流が、私たちの体内時計のリズムを同調させます。

◎　シューマン共振（共鳴）

速い電子振動の例として、「シューマン共振（共鳴）」と呼ばれているものがあります。これは稲妻により偏在的に発生する自然の電磁シグナルです。主に7・8ヘルツの周波数をしているので、この周波数は、私たちがリラックスして瞑想状態になったときの脳のα波領域と一致します。

地球の表面や付近、内部に存在するエネルギーの場は、これら3つの種類だけに限られていません。ほかにも、北を知るために使う羅針盤が示す、お馴染みの地磁気場があります。

地磁気場は、さまざまな周波数を安定化させ、同期化させる源であり、地球内部に存在する電子はその点で私たちに、おそらくもっと重要な役目を果たしていると言えましょう。

そうでなければ、時差ボケという現象は起こらないはずです。

いくつかの異なる時間帯を通過したあとに飛行機から降りてくる旅人は、現地の地磁気場の周波数に新たに同期化しにくくなります。その旅人の概日リズムとテルル電流が更新されないので、時差ボケもなかなか取れにくい状態になります。

そのような変調を整えるには、体を地球に接触させる必要があります。それがアーシングです。

この事実は、地球の電子の概日リズムとテルル電流のほうが、地磁気場よりも私たちの周波数を強力に安定化させ、同期化させることを強く示唆しています。

エネルギーおよびエネルギー場のほかの種類として、赤外線域における電磁界の放出によって生じる熱や、地球内部でウラニウムとトリウムが放射性崩壊して生成されるラジウムやラドンのような放射性同位体からの放射線の熱が含まれています。

地球エネルギーと電力の違い

地球の電界は、主に継続的な直流（ＤＣ）であり、場を形成しています。

歴史を通して、私たち人間も含めて地球上の生命はみな、この微妙な場に生物学的に同調しています。

これと比較すると、アメリカ合衆国の家庭用配線システムは、毎秒60サイクルの交流（ＡＣ）を使用しています。

世界のほかの場所では、毎秒50サイクルが一般的です。

超長波（毎秒40サイクル未満）や低電力でない限り、交流は私たちの肉体に合いません。

交流（ＡＣ）を含む人間がつくり出すほかの環境電磁界は、さまざまなストレスに関係した反応と病気を引き起こす恐れがある要因として研究されています。

電気的に何が起こるのか？

地球の表面の電気エネルギーのレベルを、電位ゼロとする世界標準に科学者たちは合意し、受け入れられてきました。

これは、地球がエネルギーゼロという意味ではありません。もしそうだとすれば、地球内部に電子は存在していないということになってしまいます。

これはむしろ、地球上のすべてにゼロより高い電位を割り当てる測定基準です。

あなたが皮膚を直接地面と接触させるとき、ほぼ同時に、実際には光のスピードで、体の電位は地球の電位と一致します。

地球とあなたの体の間の電子とエネルギーの最初の流れは、電気径路を確立します。どれほどの間接触していようが、このかすかな電子の流れはとても重要です。

典型的な部屋の中の60ヘルツの環境では、グラウンディングによって体の電圧が、およそ7割減ると、電気技師のロジャー・アップルホワイトさんは実験を通して証明しました。

そうすれば、私たちの体が環境から受ける電気ノイズは、最小限にとどまります。

さらに、ポーランドの研究者であるカロルとパーヴェル・ソーカル医学博士は、人が立っているときと、横たわっているときとでは、体の表面と内部の電位と電流にどのように影響するかを測定しました。

彼らの実験では、人がグラウンディングをしていないときに、大きな変化が表れました。

すなわち、アーシングをすることによって、その変化を妨げることができるという意味です。

アーシングは、体外からの50ヘルツの電磁場と体内の自然な生体電気機能への妨げを阻止することによって、人体に安定した電気環境を生むということを、彼らは発見しました（この研究の詳細は補記G参照）。

電子はどのように体の中で移動するのか？

電気を運ぶための銅を使用した電気配線とは異なり、明らかに人間の体はそのような配線なしに電子を移動させることができます。

電子がどのように体の中に入ることができ、さらには、銅線を通る電気よりもずっと速く体内を移動することができるかについて、アーシングの研究に関わる私たちにはいくつかの理論があります。

それらは、以下の内容を含みます。

◎　経絡システム

氣（エネルギー）が流れていると考えられている身体内でつながっている一連の経路。

各経路は、特定の器官に連結されています。足裏を地面につけると、足裏のツボ湧泉穴を通して電子が入り、腎経から他の経絡へと流れ、体全体にいきわたることを示唆します。

◎　汗腺

電子の別のアクセスポイントとして考えられるのは、汗腺です。

足裏と掌、額には汗腺が集中しています。各汗腺は、神経繊維の1つ以上の軸索の束の中へ枝分かれし、その分泌腺の細管は取り囲まれています。また毛細血管も、汗腺の細管と互いに織り合わさっています。

◎　血流

アーシングすると、ほぼ同時に静脈の電位が地球の電位と同じになるという実験結果によって、この可能性が考えられます。

さらなる証拠として、赤血球ゼータ電位（赤血球の表面の負電荷）が、ほぼ同時に増加することにあります。

◎　生きているマトリクッス

全身にわたり情報と活力を提供する細胞内外の結合組織とフィラメントといった伝導性ネットワークがあります。このシステムはまた、余分な電子の貯蔵庫でもあります。

◎　自律神経系（ANS）

これは、呼吸速度、消化、発汗、排尿、性的興奮などを調整する心臓のような機能を持つ神経系の一部であり、体のあらゆるところまで枝のように伸びています。

自由神経終末（感覚器の末端に存在する神経繊維の端部で、触覚や痛覚を感知する）が、電子を運ぶための自律神経系の要素としては、最も可能性が高いです。

刺激を受けるための特別な構造を持たない自由神経終末は、毛包（目に見える部分は毛穴と言われている）受容体（毛包の周囲の被膜性終末）と、末梢神経の枝の範囲内で終わっています。

末梢神経の枝は、多くの場合、汗腺や毛包付近の表皮に向かって細かく枝分かれしていています。

大きいものは深い層で血管と平行に流れていることが多いです。

そして、神経の上を跳ねていた電子が血管に侵入して、血液中の尿酸やほかの抗酸化物質によって体全体に運ばれる可能性があります。

電子が神経インパルス（神経興奮）と共に自律神経系から中枢神経に直接送られるのであれば、毎秒10～100メートルで伝達される神経インパルスと同じスピードで、どこでも方向を変えることができるはずです。

電子は非常に反応性があるので、異なる分子と結合することなく単独で移動することはほとんどありません。電子の経路と変換に関するさらなる研究が、明らかに必要とされています。

電子はどれくらいの速さで体内に入るか？

電子は、銅線の中では、とてもゆっくりと移動するのですが、足から体の中に入るときは、すぐに上に向かって移動します。

この電子の流れは、20～30分ぐらいかけて腹部に届きます。

足をグラウンディングすると20～30分で、なんらかの癒し効果が始まると、私たちの研究は示しています。

たとえば、まず膝の痛みが減ったように感じます。それから腰のあたりがやわらいできて、次に首のあたりの緊張がほぐれてくるのが感じられます。

どこが最初に解放されるのかを感じるのは、あなたの体のどの部分が地面に接触しているかによります。

アーシングパッチか、アーシングマットを痛みのある局部に当てた場合は、比較的時間を要しません。

電子が移動して効果が表れるのに、距離はそれほど関係ありません。

局部的な痛みやけがが早く癒されるように、私たちはこの方法をおすすめしています。

電子の速度に関するより技術的な詳細を、9ボルトの電池の例を用いて検討してみましょう。

電池のプラス極とマイナス極に銅線をしっかりとつけると、電流はプラス極からマイナス極に流れ始めます。プラス極は銅素材そのものとなり、動けなくなります。

しかし、電子は移動します。電子はマイナス端子から銅線を伝ってプラス端子に流れます。この流れは抵抗器で調節できます。

電池内のすべての電子は一挙にプラス端子に移動するので、もし抵抗器がなければその過程で銅線が溶けてしまいます。その銅線に触れると、やけどをします。

電流は、プラス極から流れるという定義によって、多くの人々は正電荷がプラス端子からマイナス端子に流れると思いがちです。

しかし、実際にはマイナス端子からプラス端子に電子が移動することによって電流は生まれます。

この誤解は、あのベンジャミン・フランクリンが、電気の性質を正確に知らずして、正電荷が導線の中を液体のように流れると考えた凧を用いた実験にまでさかのぼります。

今日私たちは、導線内に電流があるときに常に流れるのが電子であることを知っています。

導線内を移動する電子の速度（技術的には「ドリフト速度」と呼ばれる）は、非常に遅いです。直径1ミリメートルの銅線に3アンペアの安定した電流を送る場合、ドリフト速度は、1秒当たりたったの0・24ミリメートル（4分の1ミリメートル）程度なのです。それなのに、電流はきわめて速く流れます。


ゆっくりとした電子の流れが、どのようにして高速電流を生成するのかを説明するために、私はアーシングされた人の例を使います。

人間は、銅線と抵抗器の両方の役目を果たします。なぜなら、人体は銅ほどの伝導体ではないからです。地面からの電子の流れに対して、ある程度の抵抗があります。

マイナス端子は、地球です。プラス端子は空気中の正電荷粒子（陽イオン）が、まさにその役目を果たしています。

空気中の陽イオンから保護する効果は、地球につながることで、ほとんど光の速度で、すなわち毎秒30万キロメートルで受けることができます。

これは、体を通る電気的な流れがプラスイオンに触れると、ほぼ瞬時に中和することを意味します。

しかし、銅のような伝導体として優れている物質内で電子はゆっくりと移動するということがわかっているのなら、なぜ身体ではそうなるのでしょうか？

次の用例がそれを理解するのに役立つかもしれません。

細い管か、ストローの中にビーズが詰まっているような図A－2をご覧ください。

管の直径は狭いので、ビーズは1列に並んでしか入れない状態になっています。

左側のビーズを管の中へと押し込むと、反対側のビーズが、ほぼ同時に外に飛び出します。

左側のすべてのビーズが、その直径分だけ少し動いただけです。それで左端のビーズは管の中に入りましたが、ビーズの流れはとても速く移動しました。

管の中の一番右端のビーズは、ほぼ同時に外に押し出されました。管内の各ビーズは、1個のビーズの直径分だけ移動しましたが、ビーズの流れ（各ビーズの小さな動きの伝達）の動きは、管の中でほぼ瞬時に起きました。

管の中のすべてのビーズがほぼ同時に前に動きました。この原理は、管の長さに関係なく、たとえ管が何キロあっても同じ流れが生じます。管が垂直の位置でも変わりません。

電子も図のビーズと同じように、重力よりはるかに強い電界における小さな動きによって、管が何キロも長くても重力に逆らって簡単に押し上げることができ

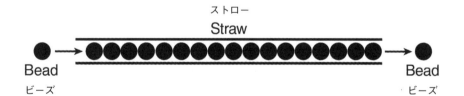

図A－2　ストローの中のビーズ効果　ストローの左端に1個のビーズを加えるだけで、ストローの中で各ビーズは少しだけ動くにしても、同時に右端のビーズは勢いよく飛び出す。

ます。

伝導体の中の電子の動きを、私たちが理解するためには、このストローの中のビーズ効果の例が役立ちます。各電子は負電荷を同じように持っているので、互いに反発し合います。

ご存じのとおり、電気も同極同士が反発し合い、異なる極を引き寄せます。電子間でこの反発運動が起きるために、ちょうど図A－2の左端のビーズが管の中のすべてのビーズを前に押すように、すべての電子が前に押し出されます。

電池の両極を銅線でつないだときにも、これが起きます。銅線の中の電子の遅い動きが体の中でも起きますが、同時にその遅い動きがまとまって起きると、ストローの中のビーズ効果のように速い流れを生み出します。

したがって体はアーシングによってほぼ即座に保護されます。

なぜなら、その速い流れが、低周波電磁界と空気中のプラス粒子の影響を迅速に打ち消してしまうからです。

電子の遅いドリフト速度は、アーシングに関するいくつかの観察を説明するのに役立ちます。

（1）人がいったんグラウンディングされると、治癒反応が起きるまでに、およそ20～30分かかります。

（2）人が地面の上に立ったり、座ったりしたときに、あるいはアーシングパッチを足裏につけたとき、かすかにジンジンしたり、温かさを体に感じ始めたりすることがよくあります。

その感覚は足から始まり、むこうずねとふくらはぎに伝わっていきます。それから20分ほどすると、体に伝わり、やがて頭まで感じることができます。

（3）グラウンディングは、傷を早く癒します。

傷はグラウンディングをしていないときと比べると、早く癒されます。傷周辺にアーシングパッチをつけると、さらに早くなります。

（4）グラウンディングは炎症を抑えます。

たとえば、肘の炎症は、足を地面につけると消えます。しかし、アーシングパッチを肘か、肘周辺につけると、さらに効果的です。

新しい健康と治療の最前線

私は、主に人間の体がどのように電気的エネルギーを生み出し、利用するかという生体電気に関する物理学を研究してきました。

人類が、21世紀に突入した今というこの時期に、私たちが住んでいるこの電気的な惑星に直接触れることによって、素晴らしい効果が得られることに関する科学的探求が、ちょうど始まったばかりだということに、私は魅了されています。

私たちが地球につながることによって何が起きるかについて、私は非常に興味深く研究を続けてきました。私のその研究は、ちょうどなんらかのスイッチがオンになると、体の中の働きが活発に、確実に機能し始めるということを示しているのです。

たしかに私たちの研究はまだ十分ではありません。しかし、これらの研究は、人間が生理的に正常に機能するということに対する従来の理解を根底から覆すほどのインパクトがあり、我々人間にとってポジティブな結果をもたらすものとなるはずです。

私たちは、この惑星に住んでいるあらゆる人々が、素晴らしく健康になり、癒されるための最前線としてまだまだ多くを学ばなければなりません。

アーシングの科学に関する追加情報は、アーシング研究所のサイトをご覧ください。

www.earthinginstitute.net

補記B　アーシング（グラウンディング）のやり方に関する技術上の留意事項

すべての電気供給システムを考えるにあたり、物理学者も電気技師も、地球の〝地面〟を明確な基準点として選択しました。

地球は、すべての電圧が設定され、測定されるために、ゼロ電位である基準を提供しています。まったく電位が存在していません。測定されるのは、2つの異なる電位です。その一つが、基準点としての地球です。

アースとは、正確になんでしょうか？

アースとは、地球との直接の電気的接続を意味するので、アースされた物体の電荷を吸収したり、消散させたりすることによって地球の安定した電位に維持します。

したがって、地面は伝導性であると定義することができます。

アース（接地）は、電気を安全かつ安定して使用するうえで、とても大切です。アース接続は、通信システムにおける電磁的影響を最小限にとどめる、いわゆる電気の〝流し台〟の役割を担っています。

落雷による機器の損傷のリスクを減らします。

システム装置の部品を損傷する可能性が高い静電気の蓄積を取り除きます。

さらには、電気や電子機器を扱う人々を保護するのに役立ちます。

結論的に言うと、電気に使用するアースは、不要な電荷蓄積を排出します。

機器や人が地面につながってアースされていると、その機器や人は、地球の安定した電位と等化し、それを維持することができます。

アースするには、地面につながったアース棒が一般的に使われます。

アーシングの方法と留意事項

本書をお読みになった多くの方々は、健康と睡眠のためにアーシング効果をきっと試してみたいと思われると、私たちは察します。

最も簡単な方法は、言うまでもなく、外に出て素足を地面に毎回30分間つけてみることを習慣的に行うことです。しかし、いつでも素足になることはできません。

個人用として使えるアーシング製品について私たちは本書の中でいくつか説明し、それらを〝素足代用品〟と呼びました。

それらには、屋内用の伝導性のフロア、デスクマット、シーツ、バンド、パッチなどが含まれています。

それらは特殊なコードで地面に接続されています。コードの片端は製品に付着しているスナップにつながっていて、コードのもう片端は、アース棒につながれているか、壁のコンセントのアース専用ポートに挿し込むようになっています。

これらの製品の多くが、現在市場で入手可能です。

それらは、もともとアーシングの概念を研究するにあたり開発されたものです。

実験参加者たちに特定の場所で特定の期間アーシングをしてもらう目的がありました。実験をスタートしたときから参加者や研究者たちから、自分自身や家族、友達のためにアーシングシステムが欲しいという要求がありました。

それで屋内用のいろんな種類のアーシンググッズを開発し、試験してみることになりました。その中のいくつかは機能的かつ効果的であることが判明し、それほどでないものもありました。

それらの屋内／オフィス用のアーシング装置を開発するうえで一番注意を払ったことは、それらの有効性と安全性を確かなものにすることでした。

この工程において、以下の事実が明らかになりました。

（1）最も効果的なアーシングは、地面の中に差し込んだアース棒につながったアース線を家の中に引き込み、アーシングシーツやマットなどに直接接続させる方法であるということが研究で明らかになりました。

とはいえ、自宅やオフィスの壁のアーシング機能が正しく機能しているアース専用コンセントを使用したほとんどの人たちから、地面に差し込むアース棒を使用した人たちと同じような健康上の効果を得たという報告があります。

グラウンディングで最良の効果を得るためにはまず、アース専用コンセントを簡単な電力チェッカーで測定してみるか、電気技師にアースシステムを調べてみてもらうことが望ましいです。

（2）エレクトロニクス産業で使用されているアースを、個人の電子機器の静電放電（ＥＳＤ）のために多くの人々が試しています。

これは、コンピュータや電子機器を修理したり組み立てたりする際に、作業員が取り扱うマイクロチップやハードウェアを損傷する恐れがあるので、体に静電気が蓄積されないようにするためです。

このようなＥＳＤのためのアースは、一般的にコンセントの先端部の3番目のアースポートに接続されています。作業員がＥＳＤアースシステムを使用している工場では、彼らが使用する前にアースが正常に機能しているかどうか、電気技師が確認をとります。

ＥＳＤシステムは作業員の静電気をゆっくり散らし

ます。

それと比較すると、アーシングシステムは伝導性なので、地球の電位に体を瞬間的に一致させ、それが維持できるようにすることを意味します。

裸足で外の地面に接触しているときと同じように、自然で時代を超えた方法を模倣し取り入れることを意図しています。

アーシングの研究は、体を地球の電位に保つことによって、炎症や血流、自律神経機能に関連する素晴らしい結果を証明しました。

体にESDがどのように影響するかについての科学的証拠はないので、ESDとアーシングを客観的に比較する方法はありません。ESD製品は、工業用途のためのものです。

アーシングは、さまざまな雑誌で公表されているように、生理学的で明確な変化を引き起こすことが、繰り返し行われた実験で示されています。

ESD製品は、通常の静電気が電子機器に損傷を与えないようにする産業利用のためのものであり、特に文書化された実験結果はありません。

私たちは、ESDもある程度実験しましたが、アーシングと同じような電気生理学的変化は見られませんでした。ESD製品もいくつかの利点はあるでしょうが、アーシングと同じような経験や結果を生み出さなかったと、人々は私たちに伝えています。

すべてのESDアースコードには、1メグオームの抵抗器が含まれています。その抵抗器は、身体への60ヘルツの電磁場（EMF）誘発性電圧を90パーセント低下させます。

アーシング製品のすべてのコードには、安全性のために100キロオームの抵抗が内蔵されており、身体への60ヘルツのEMF誘発性電圧を99パーセント低下させることができます。身体に地球の電位を引き込んで、体の自然な電気的状態を保持できるアーシングの力によって、炎症を容易に軽減させます。

（3）マンションなどの高層ビルに住んでいる人たちは、アーシングのために建物に設置されている電気接地システムを使用できるかと訊ねます。

私たちの経験からすると、高層ビルに住んでいるほとんどの人たちは、壁のコンセントに付随しているアースポートを使用する以外ありません。あるいは、窓から下に長いワイヤーを下ろしてアース棒をつけて、下の地面の中に埋めるかのどちらかです。

一般的に家やビルのアースポートはすべて地面の中のアース棒に直接つながっているので、アーシングに使用できます。しかし、発生する可能性のあるいくつかの問題があります。
▼米国内で1960年代以前に建てられたほとんどの住宅は、アースポートがありません。それらの古いコンセントがある多くの住宅は、アースポートを含んで改築されています。外見は新しいアースポートが備えつけられているようでも、実際にはアース機能がなかったりすることもあります。古い家の多くにアース回線がありません。そのような場合は、直接アース棒でアーシングするしかありません。
▼一部の住宅の電気回線は、誤って配線されている場合があります。最も一般的な間違いはアース回線と「中性点」とを間違ってしまうことです。コンセントのアースポートが正しく配線されていることを確認するためには、ホームセンターで入手できる手ごろな値段の配線チェッカーで調べることができます。アーシング製品を使用する前に必ずアース回線をチェックする必要があります。

訳者注：中性点にアースを接続しては絶対ダメです。もし接続すれば電源線から負荷を通じて中性線に流れる電流（負荷電流）がアースを接続したところから分流して漏電電流になります。当然漏電ブレーカーは落ちます。

雷における注意点

「地面につながってグラウンディングをしているときに、雷に注意する必要がありますか？」というのが、アーシングに関する最もよくある専門的な質問です。

雷から、完全に身を守ることは不可能で、予測不可能な大自然の大きな現象です。十分に理解されていないこともたしかです。

以下はいつ、どんなときに雷が発生し、またグラウンディングをしているときに雷に打たれる可能性はどうか、ということを理解するために役立つでしょう。
▼ほとんどの落雷は、夏の午後（70パーセントが正午〜午後6時の間）に発生します。
空気が温まると、蒸発が増えます。温かい湿った空

気が上昇すると、ふわふわとした積雲を形成します。水分が蓄積すると雲は暗くなり、地上12キロメートルくらいのところで、底が平らで上部がふわふわとした積乱雲、または雷雲に変わります。

雷雲の上部は、正電荷を発達させ、下部は負電荷を発達させます。負電荷は負電荷に反発し、正電荷を引きつけます。したがって、雷雲が頭上を通ると、正電荷は雲の下のすべての伝導性ある物質の中や上に蓄積されます。その雲により近い負電荷は、雲の負電荷によって最も効率的にはね返されるので、正電荷は地上で最も高いものの上部に蓄積する傾向があります。

それらは、ほとんどの場合、高地や木、通信塔、電話線やケーブルテレビ回線などを含む空中電力などです。

もし、あなたがまわりに高いものが何もない野外の広い場所に立っていたならば、それがあなたである場合もあります。たとえば、あなたがゴルフをしていて、フェアウェイ（ティーグラウンドとグリーンとの間の区域）のど真ん中に立っているようなときです。

▼家はめったに雷に打たれません。

雷はほとんどの場合、地面に最も抵抗の少ないルートをとります。通常、住宅が建っている敷地内には、配管パイプや電気配線網、電話やテレビケーブルなど、すべて直接地面にアースされているからです。

全米安全協会は、人が一生の間に落雷によって死亡する確率は、126人から158人に1人だと報告しています。その表の中には、心臓病やがんを患って死亡する人の割合は、7人に1人で、銃弾による死亡は、106人に1人、交通事故死は、108人に1人という統計が含まれています。

この情報は、落雷によって死亡する確率は、非常に少ないことを示しています。

それにしても、もしあなたが雷の発生しやすい地域に住んでいるのなら、米国国立測候所、あるいは、あなたの国の気象情報機関の指示に従って注意すべきです。

必要であれば、雷や雷雨が去るまでアーシングの接続を切って使わないようにしてください。

補記C　アーシングと投薬治療を併用させた場合の注意事項

ほとんどのお医者さんは、アーシングについて聞いたことがないでしょう。

体に生理学的な素晴らしい影響を与えることも知られていません。

よって、もしあなたがなんらかの理由でお医者さんにかかっていて、毎日アーシングを始めたいと望んでいるのなら、まず主治医に相談することが大事です。アーシングは、情緒や診察結果に影響を及ぼすかもしれません。すなわち、投薬を調整する必要が出てくるかもしれません。

医者が第一に心から望むのは、患者がよくなることです。医者のアドバイスに従ってください。

アーシングについて詳しく知らない医者は、「ノー」と言うかもしれません。またアーシングに対してオープンになれる医者もいるかもしれません。その場合、投薬してもらっているなら、何か変わった反応が起きたかどうか、よく注意して観察してください。医薬品は以下の状況において特別な配慮が必要です。

▼血液溶剤／抗凝固剤

アーシングには、血液をサラサラにする希釈《きしゃく》効果がありあります。

つまり、血液が薄くなりすぎるといったアーシングと医薬品の併用効果が生じるかもしれません。まずは医師に相談してから血液の状態に注意する必要があります。

スティーブン・T・シナトラ医学博士は、このことに対する例を次のように述べています。

「何年か前に私がコネチカット州で心臓医をやっていたころのことです。

冬の数か月をフロリダで過ごしてから家に戻ってきた患者たちのクマジン（ワルファリン）の量を減らさねばならないことがわかりました。彼らの血液凝固が変化していたからです。

私はそれが、単に暖かい場所から寒いところに移動したからだと思っていました。私は間違っていたのです。

当時の私は、アーシングについてまったく知りませんでした。今となってその変化の原因が理解できました。つまり、彼らは、昼間ビーチで何時間も裸足になって、海やプールで泳いでいたからです。彼らは知らずしてグラウンディングできていたのです！　それで、血液が自然に薄められていたということなのです」

▼血糖値を制御する薬

アーシングによって血糖値が改善するかもしれません。

血糖値を調整する薬を摂取している場合は、血糖値に注意を払って、薬の量を減らす必要があるかどうか、医師に確認してもらってください。

▼甲状腺の薬

アーシングは甲状腺の働きに影響を与えるので、もし甲状腺の薬を摂取している場合は、薬が効きすぎているような症状が起きる可能性があります。医師に相談してください。

▼抗炎症薬

アーシングは炎症を抑えます。

抗炎症薬を摂取している場合は、医師にその量を相談してください。

▼多剤併用

多くの人々が、いくつかの種類の薬を併用しています。

そのような場合は、医師の承諾なしにアーシングを始めないように、私たちは強くおすすめします。

1つ、あるいはそれ以上の薬を摂取することによって、過剰摂取の症状が現れる可能性があるからです。多剤併用の場合は、主治医と相談してから量を減らすようにしてください。多剤併用で効きすぎている場合は、各々の薬が相互に影響し合って、複雑な症状を引き起こしかねません。

自分自身をよく観察すること

投薬治療を受けている人は、いかなる薬であっても、アーシングをスタートする前に、あなた自身の健康管理をしてくれている専門家に相談してください。

それでアーシングを始めると決めた場合は、30分から1時間くらい庭や公園を素足で歩くなど、短時間のアーシングから始めてください。

慣れてくると、少しずつ時間を増やすようにするとよいですが、精神的変化も含めて、自分の状態をよく観察しながらやってみてください。

薬による過剰反応が起きてないかよく観察しながら、主治医の監視のもとでアーシングを行ってください。素足で外を歩いたり、屋内でアーシングをする場合も、みなさんが安全で最高の経験をされることを、私たちは望んでいます。

屋内で伝導性シーツやマット、バンドやパッチのようなアーシング装置を使用することは、外で素足でグラウンディングするのとまったく同じであるということを覚えておいてください。

補記D　アーシング研究所 www.earthinginstitute.net

私たちの公式サイトをぜひご覧ください。アーシングに関する最新の開発や研究が記載されています。記事や動画、世界中のみなさんから寄せられたコメントもたくさんあります。よく聞かれるアーシングに関する質問の回答も見つかるでしょう。

補記E　兆候チェックリストとアーシングによる進展

アーシングが役立っているかどうかを評価するために、欄の左側にあなたが一般的に感じている症状を記入してください。

たとえば、痛みがあるのなら、1～10のスケールでどれくらいの痛みなのか、次の項目の下に記入してください。そして、アーシングを始めてから1週間後にどう感じるかを、その次の項目の下に記入してください。そして1か月後の状態を一番下に記入してください。

観察			
状態／兆候	アーシングする前	アーシング1週間後	アーシング1か月後

補記F　アーシングの伝統と先住民文化

人体をグラウンディングさせることの生理的効果については、ごく最近文書化されるようになりました。しかし、歴史を通して、地面に体を接触させることは、大地の精霊とのつながりと調和を保つという観点から多くの文化に理解されてきたことです。

私たちは、次の2つの質問の答えを明らかにしたいのです。

（1）大地につながることによって、特定の癒し効果があるということが、どの程度理解されていたのでしょうか？

（2）その理解が、治癒や予防に応用されていたでしょうか？

太古の文化において人々が裸足で生活したり、伝導性がある動物の皮を履物や寝床に使っていたりした、という特定の証拠を見つけ出すのは困難なことです。

汗をかくと体は、その湿気で隅々にまでいきわたる伝導性回路をつくるということを、心に留めておいてください。

したがって、皮のような自然な素材を履物や寝具に使用すると、地面の電子が体に運ばれます。そのような電気的なメカニズムを理解していなかったにせよ、ほとんどの大昔の文化においては、人々はそのように日常的に地球の表面電荷にグラウンディングをしていたのでしょう。

したがって、ふつうの日常生活を送っているだけで接続されていたので、慢性炎症や多くの現代の典型的な病を寄せつけなかったのでしょう。

さらには、私たちが述べたアーシングのさまざまな効果を得ていたのでしょう。

大昔の文化においては、地球につながっていないとどうなるのか、おそらく知られていなかったに違いありません。しかし、絶縁されている状態の高くした木の床の上で寝たり、過ごしたりすることは、あまりなかったと考えられます。その点、石や土間は、伝導性なのです。

過去の時代、あるいは、現代の先住民文化において、特に健康上の目的があって、グラウンディングが利用されていたことに関する専門知識をお持ちであれば、どうか私たちにご連絡ください。お待ちしています。

info@earthinginstitute.net.

ではここで、その昔、裸足でグラウンディングしていた人々の興味深い記事をご紹介いたします。

アフガニスタンの素足の戦士

アフガニスタンの保健および教育大臣であり、世界保健機関の元職員だったファイズラ・カカール博士のおかげで、私たちは彼の国のカンダハル地域において素足で戦う戦士たちの伝統について学ぶことができました。

カカール博士が教えてくれたのは、18世紀初めにさかのぼる物語でした。

数では劣るけれど、元気なアフガニスタンの反乱軍が、隣国のペルシャの強力な占領軍を撃退し、独立王国を確立したときの話です。

「歴史研究家は、いつも指導者に注目して、実際に戦った勇敢な戦士たちのことはあまり伝えません。そして、軍に成功をもたらした戦士たちの肉体と精神的要因には、なおさら注目しません」

と、カカール博士は述べています。

では、300年前にカンダハルを解放し、現在のアフガニスタンと呼ばれる国を確立したのは、いったいどのような男たちだったのでしょうか？

彼らは、『ラシュカル・イ・パイ・ルーカーン』（素足の軍隊）と呼ばれていて、自由を勝ち取るために集結しました。カンダハルの人々の勇敢さはよく知られています。外からの支配者と侵略軍によって苦しめられたのです。その怒りが、自由への苦しい戦いの動機となりました。

素足の戦士の指導者は、軍隊に戦士として新しく加わる者に、厳しい基準をおいていました。

戦士になるためには、忠誠心、たくましさ、戦闘技術を試されました。肉体的な要求は、夏の灼熱の岩肌のときも、冬の雪で凍結しているときも、素足で生活して、素足で戦うことでした。

「素足の修行がきっと、厳しい天候条件に対する彼らのスタミナと抵抗力を養ったのでしょう。でも、どのように？　不思議です」

と博士は疑問に思いました。

カカール博士が疑問に思ったことは、重要です。

大昔は、兵隊や戦士は素足か、皮で作った伝導性の履物で動いていました。そして、地面の上で寝ていました。

このようなことが、いかにスタミナや抵抗力、負傷を癒す力や助けとなっていたのでしょうか？　これに関しては、ただ推測するしかありません。

地面に接触することで循環や活力、治癒が促進されるのは、ご承知のとおりです。

クリントン・オーバー氏は、次の見解に達しました。

「私が裸足でコンクリートの床や屋外で作業すると、より長い時間、より精力的に働けます。

ところが、靴を履いたとたんに、そんなに長くは働けなくなってしまいます。

地球からのエネルギーによって、私はずっと活力に満ちた状態を保っていられるのです。

私たち人類は、このエネルギーによって進化してきました。

ケニアとエチオピアの裸足のランナーや、長距離を走ることができるメキシコ北西部に住むタラフマラ族のことを思い浮かべてください」

カカール博士によると、今日のアフガニスタン・イスラム共和国において、国中で一番健康な人々は、カンダハルの〝裸足の人々〟であるという評判があるそうです。

また、優れたレスリング選手がいることでもよく知られています。

「カンダハルのその種族の人々は、今日でもまだ素足のままです。アフガニスタンには、遊牧民が２００万人以上います。そして毎春、新しい草の芽が出てくる場所ならどこででも、彼らは靴を脱いで、湿った緑の草の上を歩きます。

この何世紀にもわたる古い伝統は、目によいからだと言われています。アフガニスタン北部では、特にバルフ州では、〝パイクビー〟と呼ばれる伝統があります。春になると人々は、濡れた草の上を踏み鳴らします。それが健康にいいと、言い伝えられているからです」

と、彼は述べています。

カカール博士は、自分自身が地球につながることに関しては、次のように私たちに語っています。

２０１１年から習慣的にグラウンディングをするようになってからは、活力や睡眠が改善され、体の痛みが取り除かれる経験をしたと。

博士はまた、彼の姪がアーシングを始めてから頭痛やエネルギー不足から解放されたと、報告してくれました。彼の姪が別の家に引っ越しをしてアーシングができなくなると、また頭痛が戻ってきたのは、実に興味深い発見だと、彼は語っています。

カカール博士は自分自身のことを〝アーシング大使〟だと、言っています。

彼はアフガニスタンの知人を含め、メディアや医学生の間でアーシングを普及しています。今や、何人かの政府関係者が自分の庭を裸足で歩いていると、2013年に博士は私たちに伝えています。

アドルフ・ジャストと〝地球のパワー〟

「あらゆる疾病のすべてのケースにおいて、
真に自然に帰することによってのみ、
人間は回復し、幸福になれます。
今日、人間は生き方において精力的に努力せねばなりません。
自然の声に耳を傾けて、
与えられた自然の恵みを直接いただくことです。
自然が生み出した従来の
水、光、空気と再びつながることです」

アドルフ・ジャスト著『自然に帰ろう！　治癒と暮らしの真の自然療法』（'Return to Nature! The true natural method of Healing and Living' 1903年出版）より

1800年代後期に、ドイツで自然健康ブームが巻き起こりました。

それを先導した一人が、アドルフ・ジャスト（1859〜1936年）でした。彼は自然療法の先駆者であり、今でもハルツ山地で開業している有名な療養所の創立者として有名です。彼の功績は、マハトマ・ガンジーに影響を受けたと言われています。

ジャストの治療方法には、菜食、皮膚の泥パック、特殊な通気性の衣服、アルコールとたばこの禁止、そして、素足で歩き、地面の上で眠ることが含まれていました。

彼の活動は、かなりの国際的注目を集め、合衆国やほかの国々における自然療法ブームが起きる発端となりました。

『自然に帰ろう！』の本の中でジャストは、まさに彼が〝地球のパワー〟と呼んだ重要なテーマに着目しました。

「人が靴や衣服を身につけない限り、動いているときも休んでいるときも、常に地球と直接つながることができた。地球と人間のこのような密接な関係は、したがって、自然の意図である。それはさらに神聖な、不可侵の自然法則と一致する。その自然の意図に反すると、厳しく罰せられる」

と、彼は記述しています。

ジャストは、裸足で地球と接触することによる〝優れた治療効果〟にますます確信を高めていきました。

「植物に根があるごとく、人間の足にも特定の意味がある。地球のエネルギーと力を人間は足を通して引き入れる」

と、彼は述べています。

ジャストは、セバスチャン・クナイプという自然療法士として有名だったババリア地方の神父の影響を受けました。クナイプ神父は、1893年に『私の冷泉療法』という本を出版し、人々が癒し目的で水を適用できるさまざまな方法を記述しています。さらに彼は、素足で歩くことを絶賛しました。

「地球のパワーを取り入れるための、最も単純で自然な方法である」

と、クナイプ神父は述べています。

この素足効果を、人間のためにもっと拡大できないものかと、ジャストは考えました。

この疑問から彼は、患者たちに地面に敷いた布の上で眠るようにすすめました。ジャストは次のように記述しています。

「そのようにして彼らは、眠っている間に地球により接近した。これは効き目があると、彼らはただちに感じた。睡眠がより快適で楽しいものとなった。

患者たちはすぐに、完全に裸になって、シーツさえ敷かずに柔らかい草の上に横たわった。夜眠っている間に、地球が与えてくれる素晴らしい効果に、彼らは感嘆した。

もし地面の上に夜、裸で眠ることを習慣とするようになれば、特に深刻な神経の問題を含む我々の年代のすべての疾病を克服することができる。

夜の間に地球から人間の中に入ってくる地球のパワーは、信じがたいが、その効果は確実だという意見は、よく唱えられている。

結果的に、ほかのどんなものよりも多く地面の上に眠ることによって、肉体全体が気怠《けだる》さから抜け出ることができ、新たな生命力で満たされる。

したがって、古い病の問題や老廃物が腸から効率よく押し出されるので、健康であると新たに感じ取ることができるようになる。思ってもいなかった活力が湧いてきて、まるで新たな命を授けられたように感じることができる。

肉体は、特に夜にじっと静かに横たわって眠っているからか、あるいは、昼よりも夜のほうが、地球が肉体に与える影響がもっと強いからなのか。どちらにしろ、昼間、裸足で歩くのと比較すると、地球の癒し効果は夜のほうがはるかに大きいという事実を、確実に経験するだろう。

地面の上で寝てみて、観察するとよいだろう。

最初の数夜は大変かもしれないが、その後は、ぐっすりと快適な睡眠が得られるだろう。頑固な不眠症が解消するケースさえある。

しかし、一般的にほとんどの人々はすぐに、睡眠時間が少なくてもよくなってくる。睡眠時間が短いにもかかわらず、翌日すっきりとして、みなぎる活力を感じることができるのだ。

そのようにして数夜過ごしたあと、患者たちは地面の上の寝床にますます魅了されていくのが典型的だった。地面と体の間に何も敷きたくはなかった。

雨の降る夜は、私は心配になって患者たちが濡れないように布が敷かれている小屋に入るようにすすめた。しかし、病人たちが地面から離れるように誘導するのは困難だった。

また、彼らは、地面の硬さをもはや感じなくなっていた。夜完全に裸で地面の上に横たわり、上に毛布を掛けて眠っても、寒すぎるということを恐れる必要もなかった。ただ清々しさを感じただけだった」

ジャストは、初心者には、夏の夜か、春と秋の暖かい夜だけ地面の上に裸で毛布の下に眠ることをすすめました。

彼は治療代を払ってやってきた患者たちに、できるだけ快適に過ごせるように配慮しました。10～20センチメートル砂を積み上げた、野外の自然で快適なベッドをつくってあげました。

地球のパワーの効果を弱めることのないように、砂は目のあらい麻布か、リネンで覆われていました。

ジャストは、近代的なベッドを強く否定していました。

「人間のために自然がつくってくれた寝床を拒否する限り、ベッドの問題点は残り続けるだろう。自然は人間がより人生を楽しむための魔法の力を与えてくれるだろう」

と、彼は記述しています。

野生の動物のように地面の上に眠ることを患者に奨励したジャストは、このように記しています。

「野ウサギやシカは、ねぐらを準備するときは、木の葉や小枝などを丁寧にすべて取り除くのである。キツネやアナグマは、多くのものを洞穴に運んでくるが、寝る場所は完全にきれいにしておく。何もない地面だけである。

明らかに動物は、地面と直接触れるようにしている。地球の力ができるだけ効果を強く及ぼすように、そうするのである。

動物は、寝床のために草や葉、木などの材料をかき集めない。鳥が材料を集めて巣をつくるのは、卵を孵《ふ》化《か》させるのに温かくする必要があるからである。森の動物が木や葉などだけではなく、雪さえも寝床から取り除き、横になるために地面と接触できるスポットを用意するのは、まったく驚くべき事実である。

私は、病気で小屋から出された家畜の豚を、かつて観察したことがある。その豚がしたいようにするかもしれないので、1匹のまま完全に放置するように私は助言した。するとその豚は、菜園に入っていき、地面を少し掘り返してから、キャベツの葉をちぎってそこに運んだ。そして、そこに静かに横たわった。その豚は、数日間そうして過ごしたあと、完璧に回復して戻っていった」

ジャストは、自分のアイデアを人々がこぞって取り入れるとは、期待していませんでした。

しかし、冬のとても寒い日や、辛く感じたりしない限りは、少なくとも素足で歩くことを考慮するように強くすすめました。むしろ、それが拷問だと感じたり、面倒だと感じるのではなく、楽しくて快感ならば、という意味です。

素足で歩くことは、禁欲主義的な行為ではなく、人生の楽しみ方を増やすという意味です。

地球は、子供たちである人間が素足で地球に触れると、健康と真の幸せをたくさん降り注いで与えてくれるでしょう。

「グラウンディングが少ないほど不健康」ジョージ・S・ホワイト医学博士

ジョージ・S・ホワイト医学博士（1866〜1956年）は、1800年代後半から20世紀初頭にかけて、自然治療方法を奨励し、医学界への批判を率直に表したことで論争を呼び起こし、かなり注目された医者です。

彼の多くの著書や講義の中では、治癒とよりよい睡眠のために地球のエネルギーを適用することをすすめています。

彼は睡眠に支障がある患者に、銅線をベッドのシーツの下に置いて、グラウンディングすることをすすめました。銅線の反対側は、外のアース棒や水道、ガス管、蒸気ラジエーターにはんだ付けされました。

1940年にホワイト博士が著した『大地と人間のためのコスモ・エレクトロ文化』（'Cosmo-Electro Culture for Land and Man'）という本の中で、人間があらゆる方法で地面に触れることが減ってからどんどん不健康になった、と述べられています。

「すべての人間や動物は、直接、あるいは間接的に地面に接触しながら自然に生活していた。いわゆる文明と呼ばれるものが、一部の動物も含めて、人間をグラウンディングしないで生活するようにさせた。したがって、悪い結果を招いた」

裸足で生活するハザベ族

アイオワ州の精神療法医兼人類学者のジェラール・ブランチャード先生は、2011年に出版された『古代の生き方』（'Ancient Ways'）というタイトルの本の著者です。この本には、世界中の先住民族の癒しの伝統について書かれています。

彼は、アフリカのブッシュマンを含む多くの先住民族といっしょに生活しながら、彼らの生活を研究しました。彼は私たちに以下の情報を提供してくれました。

ブッシュマンの大半は、アフリカの多民族を統一する文化に含められてしまいましたが、今日でも数万年前と同じように伝統的な狩猟をしたり、癒し方法を続けながら土の上で生活しているブッシュマンが数千人います。

その一つの部族にタンザニア北西部で暮らすハザベ族がいます。

私は彼らを何度となく訪ねています。彼らは、今まで私が旅をして実際に会って研究した種族の中でも、地球に最も密接な関係を持つ人々です。彼らこそ、アーシングを代表して語れる人々でしょう。

彼らは一日中大地の上を歩いたり、座ったりして暮らす、地球上に残る非常に珍しい狩猟採集民族です。彼らはときとして、部分的に覆ったわら葺《ぶき》小屋の下で眠りますが、ほとんどは植物で編んだ敷物か、インパラの皮を地面に敷いて眠ります。

昼間は、猟の合間にじかに土の上に座って、互いに語らったり、休んだりしています。

ほかのブッシュマンと同じようにこの種族もまた絶滅の危機にさらされています。

たまに彼らは、古いタイヤを見つけては、それからサンダルをつくって履いています。また動物の皮でつくったサンダルや、宣教師から与えられたビニール製のサンダルを履いていることもあります。

それにしても、そのようなサンダルが、よく脱ぎ置かれているのを見かけます。大人も子供も裸足で歩いています。

ハザベ族の大地とのつながりは、事実途切れていません。

彼らは文明を避けています。鋼鉄に覆われた建物の中へは入ろうとしません。大地との接続がなくなって健康によくないと、信じているからです。

実際に彼らのほとんどが、自分たちの子供を政府の学校に連れていきません。なぜなら、子供たちは金属製の屋根がついた建物の中に入れられるからです。

政府の調査によると、ハザベ族は、アフリカ僻地の農耕種族や牧畜種族と比較すると、健康に優れているということがわかりました。

ハザベ族以外の大半の種族は、西洋医療の管理下にあります。ハザベ族は、ほぼ完全に組織化した医療制度を受けることはありません。一番の理由は、彼らは病気にならないからです。

興味深いことに、彼ら各々には自然療法の十分詳しい知識があるので、医者やシャーマン（呪術師）は必要ではありません。彼らは、まさに歩く植物百科事典です。自ら自身を癒すすべを知っています。誰もが、自分自身のための医者であると同時に、生活のあらゆる面で有能です。

ハザベ族の食生活は、病気や肥満を引き起こすようなものは何も含まれていません。彼らは病気や肥満とは無縁です。

ハザベ族に関する研究では、彼らの視力と聴力、歯の状態は、きわめて良好と示されています。

がんはないようです。女性たちは、ほとんど更年期障害を経験しないようです。ほてりの問題などの報告もまったくありません。女性の月経期間は、西洋人と比べると短くて、3日間ほどです。出血量も比較的少ないです。

女性は、70代でもとても元気です。不妊症はまずないでしょう。性感染症は、近隣で家屋に暮らすほかの種族と比べると、かなり稀です。傷害や死亡の原因は、切ったり、落ちたり、蛇に噛まれることも含めて、動物に遭遇したりする事故がふつうです。1歳までの乳児の死亡率は高くて、21パーセントです。

アフリカ大陸をさらに南下すると、ボツワナやナミビアに辿り着きます。

その地域で暮らすブッシュマンは、ずっと遠い昔に北の種族と分離していることがわかります。ハザベ族と、南部のブッシュマンは、かなり違います。

カラハリ砂漠のブッシュマンには、クン族やサン族、ジュホアン族がいます。

彼らは、〝トランスダンス〟（放心状態の踊り）をします。彼らは、体を激しく動かして踊り、〝ヌム〟（沸騰するエネルギー）と呼ばれる癒しのパワーを呼び起こします。ヌムは、地球のエネルギー、あるいは、次元を超えて人々が祖先たちと交信できるようにしてくれる霊的なエネルギーと見なされています。

夜中続くトランスダンスをしているうちに、ヌムは最初、踊り手の素足を通して感じられます。それから全身を通過して、頭まで上がります。踊り手の脚が震えて見えることもあります。

次第に体全体が震えだし、それから彼らは、けいれんを起こします。まるで先の尖った矢が刺さったように、腹部に激しい熱を彼らは感じるので、前に屈みます。それは、主に胃のくぼみと背骨のつけ根に感じます。肝臓と脾臓も熱せられると考えられています。

そのエネルギーが脳まで達すると、〝キア〟と彼らが呼ぶ変性意識状態へと発展します。

浅くて速い呼吸使いによって、ヌムを頭へと運びます。踊り手がヌムで満たされると、まわりの人々がその踊り手に触れます。健康なエネルギーが、触れることによって感染していくと、信じられているからです。病が感染するのと、まったく逆の考え方です。

彼らはお互いを癒すために、掌を叩き合います。地球のエネルギーが一人一人と集団全体に満ちたキアの間、火を手で直接つかんで回したり、火の上を歩いたり、互いの体の中をレントゲンのような視覚で見ることができたり、遠隔透視ができたり、驚くべき不思議なことが可能になります。

身体を各臓器に分けて見なす西洋医学および医者とは違い、ブッシュマンはヌムの体験を通してよりホリスティックな（全体的な）治癒を行います。

彼らはただ治癒のためにその儀式をするのではなく、集団としてのつながりを強くするための社会的意味がその儀式にはあります。

彼らは地球上に存在する最も古い種族であり、今日でも地球の自然の原始のパワーに接続するという古代から伝わる方法を維持し続けています。

私のような人類学者の多くは、先住民たちがこのように自然界からパワーを導き入れるという並外れた能力をたくさん観察してきたので、今の人類がそのような癒しパワーを委縮させてしまったと感じます。

補記G　アーシングの研究

生物学的研究

▼ガエタン・シュヴァリエ、スティーブン・T・シナトラ、ジェームズ・L・オシュマン、その他の研究者による記事

『ヒトの体は、アーシング（グラウンディング）によって、心血管疾患の主要な要因である血粘度が低減する』

『代替・補完医学ジャーナル』誌（'Journal of Alternative and Complementary Medicine' ２０１３年発行 19（2）：１０２〜１１０）

オンライン出版：http://online.liebertpub.com/doi/pdplus/10.1089/acm.2011.0820

研究目的：アーシング、または、グラウンディングと

呼ばれる方法で、地球の表面に直接人体を接触させることが、さまざまな心血管リスク予防も含めて、生理学的にも健康上にも素晴らしい影響を与える、と新しい研究が明らかにしています。この研究では、2時間アーシングをしている間に、赤血球細胞（ＲＢＣ）のゼータ電位と、血液凝固に与える影響を調べました。

実験方法：各被験者は、足裏と掌に電極パッチをつけてグラウンディングをしてもらいました。パッチにつないであるワイヤーは屋外の地面に差してあるステンレス製のアース棒に接続されていました。被験者の指先から少量摂取した血液サンプルを、顕微鏡スライド上に配置し、それに電場を作用させました。それによって、ＲＢＣの電気泳動移動度を、顕微鏡を通して撮影することができました。そして、各サンプルのＲＢＣの凝集数を数えました。

実験場所／設定：各被験者に、照明を暗くして、あるいは、まったく明かりなしで、防音装置のある実験室で、リクライニングチェアにゆったりと座ってもらいました。

被験者：口コミで募集された10人の健康な成人。

結果：アーシング、あるいはグラウンディングは、すべての血液サンプルのゼータ電位が、平均２・７０増加し、ＲＢＣ凝集は著しく減少しました。

結論：グラウンディングすることによって、ＲＢＣの表面電位を増加させるので、血液粘度およびＲＢＣ凝集は減少します。グラウンディングは、心血管リスクを減らすのに最も役立つ、最もシンプルな方法だと思えます。

▼パーヴェル・ソカール、Ｚ・ヤストラゼブスキー、Ｅ・ヤクルスカ、その他の研究者による記事『アーシングによる血液中の尿素とクレアチニン濃度の違いと、アーシングしていない被験者の自転車運動中と回復について』

検証をもとにした『代替・補完医学ジャーナル』誌（‘Evidence-Based Complementary and Alternative Medicine’ ２０１３年発行）

オンライン出版：http://www.hindawi.com/journals/ecam/2013/382643

素足で直接地面に接触するか、あるいは金属製の導体を使用して、人間が地球とつながると、生化学的指数に変化が生じます。

運動時にアーシングが及ぼす影響は、知られていません。

この研究は、被験者がアーシングをしながら自転車運動をする間に、選択された生化学パラメータを測定するために行われました。

42人の参加者が、2つのグループに分けられ、アーシングをしている運動中と回復時に二重盲検クロスオーバー試験が行われました。

第1グループは、1週目に30分間の運動中と回復期間にアーシングをし、第2グループは、2週目にアーシングを行いました。両者共に二重盲検が適用されました。

血液サンプルが、運動開始から15分後と30分後、そして、運動回復期間を40分過ぎた時点で各被験者から採取されました。

アーシングされた被験者の血尿素レベルは、運動中とリラックス時の両方に著しい低下が観察されました。この血尿素レベルの低下が見られたのは、次の4つの時点においてでした。

まずは2つのグループがアーシングをして運動を開始した時点、(P < 0.0001)、15分後 (P < 0.0001)、30分後 (P < 0.0001)、そして、運動回復期間を40分過ぎた時点 (P < 0.0001) です。これらの時点で、アーシングをしていた被験者のクレアチニン濃度は変化しませんでした。

結論：運動時のアーシングは、血尿素濃度を低下させ、肝臓のタンパク質異化作用を抑制するか、あるいは、腎臓の尿素排出を増大できると考えられます。

アーシングをして運動すると、結果として陽タンパク質バランスを促す可能性があります。

▼ガエタン・シュヴァリエ、スティーブン・T・シナトラ、ジェームズ・L・オシュマン、その他の研究者による記事

『アーシング：地球の表面の電子に人間の体を接続させることによる健康への影響』

『環境と公衆健康』誌（'Journal of Environmental and Public Health' 2012年発行）

オンライン出版：www.hindawi.com/journals/jeph/2012/291541

環境医学は、一般的に人間の健康への悪影響と環境要因を取り扱います。

しかしながら、科学の先端的研究では、健康に関して驚くほどポジティブで見落とされた環境要因を明らかにしています。

すなわち、それは、地球の表面の広大な電子の供給源に直接、体を接続させることです。

現代人の生活様式は、そのような接続を切り離すものです。

研究では、この分離が、生理的機能障害や体調不良の主要な原因であることを示しています。

地球の電子に人間が再び接続することによって、体によい変化と健康的な生活を促進させられることが報告されています。

よく眠れたり、痛みが軽減されることです。

アーシング（グラウンディング）には、素晴らしい効果が発見されています。野外を素足で歩いたり、屋内で伝導性のシステムを使って、座ったり、仕事をしたり、眠ったりしながら地球の電子を地面から体に取り入れることができます。

この寄稿は、アーシングの研究と臨床的重要性を持つアーシングの可能性を取り上げて、世界中に公表しています。

▼カロル・ソーカル、パーヴェル・ソーカルによる記事

『アーシングは、人体の生体電気プロセスに影響する』

『代替・補完医学ジャーナル』誌（'Journal of Alternative and Complementary Medicine' ２０１２年発行 18（3）：229〜234）

オンライン出版：http://online.liebertpub.com/doi/abs/10.1089/acm.2010.0683

研究目的：この記事は、人間の生物水性環境と骨格の電気的環境に対する、地球の質量電解導体の相互作用について説明しています。その環境において、生体電気と生体エネルギーの働きが作用します。

方法と被験者：電位計を外に設置したファラデーケージ（導体に囲まれた空間）を使用して、アーシングしているときとしていないときの被験者の舌と歯、爪、静脈血中の電位を測定しました。被験者が横たわっているときと、立ち上がって動いているときとの両方を測定しました。

結果：横たわっているアーシングされていない被験者

の電位は、約0マイクロボルトでした。湿った皮膚から銅線によってアーシングされている被験者の静脈血中の電位は、約マイナス200マイクロボルトと、急速に下がりました。

この効果は、通常即時に起きます。アーシングを遮断すると、電位は元の数値に迅速に戻ります。測定された静脈血中と舌の粘膜の電位は、水性電気的環境の電位の変化を反映しています。

絶縁された人は、上下に動く運動によって、人体の電気的環境において、一時的な変化が生じます。アーシングされた人は同じ運動を行っても、電位に変化は生じず、一定のままです。

結論：これらの上下に動く運動の実験の結果から、アーシングによって、人体の電気的環境における電位が地球の質量によって調節されることが示されました。

よってアーシングは、生体電気と生体エネルギーの働きを調節する重要な役目を果たす、と考えられます。地球の電磁流体力学的な力がこの現象を引き起こしています。

▼カロル・ソーカル、パーヴェル・ソーカルによる記事

『アーシングの神経調節の役割』

『医学仮説』誌（'Medical Hypotheses' 2011年発行77（5）：824～826）

オンライン出版：www.medical-hypotheses.com/article/S0306-9877(11)00364-1/abstract.

神経調節とは、末梢神経、中枢神経、自律神経系を抑制したり、刺激したり、修復したりする電気的、あるいは化学的な働きです。

直接的な電流または電界は、神経系の機能を変えることができます。

じかに地面に接触するか、伝導線を使って接触すると、体の表面の電位が変化するだけではなく、内部の電気的環境における電位が変化します。

アーシングとは、素足でじかに地球に接触したり、眠っているときや、日常の活動中に伝導性のワイヤーを経て、体を地球に接触させることです。アーシング中に地球の電位と等しくなるのですが、地球の電位は、場所や時間帯、大気の状態、地面の湿度などの条件によって変化します。

人体の電気環境において負電荷の密度を変化させるアーシングは、生理的な働きに影響を与えます。

我々の医学仮説では、素足でじかに地球に接触したり、伝導性のワイヤーを経て、体を地球に接触させるアーシングは、神経調節の役割を担っていることを明かしています。

神経系が身体の要求と周囲の環境にうまく適応するのを可能にする役目を果たすと言えましょう。

生物の自然な電気環境を復帰させるのに役立つので、神経系も自然な電気環境を保つことができます。

アーシングは、脳波計（ＥＥＧ）、表面筋電図（ＳＥＭＧ）、および体性感覚誘発電位（ＳＳＥＰｓ）に即座に変化を生じさせます。

アーシングは、人間の器官の生体電気環境への複雑な作用を介して電解質濃度を変化させ、神経機能の正しい調整をするという説を、私たちは唱えました。

アーシングは、脳の電気的活動に著しい影響を与えます。

▼ガエタン・シュヴァリエ、スティーブン・Ｔ・シナトラによる記事

『感情的ストレスや心拍異常といった自律神経の支障が、アーシングによって改善される』

『統合医療：臨床医ジャーナル』誌（'Integrative Medicine: A Clinician's Journal' ２０１１年発行　10（3）：16～21）

オンライン出版：http://74.63.154.231/here/wp-content/uploads/2013/06/Chevalier-Sinatra-HRV-Paper-2011.pdf.

ここ数年間、医療に総合的な生物物理学を応用する傾向が高まってきています。

グラウンディング、あるいはアーシングは、体内の生理的および電気生理的変化をサポートする最も古くて基本的な方法です。

以前の研究では、アーシングによって、数秒以内に皮膚伝導反射が起きることを示しましたが、心拍変動（ＨＲＶ）をも改善するという仮説を、私たちは立てました。この研究において、27人が最終的に参加しました。グラウンディングをした被験者のＨＲＶが、通常のリラックスモードを超える（P ＜ 0.01）改善が見られました。

ＨＲＶの改善は、心循環系によい影響を与えること

から、シンプルなグラウンディングは心臓疾患に役立つと言えましょう。

特に交感神経が副交感神経よりも活発に活動する自律神経からの支障に効果があると考えられます。

▼カロル・ソーカル、パーヴェル・ソーカルによる記事

『身体の生理的作用に影響を及ぼすアーシング』

『代替・補完医学ジャーナル』誌（'Journal of Alternative and Complementary Medicine' ２０１１年発行17（４）：３０１〜３０８）

オンライン出版：http://74.63.154.231/here/wpcontent/uploads/2013/06/Sokal_Sokal earthing_influence_physiology-2010.pdf.

研究目的：「人間の体が銅導体を経由して地面に接続されることで、生理的作用に影響を及ぼすか？」という疑問に対する答えを得ることが実験目的でした。

被験者と実験：５つの実験が行われました。

実験１－アーシングによるリン酸カルシウムの恒常性と血清濃度の鉄値への影響を測定（84人の被験者）。

実験２－アーシングによる血清の電解質濃度を測定（28人の被験者）。

実験３－アーシングによる甲状腺機能への影響（12人の被験者）。

実験４－アーシングによるグルコース濃度への影響（12人の被験者）。

実験５－アーシングによるワクチンへの免疫反応（32人の被験者）。

被験者は２つのグループに分かれました。１つのグループは、アーシングをして、もう一つのグループは、アーシングをしていませんでした。血液と尿のサンプルを検査しました。

結果：夜、睡眠中にアーシングされていない人たちは、血清濃度の鉄値、カルシウムイオン、無機リンが下がり、腎臓から排泄されるカルシウムとリンの量が減りました。

それに比べて、夜、睡眠中にアーシングされている人たちは、遊離トリヨードサイロニンが減少し、遊離チロキシンと甲状腺刺激ホルモンが増大しました。

アーシングを継続的に行った糖尿病患者の血糖値が低下しました。

アーシングは、ナトリウム、カリウム、マグネシウム、鉄、総タンパク、アルブミン濃度を減少させ、トランスフェリン、フェリチン、およびグロブリンＡ１、Ａ２、Ｂ、Ｙのレベルを増加させました。

これらの結果は統計的に有意差がありました。

結論：アーシングは、人間の生理的作用に影響を及ぼします。この影響は、人が夜眠っているリラックス時と、昼間の活動時の両方に確認できます。

アーシングのリン酸カルシウムの恒常性への効果としては、無重力状態に起きる変化と正反対のことが起きます。そのうえ、異化作用も活発になります。これは、内分泌物と神経系を調節する働きが、主な原因であるからだと考えられます。

▼Ｄ・ブラウン、ガエタン・シュヴァリエ、Ｍ・ヒルによる記事

『遅発性筋肉痛に関するアーシングの影響を調べた予備研究』

『代替・補完医学ジャーナル』誌（'Journal of Alternative and Complementary Medicine' ２０１０年発行16（３）：２６５〜２７３）

オンライン出版：http://74.63.154.231/here/wpcontent/uploads/2013/06/Brown_Chevalier_Hill_earthing_delayed_muscle_2010.pdf

研究目的：この予備研究の目的は、遅発性筋肉痛（ＤＯＭＳ）に対してアーシングは著しい変化を与えるかどうかを測定することでした。

被験者と方法：健康な8人が被験者として選ばれ、両脚の腓腹筋（ふくらはぎの筋肉）にＤＯＭＳを引き起こす激しい運動をしてもらいました。

8人のうち4人の被験者は、電極パッチと特許を取得した導電性シートでアーシングされていました。残りの4人の被験者にもまったく同じ装置を取り付けてもらいましたが、アーシングは切断されていました。

測定結果：全血球計算値、血液生化学検査、酵素化学、血清および唾液のコルチゾール値を検査し、磁気共鳴画像と分光法を用いて測定されました。同日、同時間に、激しい運動前と運動後24時間、48時間、72時間経過した時点で痛みの度合いを調べました。

最低値から標準値まで、数値は一貫して10パーセントか、それ以上の変化があったので、さらなる研究価値があると考えられます。

結果：上記の条件に基づいて変化を示したのは、白血

球数、ビリルビン、クレアチンキナーゼ、ホスホクレアチン／無機リン酸塩の比率、グリセリルホスホリルコリン、ホスホリルコリンです。さらには、アナログ疼痛スケールと右腓腹筋の圧力測定値が含まれていました。

結論：予備研究においては、身体を地球に接続させるグラウンディングによって、免疫系活動と痛みの計測が変化しました。

　グラウンディングが、DOMSからの回復を初段階で加速化させることを示した実験でした。この予備研究は、さらに大規模な研究の基盤を提供したことになります。

▼ガエタン・シュヴァリエによる記事

『被験者を40分間のアーシング中とその後に測定された脈拍数、呼吸数、血液酸素、灌流指数、皮膚コンダクタンスの変化』

『代替・補完医学ジャーナル』誌（'Journal of Alternative and Complementary Medicine' 2010年発行16（1）：81～87）

オンライン出版：http://74.63.154.231/here/wpcontent/uploads/2013/06/Chevalier_earthing_pulse_rate-2010.pdf.

研究目的：これまでの研究では、グラウンディングが影響を与える測定可能な生理学上の変化を示しました。この研究では、最先端の機器と改良された方法を取り入れて、アーシング直後の電気生理学的および生理学的パラメータを測定し、再現性を確認しつつ、前述の研究を進展させました。

方法と被験者：比較的健康状態がよい18～80歳の14人の男性と14人の女性に対して、マルチパラメータ二重盲検試験が行われました。一般的に使用される健康上のアンケートに答えてもらって被験者を選択しました。

　被験者たちは快適なリクライニングチェアに座って、2時間のグラウンディングセッションを受けました。グラウンディング前、途中、あとと測定指数が安定する時間を含めてそれぞれ40分間実験時間を設けました。

　実際には、接続されていなくて、グラウンディングをしていない（偽りの）被験者も同じように2時間セッションを行って、結果が記録されました。

測定結果：この報告は、18のパラメータのうちの5つを測定した結果です。

この記事で報告したパラメータは、皮膚コンダクタンス（SC）、血液酸素（BO）、呼吸数（RR）、脈拍数（PR）、灌流指数（PI）です。

実験の設定場所：この実験は、カリフォルニア州エンシニタスの賃借施設で実施されました。静かな環境であることと、電磁ノイズが非常に低いためにその場所が選ばれました。

結果：各セッションにおいて、10分ごとに区切られた4つのセグメントの統計分析が実施されました。

実際にアーシングしているときと、偽のアーシングも同様に前後測定されました。アーシング直後にSCは下がり、偽のアーシングは直後に上がりました。これは、被験者全員に通じる反応でした。

RRは、アーシングの途中で増加し、アーシング後も効果は続きました。RRは、アーシング直後に増加してから減少しました。

BOは、アーシング中に減少し、アーシングをやめたあとは劇的に増加しました。

PRとPIは、グラウンディングセッションの最後のほうで増加し、この変化はアーシング後も持続しました。

結論：これらの結果は、アーシングが身体にどのような影響を及ぼすかについて、さらなる研究が必要であることを決定づけるものでした。

アーシングは、リラクゼーション、健康維持、病気の予防にとって重要であると考えられます。

▼ガエタン・シュヴァリエ、森一仁による記事

『アーシングは人間の生理学上に影響を及ぼす（パートⅡ）：皮膚電気測定』

『サトルエネルギーとエネルギー医学』誌（'Subtle Energy and Energy Medicine' ２００７年発行　18（3）：11〜34）

オンライン出版：http://journals.sfu.ca/seemj/index.php/seemj/article/view/9/7.

人間の肉体は、地球と直接電気的に接触（電気的にグラウンディング）しながら生活しているうちに進化しました。そこで逆に、「地球との電気的なつながりを失うと、体に影響が及ぶのか？」という質問が浮かび上がります。

この答えを得るために、身体のいくつかの電気生理学的パラメータを測定する二重盲検試験を用意しました

た。28分間、被験者の身体の基本的な状態を記録したあと、アーシングをスタートさせました。

地面に埋められた金属製のアース棒に接続されたワイヤーで伝導電極パッチをつなぎ、それを被験者の足裏につけてグラウンディング（アーシング）してもらいました。その状態で、トータル56分間の測定記録を行いました。特定の被験者は、地面に接続されていない〝偽のグラウンディング〟でした。

第1次実験で、臨床バイオフィードバック装置による測定結果が得られました。この記録は、単一矩形パルス（SSVP）法を使って経絡の腎経からのシグナル伝達の結果を提示するものでした。SSVP法の実験によって、臨床バイオフィードバック機器を用いた測定から、我々が初めて発表した結果を再確認することができました。

SSVP法の結果では、グラウンディングされた身体は、臓器の緊張が減って弛緩し、炎症の減少をもたらしました。

また、腎経のツボ1（湧泉）を通じて足裏から地球の電子が供給されることを、我々は仮定しました。

現時点での発見は、我々のこれまでの研究と矛盾がなく、アーシングしている被験者はストレスの減少を経験し、アーシング後の自律神経系の機能の正常化が結果として現れました。

▼ガエタン・シュヴァリエ、森一仁、ジェームズ・L・オシュマンによる記事

『アーシング（グラウンディング）の人体への生理学的影響』

『ヨーロッパの生物学と生体電磁気学』誌（'European Biology and Bioelectromagnetics' 2006年1月31日発行600～621）

オンライン出版：http://74.63.154.231/here/wp-content/uploads/2013/06/The-effect-of-earthing-on-human-physiology-Part-1-2006.pdf.

睡眠中に人間の体が地球に接触していると、コルチゾール分泌の概日リズムが正常化されるので、睡眠機能障害、痛み、ストレスを含むいろいろな症状が軽減されたという主観的な報告が、これまでの研究に示されています。

我々は、したがって、アーシングが生理作用以外の面にも影響するかもしれないと仮定しました。

58人の健康な大人が、二重盲検で行われた予備研究に参加しました。そのうちの30人が実際にはアーシングを実践していませんでした。

アーシングは、粘着性の電極パッチを各被験者の足裏につけて遂行されました。アーシングコードは、屋外の地面に埋められたアース棒につなぎました。バイオフィードバック（生体自己制御）装置は、電気生理学的および生理学的パラメータを記録しました。アーシングをすると、およそ半分の被験者は、脳波計（EEG）の二乗平均平方根（RMS）値について、脳の左半球（右左半球ではなく）にほぼ瞬間的に突然の変化が表れました。

表面筋電図（SEMG）では、すべての被験者の上部僧帽筋《そうぼうきん》（背中の一番表層にある筋肉）のRMS値に突然の変化が示されました。筋肉の電位を示すRMS値は、著しい増大を示しました。

アーシングは、22人の被験者中19人の容積脈波（BVP）を下げました（$p < 0.001$）。また、アーシングを実際に実践していない30人の被験者のうち8人のBVPを下げましたが、有意差はありませんでした（$p \cong 0.1$）。心拍数（HR）には、影響が見られませんでした。

これらの結果から、人体をアーシングすると、脳と筋肉の電気生理学的特性に重要な影響を及ぼすことが、示唆されました。

さらには、BVPと電気生理学的なノイズと安定性にも影響することが、記録されました。EEG、筋電図（EMG）、BVPから、アーシングによって自律神経のバランスが促され、全面的なストレスレベルと緊張が、シフトしていることがわかります。

▼モーリス・ガーリ、デール・テプリッツによる記事『睡眠中にグラウンディングしている人体のコルチゾールレベルと睡眠、疼痛、ストレスに関する被験者の主観的な報告』

『代替・補完医学ジャーナル』誌（'Journal of Alternative and Complementary Medicine' ２００４年発行10（5））

オンライン出版：http://74.63.154.231/here/wpcontent/uploads/2013/06/Ghaly_Teplitz_cortisol_study_2004.pdf.

研究目的：日中のコルチゾール分泌レベルを測定し、睡眠中の人体がアーシングによってコルチゾール分泌量に変化をもたらすであろうという仮説を試験するために実施された予備研究でした。

さらには、アーシングをすることによって、睡眠、疼痛、ストレス（不安感、鬱状態、イライラ）に変化が表れるかどうか、被験者の主観的な報告が検討されました。

被験者と方法：睡眠障害、疼痛、ストレスの悩みを抱えている12人の被験者に、伝導性マットレスを各個人のベッドに設置して、8週間アーシングを試みてもらいました。アーシングを始める前に予め唾液から、コルチゾールレベルを確認しておきました。アーシングを始めた最初の24時間は、4時間おきに概日コルチゾールレベルを測定しました。6週間目にまた測定しました。8週間毎日、睡眠障害、疼痛、ストレスに対する主観的な報告を受けました。

結果：昼間のコルチゾール分泌が改善され、夜眠っている間のコルチゾールレベルが著しく減少していたのが観察できました。被験者の24時間のコルチゾールの概日リズムが正常化する傾向を示しました。睡眠障害、疼痛、およびストレスなどの症状に対しては軽減したか、完全に消えたというのが、ほとんどの被験者の主観的な報告でした。

結論：夜間睡眠中の人体をアーシングすると、コルチゾールレベルが減り、コルチゾールホルモン分泌が、24時間概日リズムに近づく再同期化が起きます。変化は女性のほうがより明白に表れました。さらに、睡眠中にアーシングをすることによって、睡眠状態が改善し、疼痛とストレスが軽減されると被験者は報告しています。

▼ロジャー・アップルホワイトによるアーシングの電気的研究に関する記事

『人体の電圧を下げるために、電極パッチおよび伝導性ベッドパッドを使用したアーシングの効率性』

『ヨーロッパの生物学と生体電磁気学』誌（'European Biology and Bioelectromagnetics' 2005年発行　1：23～40）

オンライン出版：http://74.63.154.231/here/wpcontent/uploads/2013/06/Applewhite_earthing_body_voltage_2005.pdf.

外部環境によって人体に引き起こされた電圧が、高周波インピーダンス測量計により測定されました。身体が電極パッチと伝導性ベッドパッドを用いてグラウンディングされました。

どちらの方法でも、60ヘルツの標準電圧を少なくとも70パーセント減らすことができました。

電極パッチによって電圧が減少した結果から、人体における簡略化された電気ネットワークモデルの証拠がこの記事で紹介されました。

謝辞

アーシングによる癒し効果を徹底的に研究した驚異的な生物物理学者であるジェームズ・L・オシュマン博士に感謝の意を表します。

彼は、地球の表面で脈動している自由電子が人体の電気的システムに移動するメカニズムを、科学的に説明した第一人者です。

この課題に関する彼の調査と仮説、および出版された論文は、健康概念を根こそぎ変えてしまう〝パラダイムシフト〟とも言うべき確固とした科学基盤を提供しました。

オシュマン博士は、ニューハンプシャー州ドーバーに設立している『自然そのものを研究する協会』（'Nature's Own Research Association'：www.energyresearch.bizland.com）の最高責任者であり、『エネルギー医学の原理—その科学的根拠』（エンタプライズ）、『エネルギー療法と潜在能力』（エンタプライズ）の著者でもあります。

彼の研究は、エネルギーに満ちている外的環境に反応する人間の体全体にいきわたる高速コミュニケーションシステムの存在を探ることにあります。

オシュマン博士は、ピッツバーグ大学で生物科学の博士号を取得されています。彼は、ワシントンD．C．にある国立代替医療財団の科学諮問委員会のメンバーでもあります。

ほかにも、この本をつくるにあたって、多くのみなさんのご協力を得られたことに、心から感謝しています。

以下に、お名前と経歴、そしてこの本において貢献いただきました点につきまして簡単ですが、ご紹介をさせていただき、感謝の言葉に代えます。

▼カリフォルニア大学アーバイン校細胞生物学部において、最も熱心な生物学研究者であるガエタン・シュヴァリエ博士。

彼のアーシングに関する生体電気変化の実験と調査結果は、アーシングされている人間とされていない人間との顕著な相違を明らかにしました。そこから、電気生理学的研究の新たなフロンティアを切り開いてくれました。

シュヴァリエ博士は、モントリオール大学で工学物理学の博士号を取得されています。彼は、カリフォルニア人間科学大学院（CIHS）にて、以前研究所所長を務めておられました。

▼地球の電場が生理学上人体に影響することを私たちの誰よりも先に科学的調査を行ったポーランド人の心臓病専門医カロル・ソーカル医学博士と彼の息子である神経外科医のパーヴェル・ソーカル医学博士。

彼らは、1980年代後半から今日にいたるまで、地球が人間の体の働きに深く影響し、いかに改善するかについての実験と研究を続けながら貴重な研究結果を提供してくれました。

▼優秀なスポーツ選手が、過酷な競争に打ち勝つための耐久力を養成する達人であるカイロプラクティック療法士のジェフ・スペンサー先生。

選手たちが競技場であれ、日常生活の場であれ、アーシングから得られる深く大きなメリットを活かし、スポーツの最も困難なレベルで最高のパフォーマンスができるというユニークな体験を彼は得ました。

彼は、国際カイロプラクティック協会によって、2004年度の最優秀スポーツカイロプラクティック療法士に選ばれました。

▼最先端の医療医学モニタリング技術の世界的専門家であるジム・ヒーリー氏には、大いなる指導と支援を得ました。

▼また、エリザベス・ヒューズさんは、多くの女性たちが経験する、何年にもわたる辛い病から、アーシングによって救われた個人的な経験を提供してくれました。

特に彼女が小さなことも、大きなことも根気よくサポートし続けてくれたことに、アーシング研究を代表して敬意を表します。

▼国際的に有名な運動生理学者兼エリート選手のトレーナーであるディック・ブラウン博士は、アーシングのユニークな力によって、負傷から回復する期間の短縮を記録し、遅発性筋肉痛に関する研究を提供してくれました。

▼また、サンディエゴの健康研究者であるデール・テプリッツさんは、不可欠なアーシングの科学的調査に当初から協力してくれました。

何百人もの方々がアーシングによって得られた効果に対する洞察を共有するために導いてくれました。さらには、彼女自身の劇的な治癒体験を提供してくれました。

▼長期にわたる忠実なアーシング支援者である旧友のコーキーとキャサリン・ダウニングさん。

彼らは、トラックやバイクに乗っている人々に、彼らが共有するドライブによる緊張と痛みをシンプルなアーシングシートで楽にする方法を紹介して、援助しました。

▼また、シーラ・カーティスさんとボブ・マローンさんは、長い間忠実なアーシング支持者でいてくれて、多くの体験談を提供してくれました。

▼そして、アーシングの概念を、時間をかけて検討してくれて、医学文献にその効果報告してくださったモーリス・ガーリ医学博士。

▼初めて臨床現場にアーシングを導入してくださり、その偉大なる癒しの可能性を見出してくださったラッセル・ウィッテン先生。

▼アーシングを患者たちへの治療のために取り入れて、意見を共有してくださった以下の専門家たちにも、感謝の意を表します。ガブリエル・カズンズ医学博士、リチャード・デラニー医学博士、マーティン・ギャラガー医学博士兼カイロプラクティック治療師、デビッド・ガーステン医学博士、ルイス・ゴードン（鍼治療師学士号取得）、トレーシー・ラッツ医学博士、ウェンディ・メネゴス（医学学士号取得）、ティナ・ミショー・グレイ（看護師／マッサージセラピスト）、チャック・ムニエル歯科医師、デビッド・リチャーズ医学士、アマンダ・ワード（自然治療学士号取得）、R・J・ウィルソン（内科・外科医学学士号取得、家庭医療専門医）。

▼家の中で飼われているペットにアーシングが重要であることを、ずいぶん以前から発見されていたサンディエゴの獣医、スティーブ・R・ブレーク先生。ユニークなサークルの人々の健康のために、アーシングを導入してくださったブライアン・モーゼス氏。アーシング装置のデザインと伝導性について常に改良する熱意と忍耐を快く提供してくださった繊維企業界の有名人であるブルース・ベッケルト氏。常に改良し続けるアーシング装置のためにこまごまと必要な配慮をしてくださったニックとカルメン・ウォーレンさんの援助。

▼ベストセラー『ベスト・パートナーになるために―男は火星から、女は金星からやってきた』（三笠書房）の著者ジョン・グレイ博士と〝ヘルシーライフスタイ

ル〟で有名なデビッド・ウルフ氏がアーシングについて語ってくださったことにも感謝いたします。

その他、アーシングの体験談を提供してくださった、以下のみなさんに感謝します。

▼アレックス・メーヤー、ブリアンナ・アンダーソン―グレッグ、シェーン・オースティン、ジム・バグノーラ、カレン・ボール、テッド・バーネット、サイモン・ベック、アルヴォルド・ベルデン、ジム・ベラセラ、オリビア・ビエラ、ガビー・ブイスクール、クローバー・カルベ、アルミーダ・シャンパーニュ・リン・コーウィン、グレアム・ダルトン、セラ・ダムスキエル、メリッサ・ダワヘア自然療法士、リン・ディーン、ポール・ダン、シャーリー・エバンズ、ヘンリー・ファルコン、シンシアとデニス・ファータル、スティーブ・ガーナー、ランディ・ジレット、ブラッド・グラハム、ジャニスとシェーン・ホートン、スコット・ハイアット、ダリル・ジェームズ、ケン・ジョーンズ、アシュリー・ケイン、ミーニャ・カルヴィネン、H・M・カーニー、ドリー・レーン、ゲイル・ルパイン、ディーン・レビン、ジョン・スティーブ・ロペス、メアリー・メイソン、ケイティ・マクギネス、アイリーン・マキュージック、ロベルタ・ミケルセン、イーディとマイク・ミラー、ジョディ・ミッチェル、アニタ・モラン、ステファニーとチケ・オカフォー、デビッド・オルルド、ローランド・ペレス、ロン・ペトルッチオーネ、ティノ・フセゴ、テリー・ポクリングトン、アニータ・ポインター、ジル・クイーン、ハウエル・ラニオン、マイケル・サンドラー、ウェンディ・ソンダーズ、トミー・サヴィル、ジム・シュメディング、ドン・スコット、ロッキー・スワード、ビバリー・シューメーカー、ステップ・シナトラ、ドナ・ティズデール、キャサリン・ヴァン・ハッテン、ファビオ＝ルイス・ビエラ医学博士、シンディ・ウォルシュ、ティム・ウォルター、サンドラ・ウォン、ドナ・ザージャー

▼世界中の〝アーシングピープル〟に私たちをつないでくださったダンとティム・ホール、ダン・チトック、スティーブ・クロシェル、ジム・リンド、リンダ・マクネア、アナンド・ウェルズ、クラウス・ヘンリクセン、エリア・ポーニンサロ、ジャン・ヴァン・スティファウト、フレデリック・ガナ。アーシングの威力をサーモグラフィーで検証してくださったウィリアム・

アマル氏。アーシングが女性の活力を迅速に高めることを実証するための調査を担当してくださったカイロプラクティック療法士のクリスティ・ウェステン先生。足と靴とグラウンディングに関する専門知識を共有してくださったペドーシストのメル・チェスキン先生。
▼タンザニアで素足で暮らすハザベ族の実態を紹介してくださったアイオワ州デモインの精神療法医であり、また人類学者として『古代の生き方：21世紀における革新的な先住民の癒し方法』（'Ancient Ways: Indigenous Healing Innovations for the 21st Century'）の著者でもあるジェラール・ブランチャード先生。そして〝エピジェネティックス〟と分子レベルに関する提案を具体的に説明してくださったE・W・ケロッグ三世博士。アフガニスタンにおける素足で戦う戦士たちの歴史を提供してくださった保健および教育大臣であり、世界保健機関の元職員をしていたファイズラ・カカール博士。
▼男性のストレスに関する専門家であるジェド・ダイアモンド博士。彼は、グラウンディングすることがストレスに一番自然でよい方法だと、彼の読者に紹介してくれました。
南アフリカの『ビジネスデー』新聞のヘルスニュースの編集者であるマリカ・スブロスさん。彼女は、世界最大の医学実験だろうという洞察を提供してくれました。フランスの農学者マテオ・タヴェラの素晴らしい洞察を翻訳してくれたジョージ・バードンさん。彼は80代で、過去30年間をできる限り庭で素足で過ごした元気な人です。いろいろな研究につないでくださったマーク・リンゼイ氏。継続的にビデオ撮影をしてくださったジョン・サリバン氏。多くの管理上の支援をしてくださったジェニファー・モリスさん。2本足も4本足もアーシングによって助けられる、と断言してくださったベテランペット作家のC・J・ポーティネン先生。
▼私たちのこの本の可能性を見抜いてくれた出版界における達人であるノーム・ゴールドファイン氏。
▼素晴らしい編集をしてくださったシェリル・ハーシュさんと、本書を整理してくださったテリー・ウィスコビッチさん、ゲリー・ローゼンバーグさん。
▼洗練された計測機器を用いて、ゼータ電位の専門知識を忍耐強く教えてくださったカリフォルニア州カールスバッドの統合ウェルネスセンター『ヘルスウォーク』のマーク・ハインズ氏と自然療法医アンナ・ウォ

ールデン先生。

▼そして最後に、特にアーシング研究の初期段階において、科学や医学の専門家ではないケーブルテレビ業界のある男の変わったアイデアを受け入れてくれて、地面を素足で歩いたり、地面につながったワイヤーに接続されたアーシングパッドやシーツの上で寝てくださった多くの方々に感謝します。あなた方は実際に、よく眠れるようになり、気分もよくなり、痛みやさまざまな病気の症状を減らすことができました。

著者について

クリントン・オーバー

モンタナ州ビリングズのケーブルテレビのセールスマンとして仕事をし始め、その業界トップの経営者にまで伸し上がった。

彼は、1970年に『テレクラター社』を創立し、ケーブル市場と機器の設置を提供する全米1位の会社を構築した。

1980年代に彼は、駆け出しのコンピュータ業界に目を向けた。世界のニュース番組をコンピュータでライブ供給配信する権利を取得するために、マグロウ・ヒルと提携。しかし、1993年に致命的な病を患ったあと、人生のさらなる目的を求めて1人で旅立った。その旅の途中でアーシングを発見し、それ以来ずっと彼は、その科学的根拠と実用化を徹底的に追求している。

スティーブン・T・シナトラ医学博士

米国心臓病学会およびアメリカ栄養学大学の特別研究員。

彼は、医師会認定の心臓専門医であり、精力的な生体エネルギー精神療法医として、心臓病予防と回復のための40年間の臨床経験を持つ。彼はまた、老化防止医学と栄養学の資格を有す。

心臓病に対する彼の治療においては、心臓発作や脳卒中を引き起こす炎症および血管の病変に対抗するために代替栄養学、アンチエイジング、心理療法などを伝統医学に統合させている。

米国心臓病学会の特別研究員である彼は、コネチカット大学大学院医学部の臨床助手教授であり、またマンチェスター記念病院（コネチカット州）の心臓病学部と医学教育部の部長を務めた。

シナトラ博士は、多くの医学書の著者としても知られている。彼の著書には、'The Great Cholesterol Myth'（大いなるコレステロールの神話）（Fair Winds Press, 2012）、'The Sinatra Solution: Metabolic Cardiology'（シナトラ解決法：メタボリック心臓病）（Basic Health Publications, 3rd ed., 2011）、'Reverse Heart Disease

Now'（今心臓病を逆転させよう）（Wiley, 2008）、'Lower Your Blood Pressure in Eight Weeks'（8週間で血圧を下げよう）（Ballantine Books, 2003）、'Heart Sense for Women'（女性のためのハートセンス）（LifeLine Press, 2000）、'Heartbreak & Heart Disease'（悲嘆と心臓病）（Keats,1999）などがある。

彼はまた、インターネット上で統合的な心臓病に関するウェブサイトを公開している。

www.heartmdinstitute.com.

マーティン・ズッカー

自然治癒、フィットネス、代替医療といった幅広い分野の本を35年以上も出版し続けている。

さらには、共著およびゴーストライターとしての著作は、十数冊に及ぶ。

彼の近年の作品には、'Move Yourself'（自分自身を動かせ）と'Reverse Heart Disease Now'（今心臓病を逆転させせよう）があり、共に2008年John Wiley & Sonsより、'Natural Hormone Balance for Women'（女性たちのための自然なホルモンバランス）2002年Pocket Booksより、'The Miracle of MSM'（メチル・サルフォニル・メタンの奇跡）1999年Berkley Tradeより、'Preventing Arthritis'（関節炎の防止）2002年Berkley Tradeより、'The Veterinarians' Guide to Natural Remedies for Dogs/Cats'（獣医のための犬と猫の自然療法ガイドブック）2000年Three Rivers Pressより出版している。

彼は、健康をトピックとした幅広いさまざまな記事を、スミソニアン、リーダーズダイジェスト、ロサンゼルスタイムズ、クックスマガジン、ベジタリアンタイムズ、マッスル&フィットネス、メンズフィットネス、ナショナル・エンクワイヤーを含む雑誌に何百回と寄稿している。彼はもともと、AP通信のヨーロッパと中近東を専門とする海外特派員として活躍していた。

インデックス

35.

第14章
Sokal P, Jastrzebski Z, Jaskulska E, et al. "Differences in blood urea and creatinine concentrations in earthed and unearthed subjects during cycling exercise and recovery." Evidence-Based Complementary and Alternative Medicine 2013; www.hindawi.com/journals/ecam/2013/382643.

第15章
Puotinen CJ. "Earth energy." Whole Dog Journal Jan. 2008: 17-21.

第17章
Beasley JD and Swift J. "The Kellogg Report: the impact of nutrition, environment & lifestyle on the health of Americans." Annandale-on-Hudson, NY: Bard College Center, Institute of Health Policy and Practice, 1989.
Council of State Governments. "Costs of chronic diseases: what are states facing?" Trends Alert 2006.
Murray C, et al (U.S. Burden of Disease Collaborators). "The state of U.S. health, 1990-2010; burden of diseases, injuries, and risk factors." Journal of American Medical Association 2013; 310(6): 591-608.
United Nations Dept. of Economic and Social Affairs, Population Division. "World population ageing: 1950-2050"; www.un.org/esa/population/publications/worldageing19502050.
World Health Organization. "Ageing and life course: 2013 report on care and independence in older age"; www.who.int/ageing/en.

補記A
Fly Light Aviation Meteorology. "Atmospheric electricity"; www.auf.asn.au/meteorology/section11.html.
Sokal K, and Sokal P. "Earthing the human organism influences bioelectrical processes." Journal of Alternative and Complementary Medicine 2012; 18(3): 229-234.

補記F
Just A. Return to Nature! The True Natural Method of Healing and Living and the True Salvation of the Soul, trans. from the German by Benedict Lust. New York: Volunteer Press, 1903.
White GS. Cosmo-Electro Culture for Land and Man . Los Angeles: self-published, 1940.
White GS. The Finer Forces of Nature in Diagnosis and Therapy. Originally published, 1903; reprinted Albuquerque, NM: Sun Books, 1981.

Feynman R, Leighton RB, and Sands M. The Feynman Lectures on Physics (vol II). Reading, MA: Addison-Wesley Publishing, 1964: Chapter 9.
Jamiesona KS, ApSimona HM, Jamiesona SS, et al. "The effects of electric fields on charged molecules and particles in individual microenvironments." Atmospheric Environment 2007; 41: 5224-5235.
Ober AC. "Grounding the human body to neutralize bio-electrical stress from static electricity and EMFs." ESD Journal 2004; www.esdjournal.com/articles/cober/ground.htm.
Ober AC, and Coghill RW. "Does grounding the human body to earth reduce chronic inflammation and related chronic pain?" Presentation at the European Bioelectromagnetics Association Annual Meeting, November 12, 2003, Budapest, Hungary.
Oschman JL. "Can electrons act as antioxidants? a review and commentary." Journal of Alternative and Complementary Medicine 2007; 13(9): 955-967.
Oschman JL. "Assume a spherical cow: the role of free or mobile electrons in bodywork, energetic and movement therapies." Journal of Bodywork and Movement Therapies 2008; 12: 40-57.
Oschman JL, and Kessler WD. "Energy medicine and anti-aging: from fundamentals to new breakthroughs." Anti-Aging Medical News Winter 2008: 166-171.
Sokal K, and Sokal P. "Earthing the human body influences physiologic processes." Journal of Alternative and Complementary Medicine 2011; 17(4): 301-308.
Sokal K, and Sokal P. "Earthing the human organism influences bioelectrical processes." Journal of Alternative and Complementary Medicine 2012; 18(3): 229-234.
Sokal P, and Sokal K. "The neuromodulative role of Earthing." Medical Hypotheses 2011; 77(5): 824-826.

第9章

Yang J. "No shoes? No problem." July 15, 2009; http://www.theglobeandmail.com/life/health/no-shoes-no-problem/article1219575.

第11章

Chevalier G, and Sinatra ST. "Emotional stress, heart rate variability, grounding, and improved autonomic tone: clinical applications." Integrative Medicine: A Clinician's Journal 2011; 10(3): 16-21.
Chevalier G, Sinatra ST, Oschman JL, et al. "Earthing (grounding) the human body reduces blood viscosity: a major factor in cardiovascular disease. Journal of Alternative and Complementary Medicine 2013; 19(2): 102-110.
Fontes A, Fernandes HP, et al. "Measuring electrical and mechanical properties of red blood cells with double optical tweezers." Journal of Biomedical Optics 2008; 13(1): 014001.
"Global high blood pressure situation growing dire, but doesn't have to be, new health report says." Medical News Today, May 18, 2007; www.medicalnewstoday.com/articles/71331.php.
Shaper AG. "Cardiovascular disease in the tropics." British Medical Journal 1972; 4(5831): 32-

Biological Psychiatry 2008; 64(6): 538-540.
Ober AC. "Grounding the human body to earth reduces chronic inflammation and related chronic pain." ESD Journal Jul 2003; www.esdjournal.com/articles/cober/earth.htm.
Ober AC. "Grounding the human body to neutralize bio-electrical stress from static electricity and EMFs." ESD Journal Jan 2000; www.esdjournal.com/articles/cober/ground.htm.
Simpson N and Dinges DF. "Sleep and inflammation." Nutrition Review 2007; 65(12, part II): S244-52.

第7章

Amalu W. "A pilot study test of grounding the human body to reduce inflammation." Unpublished data.
Omoigui S. "The origin of all pain is inflammation and the inflammatory response: a unifying law of pain." Medical Hypotheses 2007; 69: 70-82.
Oschman JL. "Charge transfer in the living matrix." Journal of Bodywork and Movement Therapies 2009; 13: 215-28.
Pischinger A. Extracellular Matrix and Ground Regulation: Basis for a Holistic Biological Medicine. Berkeley, CA: North Atlantic Books, 2007 (revised and updated English translation of Das System der Grundregulation: Grundlagen füreine ganzheitsbiologische Theorie der Medizin, originally published by K.F. Haug, Heidelberg, 1975).
Ridker PM, et al. "Inflammation, aspirin, and the risk of cardiovascular-disease in apparently healthy men." New England Journal of Medicine 1997; 336(14): 973-979.
Ridker PM, et al. "C-reactive protein and other markers of inflammation in the prediction of cardiovascular disease in women." New England Journal of Medicine 2000; 342(12): 836-843.
Salvioli S, et al. "Inflamm-aging, cytokines and aging: state of the art, new hypotheses on the role of mitochondria and new perspectives from systems biology." Current Pharmaceutical Design 2006; 12(24): 3161-3171.

第8章

Applewhite R. "The effectiveness of a conductive patch and a conductive bed pad in reducing induced human body voltage via the application of earth ground." European Biology and Bioelectromagnetics 2005; 1: 23-40.
Brown D, Chevalier G, Hill M. "Pilot study on the effect of grounding on delayed onset muscle soreness." Journal of Alternative and Complementary Medicine 2010: 16(3): 265-273.
Chevalier G, Mori K, Oschman, JL. "The effect of earthing (grounding) on human physiology." European Biology and Bioelectromagnetics Jan 31, 2006; 600-621.
Chevalier G, and Mori K. "The effect of earthing on human physiology (part II): electrodermal measurements." Subtle Energy and Energy Medicine 2007: 18(3): 11-34.
Chevalier G. "Changes in pulse rate, respiratory rate, blood oxygenation, perfusion index, skin conductance and their variability induced during and after grounding human subjects for forty minutes." Journal of Alternative and Complementary Medicine 2010: 16(1): 81-87.

参考文献

第2章

Franceschi C, Bonafe M, Valensin S, et al. "Inflamm-aging: an evolutionary perspective on immunosenescence." Annals New York Academy of Sciences 2006; 908: 244-254.

Gorman C, and Park A. "The fires within." Time Feb 23, 2004; 38-46.

Meggs W. The Inflammation Cure. New York: McGraw-Hill, 2004.

Oschman JL. "Our place in Nature: reconnecting with the Earth for better sleep." Journal of Alternative and Complementary Medicine 2003; 10(5): 735-36.

Suckling EE. The Living Battery — An Introduction to Bioelectricity. New York: Macmillan, 1964.

第3章

Bach JF. "Why is the incidence of autoimmune diseases increasing in the modern world?" Endocrine Abstracts 2008; 16(S3): 1.

Bower B. "Slumber's unexplored landscape." Science News Online Sept 25, 1999.

Gish OH. "The natural electric currents in the Earth. Scientific Monthly 1936; 43(1): 47-57.

International Inflammation (in-FLAME) Network summary report from 2012 workshop. "Risk factors, pathways and early preventive strategies targeting inflammation as a common antecedent of NCDs"; http://wun.ac.uk/sites/default/files/in-flame_workshop_report_may_2012.pdf.

Max Planck Institutes. Research cited in Energy Medicine: The Scientific Basis by James L. Oschman (Churchill Livingstone, 2000): 101.

Stein R. "Is modern life ravaging our immune systems?" Washington Post Mar 4, 2008.

Tavera M. "The sacred mission"(translated by George Verdon). ESD Journal 2008; www.esdjournal.com/articles/sacredmission.htm.

Williams ER and Heckman SJ. "The local diurnal variation of cloud electrification and the global diurnal variation of negative charge on the earth." Journal of Geophysical Research 1993; 98: 5221-5234.

第5章

Cho HJ, Lavretsky H, Olmstead R, et al. "Sleep disturbance and depression recurrence in community-dwelling older adults: a prospective study." American Journal of Psychiatry 2008; 165(12): 1543-1550.

Ghaly M. and Teplitz D. "The biologic effects of grounding the human body during sleep as measured by cortisol levels and subjective reporting of sleep, pain and stress." Journal of Alternative and Complementary Medicine 2004; 10(5): 767-776.

Irwin MR, Wang M, Ribeiro D, et al. "Sleep loss activates cellular inflammatory signaling."

EARTHING by Clinton Ober, Stephen T. Sinatra, and Martin Zucker
Copyright © 2014 by Clinton Ober, Stephen T. Sinatra, and Martin Zucker
Japanese translation published by arrangement with
Basic Health Publications Inc. c/o Athena Productions, Inc. through
The English Agency (Japan) Ltd.

訳者あとがき

この本の表紙に翻訳者の名前として私の名前と妻の愛知ソニアの名前が記載されていますが、実際には共に翻訳作業を進めたのではありません。私が担当したのは、妻が英語の原書を日本語に訳し終えたあとに、訳文を最初から最後まで一語一語英文と比較して確認するという作業でした。ですから、何か月間も毎日机の前に座って翻訳作業を継続するという大役を務めたのは彼女です。これまで私たちが共訳した数々の本に関しても、同様のプロセスですべて行ってきました。彼女が翻訳中に抱いた疑問点を明らかにしたり、最終段階で原文と訳文を照らし合わせて確認するという最も重要な作業も私が担当します。日本語訳のニュアンスが少しでも違っていれば、完璧になるまで互いに提案し合って納得できるまでそれを続けます。

翻訳というのはこのように忍耐力のいる作業ですが、みなさんがたった今読み終えられたこの本の内容を正確にお伝えできるように、私たちは特別に力を注いだつもりです。なぜなら、そうするに値するだけ素晴らしい本だからです。きわめて貴重な情報がたくさん託されています。そう思われませんか？　実は私にはもう一つ役目があります。それはこの本に出会ったことです。「つながること」についての本です。もちろん、私たちが地球につながることです。

私は２００９年に「アースピルグリム」（地球巡礼者）というドキュメンタリー映画を製作して発表しました。あのとき以来、私は「地球」そのものを新しいテーマとして探求し続けてきました。その後「アースピルグリム」は、同じタイトルで本としても出版されました。この複雑な問題を抱える惑星に暮らす最も新しい種である我々が、いかにしてより意識を向上させるべきかについて、どちらもフォーカスしています。

世界中をよく旅する私はある意味で「巡礼者」なのですが、ある事実にいつも驚かされます。それは一般的に西洋人が貧しいと思い込んでいる国々に暮らしている人々のほうが幸福感に満ちていて精神状態もよく、しかもより健康的だということです。今日となってその理由がわかりました。

インドやペルーを旅すると、21世紀になった今日でも素足で歩いている現地の人々がいます。足を土に接触させて歩いている人々を私もよく見かけました。第三諸国と呼ばれている国々には、そのようにして今日でも地球とつながっている人々も少なくはありません。彼らは毎日靴を履いていないか、手が土に触れているかのどちらかです。アーシングされているわけです。彼らは笑顔を浮かべていることが多く、またちょっとしたことでよく笑うようにも思われます。我々の大昔の祖先たちも同じように生活していたので、誰もがグラウンディングされていました。悲しいことに靴底がゴムやプラスチック製に変わったのは、ちょうど私が生まれてきたころです。今となってわかってきたことを、もしあのころに理解されていたのならば、と悔しい思いがしてならないのです。

そのような靴底が発明されて以来、多くの病が蔓延するようになったという一目瞭然の事実を本書の中でクリントン・オーバー氏はチャートで示してくれました。私は2015年3月にアメリカのパームスプリングスにある彼のオフィスを訪ねました。そのときにオーバーさんは私の掌にアーシングパッチをつけてくれました。長旅の疲れをまったく感じることなく彼との会話がはずみました。今日でもとても元気に活躍されている彼自身が、アーシングのお手本そのものだという印象を受けました。子供も含めて人口2万5000の町の中でも彼が一番健康な人間だと医者が言っていたと、彼は私に話してくれました。私は帰国してからアーシングセミナーをするたびに、オーバーさんのところで経験したのと同じように毎回参加者のみなさんにアーシングパッチを体験してもらっています。アーシングは実に効果があります！　これは単なる理論上にすぎないことではなく、私も妻も3年以上続けていて、その偉大な効果を十分に実感しています。

「地球」というテーマは、さらに私をフィリピンへと向かわせました。フィリピンが、ちょうど大型ハリケーンに襲われた直後の2014年のことでした。私は国際支援チームの一員として、現地で「アースシップ」をつくるプロジェクトに参加しました。「アースシップ」もアーシングされている家屋として、現在欧米で注目を浴びている建築コンセプトです。簡素でありながらも、生活に必要な機能を十分に取り揃えた建物です。なんといっても、生活しながらリサイクルできるという地球にとてもフレンドリーな特徴を備えています。古いタイヤの中に土をしっかり詰め込んだものを積み上げて壁ができあがります。これが、土の中に家が埋もれているような感じになるので文字どおり、「アーシングハウス」なのです。夏は涼しく冬は暖かく、しかも頑丈で、機能性にとても優れているのです。もちろん、ローコストは言うまでもありません。このつくりなら、次のハリケーンがやってきても大丈夫なので、被災地のバトゥグという村の学校とコミュニティセンターとして、私たちは「アースシップ」を建設しました。被災地なのに村の子供たちは、元気そうな幸せな笑顔をいつも見せてくれていました。その村の子供たちの多くが、今でもまだ裸足でそこらじゅうを駆けています。

日本人のみなさんはもっとアーシングをしなければいけないと、私は確信しています。そのようなことで、私は'Down-to-Earth'（しっかりと足を地につける）というセミナーを２０１３年からスタートしました。本書をお読みになられたみなさんの中には、実際にどのようにアーシングすればよいのか、戸惑っておられる方もいらっしゃると思います。その正しいやり方をオーバーさんが実践しているYouTubeをセミナーのときに私は説明します。その後みなさんといっしょに外に出て、公園で靴を脱ぎます。なかにはストッキングとハイヒールを履いていた女性もおられました。アーシングはできないかな、と思ったのですが、そのとき私はよい方法を思いつきました。ほかの人たちはみんな輪になってアーシングしていたので、彼女にサークルに入ってもらって両隣の2人とただ手をつなぐだけでアーシング状態になれるということです。簡単ですね。互いに手をつなぐだけで、13人の強力なアーシングサークルがただちに形成されました。そのうちの一人がアーシングされていなくても関係ありません。肉体は伝導性だからです。２０１５年がスタートするまでに、アーシングパッチを掌につけるやり方で、私はアーシングセミナーを行うようになりました。私のスタッフの一人は、外の地面から引いてあるアーシングワイヤーをみなさんが座っておられる前の机の金属部分に取り付けました。そこからオーバーさんが開発したアーシングパッチにつなぎました。みなさんが地球としっかりつながっているか、一人一人を私はテスターで測定しながら、ふつうの状態とどう異なるか、みなさんに確認してもらいました。私たちはアーシングしていない状態で、通常5〜8ボルトの静電気を保持しています。アーシングパッチをつけるとただちに数百分の1に減ります。実験の参加者たちは、事前に感じ取れる体の状態を詳しくメモしておきました。この様子をYouTube（エハン塾アーカイブ）に収録しましたので、ご覧いただけます。肩こりや腰痛の人たちもいました。ある男性は転んだときの青あざが顔に残っていて、目も腫れてほとんど開けていられない状態でした。30分間アーシングした後よい変化が表れたと、それぞれが報告してくれました。それればかりか、その男性の目の腫れが、たった30分間のアーシングによってかなり引いたことは、誰の目にも明らかでした。炎症による痒みもある程度おさまったと、その男性自身が報告してくれました。

クリントン・オーバー氏のオフィスでは、全員がアーシングした状態で仕事をしています。私も妻のソニアも同じです。彼らもアーシングをして眠りますが、私たちもずっとそうしています。朝いっしょに公園を散歩しているときも、ほかの人たちがじろじろ私たちを見ていてもお構いなく、芝生の上では靴を脱ぐようにしています。私たちのペットのネコもちゃんとアーシングされている場所を知っていて、そこで眠ります。私たちの家のまわりのあちこちにアース棒が差さっています。パソコンパッド、ベッドシーツ、ペットシーツ、アーシングパッチ用です。アーシングパッチは、腰や膝関節に負担を感じるときに局部につけて眠ります。アーシングシーツと相乗効果が得られるように感じます。妻はパソコンに向かっているときは、視力低下防止のためにこめかみにつけています。集中力もかなり違うと言っています。

私のこれからの仕事は、日本の「アーシング大使」として、できるだけ多くの方々にアーシングの素晴らしさをお伝えし、その場で試してもらうことです。日本の将来を担う子供たちのためにも、学校では校庭で裸足になれる時間をぜひとも設けてもらいたいと思っています。日本という国は、ほかの国々よりももっとたくさんの電磁場にさらされていることはたしかだからです。戦後を機に国民は、多くのストレスやさまざまな病と闘わざるを得ない環境に置かれています。アーシングされていないことが大きな原因だということを、私は疑っていません。このあとがきを書いている今も私は、いろいろなアーシング製品を日本のみなさんが入手しやすくするためのウェブサイトを制作中です。私たちチームは、日本の家屋には洗濯機やエアコン用のアースポートが備え付けられていても、アーシング専用ソケットがあまりないこともよく承知しています。セミナーに参加されたある男性ですが、彼はエアコン用のアースポートに長いワイヤーを接続させて、それを自分の指輪につけたら、「赤ちゃんのようにぐっすり朝まで眠れた！」と私に教えてくれました。アーシング状態で睡眠をとることは、日本のみなさんにとって特に重要ではないかと、私は思っています。職場のパソコンもアーシングすれば、従業員の健康面だけではなく、能率もきっと今以上に期待できるでしょう。20年後には病院のベッドも、きっとアーシングされているのではないでしょうか。本書の〝ツール・ド・フランス〟について書かれているセクションからもわかるように、きっと患者さんたちの回復力が増すことでしょう。

私は本書の著者の一人であるクリントン・オーバー氏の協力を得るつもりです。日本でも彼がアメリカでやっているようなアーシングセミナーをぜひともやっていただきたいと考えています。アメリカでは彼が講演している間に、２０００人以上が各々の席で一斉にアーシングされながら彼の話を聞いているということです。聴衆はただアーシングについて聞いているだけではありません。講演が終わってホールを出るころには、各自がその違いを自覚することができます。

この本を読んでおられるみなさんも、待つことなく今日からアーシングをスタートすることができます。外に出て、ちょうどいいスポットを選んでください。街のど真ん中でも、大地と接触できる場所が必ず見つかるはずです。コンクリートでも少しはアーシング効果が期待できます。でもやはり、土が一番です。近くの公園や神社仏閣を探してみましょう。地面があればOKです。そこで靴を脱いでください。私はあるときオーバーさんに会うために、シアトル空港に着きました。すぐさま空港前で30分間アーシングをしました。するとどうでしょう。その旅行では、まったく時差ボケを感じることがありませんでした。もちろん、夜もホテルのベッドにリカバリーバッグを敷いてその中で眠りました。私のように世界中を飛び回っている者には、健康上の大きな差があると感じられます。

本書の出版に並々ならぬご協力を提供していただいた株式会社ヒカルランド代表取締役の石井健資様をはじめとして、スタッフのみなさま方に感謝を申し上げます。そして私と共にアーシングの研究と開発を行っているカクイチ研究所の田中一明様にも厚くお礼を申し上げます。

最後になりましたが、この分厚い本を最後まで読んでくださったみなさまのアーシングへの熱意に感謝を申し上げます。ぜひともあなたもアーシング大使となって、周囲のみなさまの健康に貢献してください。

２０１５年5月15日

エハン・デラヴィ

ヒカルランド　好評既刊！

地上の星☆ヒカルランド　銀河より届く愛と叡智の宅配便

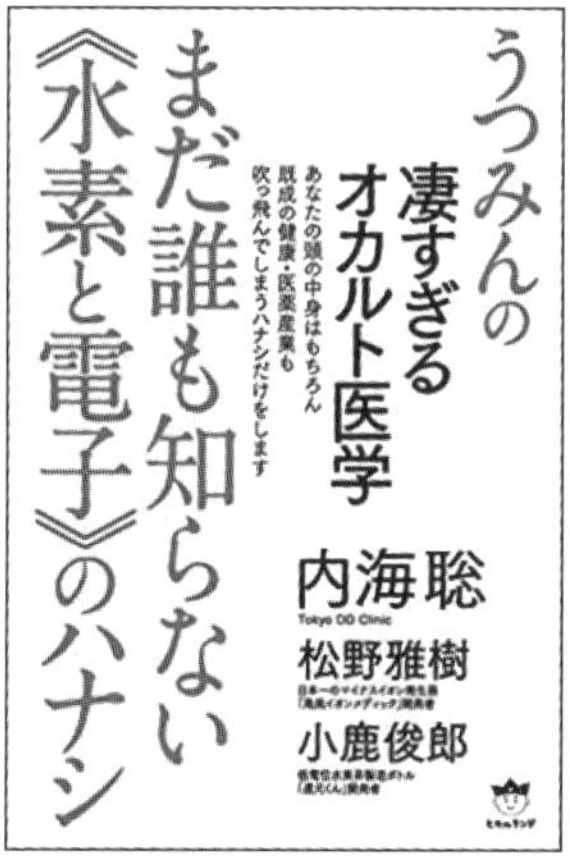

うつみんの凄すぎるオカルト医学
まだ誰も知らない《水素と電子》のハナシ
著者：内海 聡／松野雅樹／小鹿俊郎
四六ソフト　本体 1,815円+税

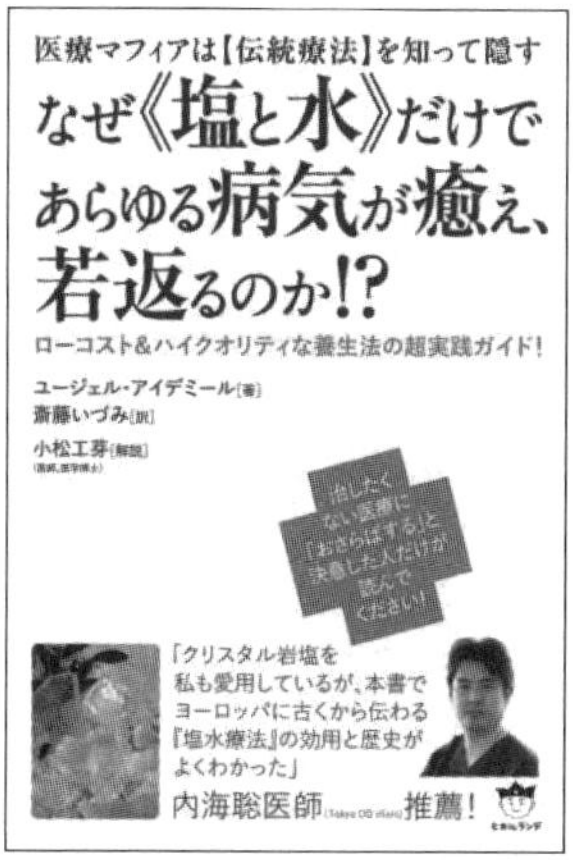

なぜ《塩と水》だけであらゆる病気が癒え、若返るのか!?
著者：ユージェル・アイデミール
訳者：斎藤いづみ
四六ソフト　本体 1,815円+税

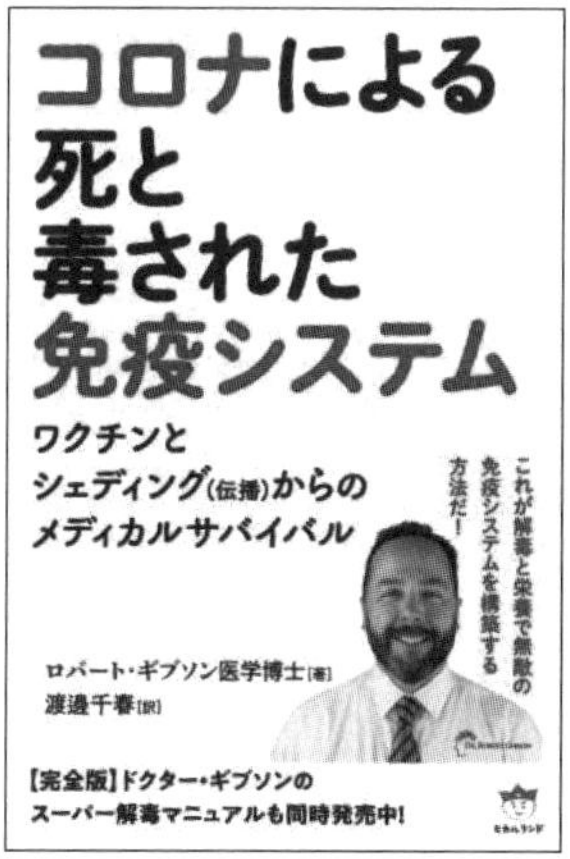

コロナによる死と毒された免疫システム
著者：ロバート・ギブソン
訳者：渡邊千春
四六ソフト　本体 1,700円+税

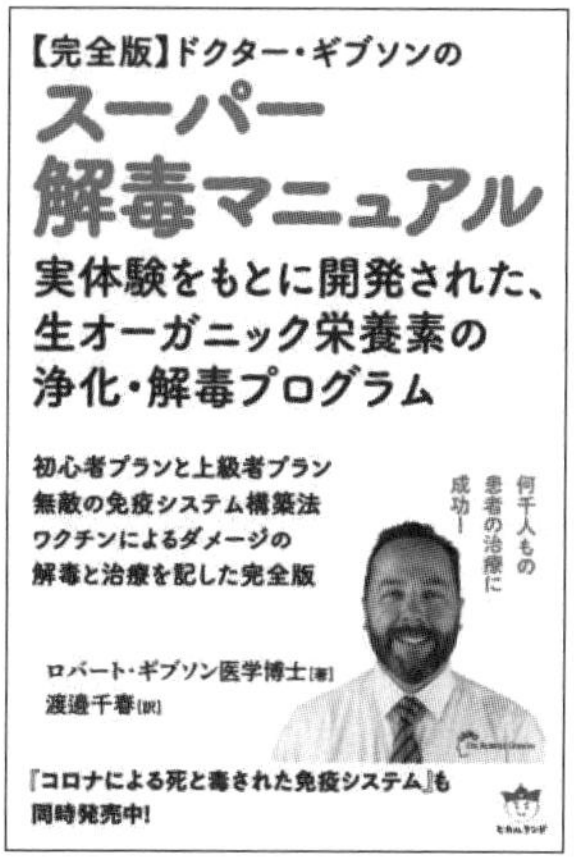

【完全版】ドクター・ギブソンのスーパー解毒マニュアル
著者：ロバート・ギブソン
訳者：渡邊千春
四六ソフト　本体 1,300円+税

エハン・デラヴィ＆愛知ソニア
執筆家、翻訳家
エハン・デラヴィ（スコットランド生まれ）愛知ソニア（大阪生まれ）は、長年に渡って夫婦で精神世界、科学、医学分野の翻訳に携わる。訳書に『プレアデス光の家族』（太陽出版、2000)、『インディゴチルドレン』（ナチュラルスピリット、2001)、『パワーかフォースか』（三五館、2004)、『人間イエスを科学する』（サンマーク、2006)、『新たなるフォトンベルトか』（ヒカルランド、2011）などがある。日本人のあらゆる健康（肉体・精神・知性・霊性）を取り戻すために、「Earthling Foundation」を創設し、アーシングイベントなど様々なプログラムを展開すべく活動中。

エハン・デラヴィ　ホームページ　http://www.echan.jp/
愛知ソニア　ホームページ　https://aichisonia.jp/index.html/

不調を癒す《地球大地の未解明》パワー
アーシング
すべての人が知っておくべき重大な医学的真実！

第一刷 2015年8月31日
第七刷 2025年1月31日

著者 クリントン・オーバー
スティーブン・T・シナトラ
マーティン・ズッカー
訳者 エハン・デラヴィ、愛知ソニア

発行人 石井健資
発行所 株式会社ヒカルランド
〒162-0821 東京都新宿区津久戸町3-11 TH1ビル6F
電話 03-6265-0852 ファックス 03-6265-0853
http://www.hikaruland.co.jp info@hikaruland.co.jp
振替 00180-8-496587

本文・カバー・製本 中央精版印刷株式会社
DTP 株式会社キャップス
編集担当 TakeCO

落丁・乱丁はお取替えいたします。無断転載・複製を禁じます。
©2015 Echan Deravy, Aichi Sonia Printed in Japan
ISBN978-4-86471-304-7

ヒカルランド　好評既刊！

地上の星☆ヒカルランド　銀河より届く愛と叡智の宅配便

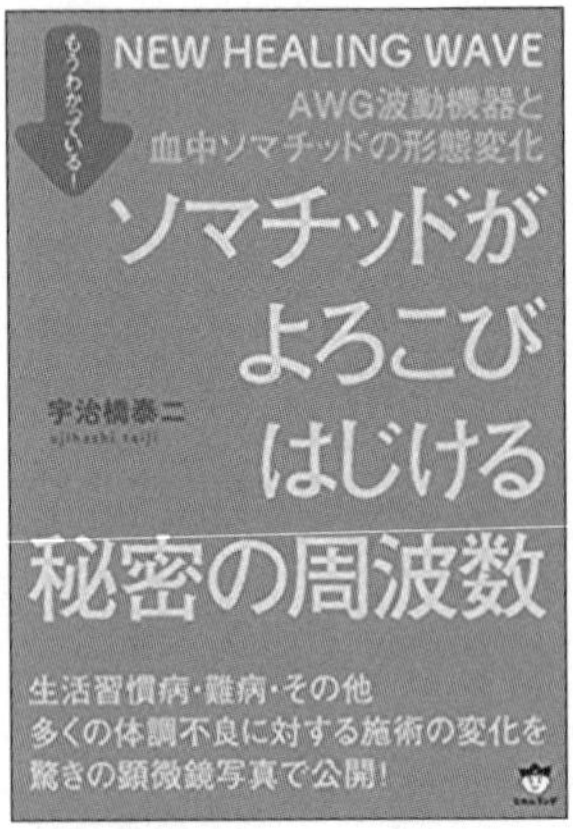

ソマチッドがよろこびはじける秘密の周波数　AWG波動機器と血中ソマチッドの形態変化
著者：宇治橋泰二
Ａ５ソフト　本体 3,333円+税

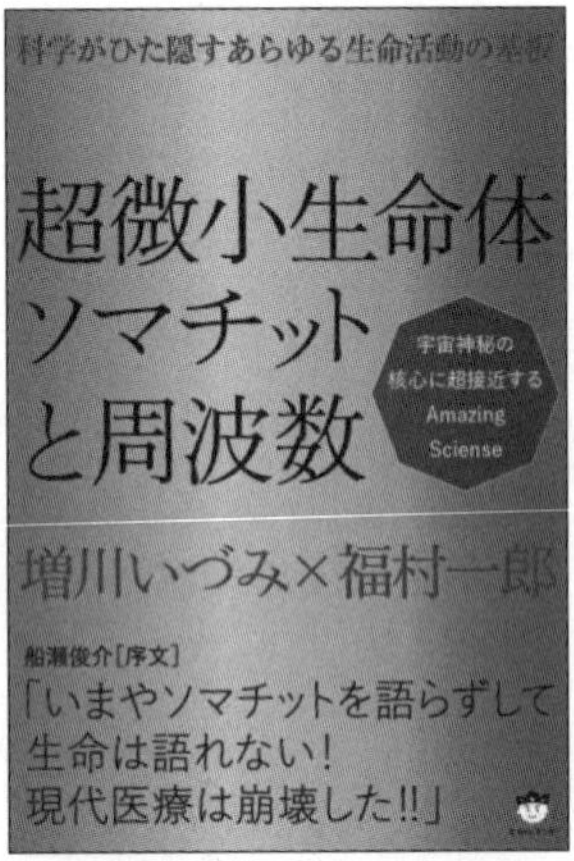

科学がひた隠すあらゆる生命活動の基板
超微小生命体ソマチットと周波数
著者：増川いづみ、福村一郎
序文：船瀬俊介
四六ハード　本体 1,815円+税

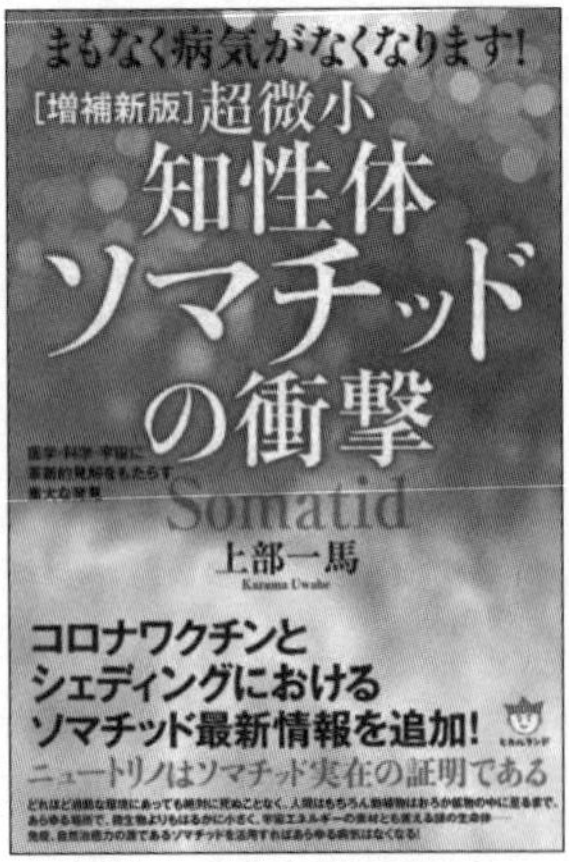

［増補新版］超微小《知性体》ソマチッドの衝撃
著者：上部一馬
四六ソフト　本体 2,300円+税

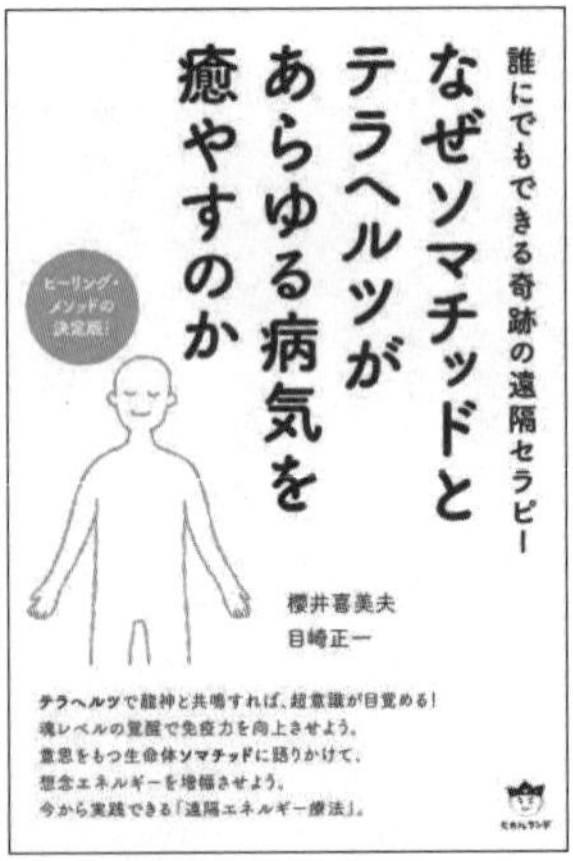

なぜソマチッドとテラヘルツがあらゆる病気を癒やすのか
ヒーリング・メソッドの決定版！
著者：櫻井喜美夫／目崎正一
四六ソフト　本体 1,713円+税

ヒカルランド　好評既刊！

地上の星☆ヒカルランド　銀河より届く愛と叡智の宅配便

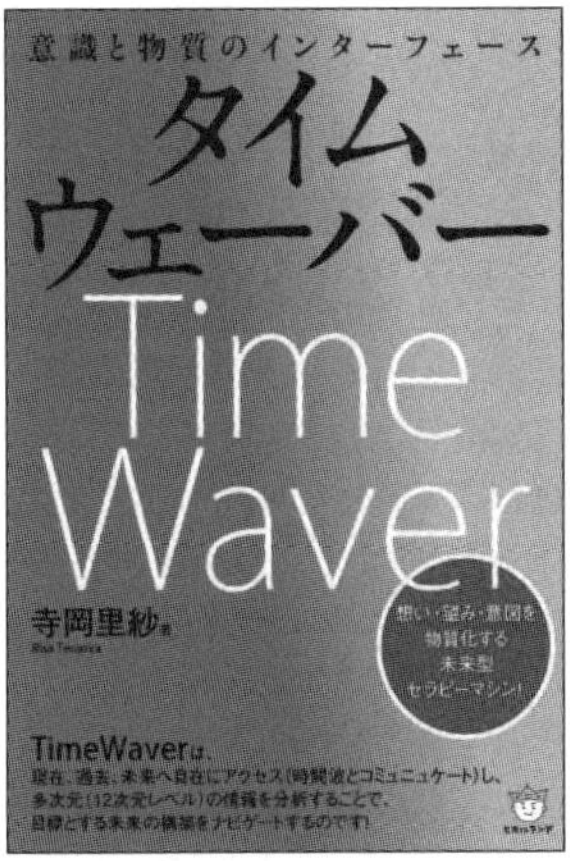

タイムウェーバー
想い・望み・意図を物質化する未来型セラピーマシン！
著者：寺岡里紗
四六ソフト　本体 2,000円+税

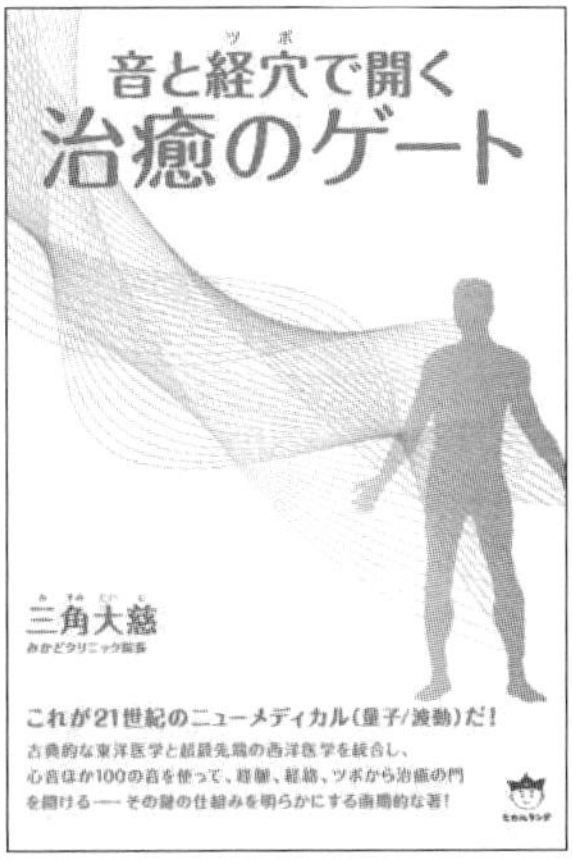

治癒のゲート
音と経穴（ツボ）で開く
著者：三角大慈
四六ハード　本体 3,000円+税

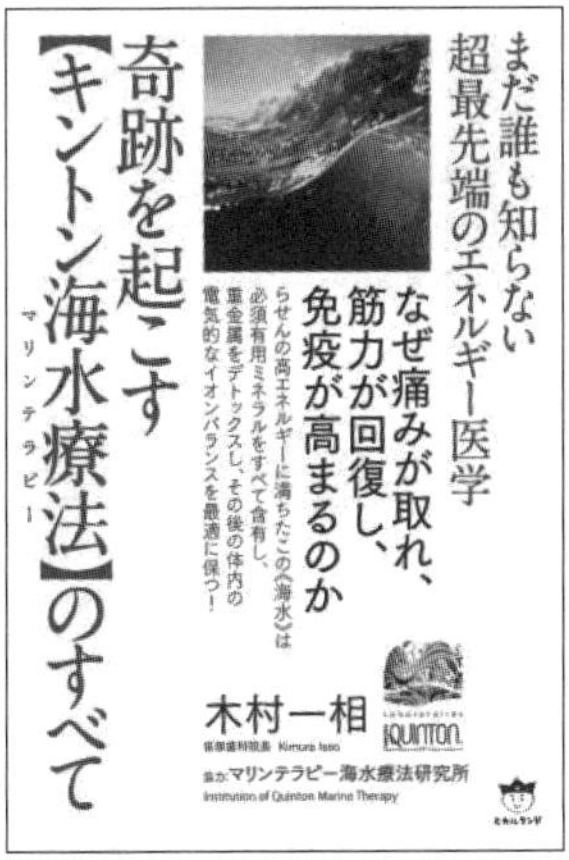

奇跡を起こす【キントン海水療法（マリンテラピー）】のすべて
著者：木村一相
協力：マリンテラピー海水療法研究所
四六ハード　本体 2,500円+税

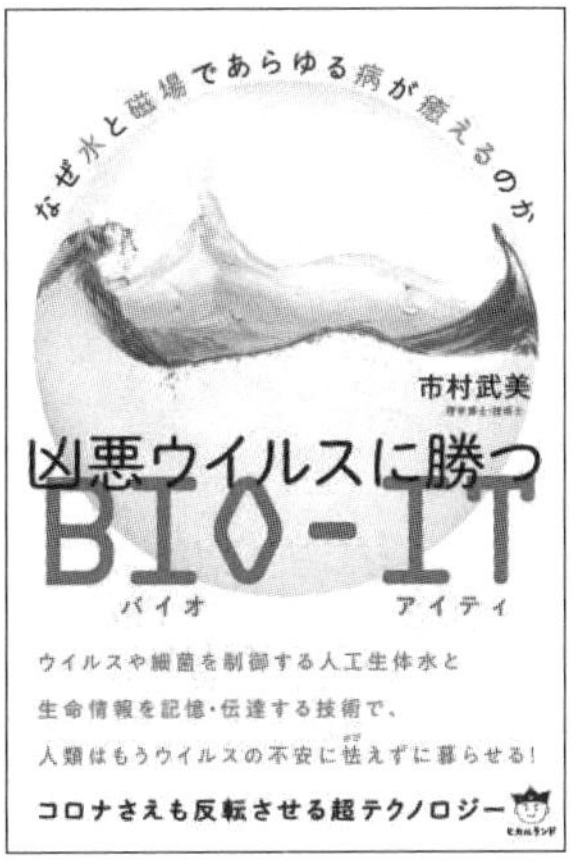

凶悪ウイルスに勝つBIO-IT（バイオアイティ）
コロナさえも反転させる超テクノロジー
著者：市村武美
四六ソフト　本体 2,000円+税

イチオシ! AWG ORIGIN®

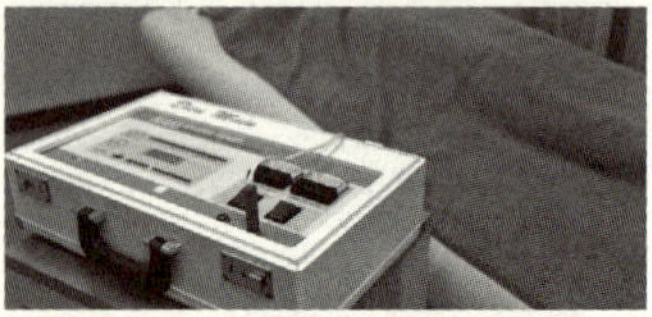

電極パットを背中と腰につけて寝るだけ。生体細胞を傷つけない 69 種類の安全な周波数を体内に流すことで、体内の電子の流れを整え、生命力を高めます。体に蓄積した不要なものを排出して、代謝アップに期待！ 体内のソマチッドが喜びます。

A. 血液ハピハピ&毒素バイバイコース
（60分）8,000円
B. 免疫 POWER UP バリバリコース
（60分）8,000円
C. 血液ハピハピ&毒素バイバイ＋
免疫 POWER UP バリバリコース
（120分）16,000円
D. 脳力解放「ブレインオン」併用コース
（60分）12,000円
E. AWG ORIGIN®プレミアムコース
（9回）55,000円
（60分×9回）各回8,000円

プレミアムメニュー

①血液ハピハピ&毒素バイバイコース
②免疫 POWER UP バリバリコース
③お腹元気コース
④身体中サラサラコース
⑤毒素やっつけコース
⑥老廃物サヨナラコース
⑦⑧⑨スペシャルコース

※２週間～１か月に１度、通っていただくことをおすすめします。

※Eはその都度のお支払いもできます。 ※180分／24,000円のコースもあります。
※妊娠中・ペースメーカーをご使用の方にはご案内できません。

イチオシ! 【フォトンビーム×タイムウェーバー】

フォトンビーム開発者である小川陽吉氏によるフォトンビームセミナー動画（約 15 分）をご覧いただいた後、タイムウェーバーでチャクラのバランスをチェック、またはタイムウェーバーで経絡をチェック致します。

ご自身の気になる所、バランスが崩れている所にビームを３か所照射。

その後タイムウェーバーで照射後のチャクラバランスを再度チェック致します。
※追加の照射：3000 円 /1 照射につきご注意
・ペットボトルのミネラルウォーターをお持ちいただけたらフォトンビームを照射致します。

人のエネルギー発生器ミトコンドリアを
40億倍活性化！

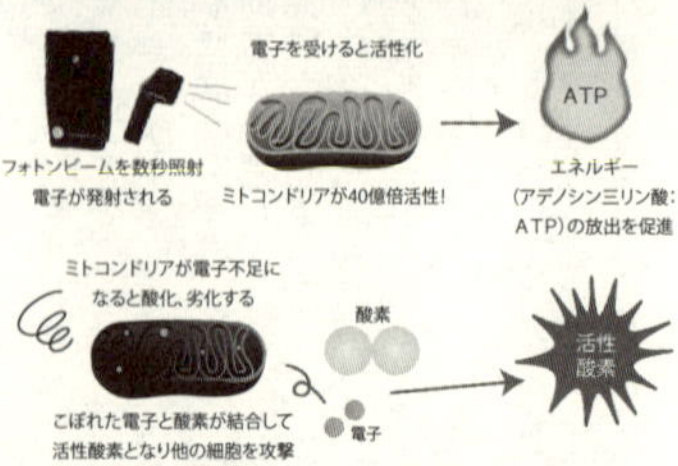

ミトコンドリアは細胞内で人の活動エネルギーを生み出しています。**フォトンビームをあてるとさらに元気になります。光子発生装置であり、酸化還元装置であるフォトンビームはミトコンドリアを数秒で 40 億倍活性化させます。**

3照射　18000円（税込） 所要時間：30～40分

☆ 大好評営業中!! ☆

元氣屋イッテル

（神楽坂ヒカルランド
みらくる：癒しと健康）

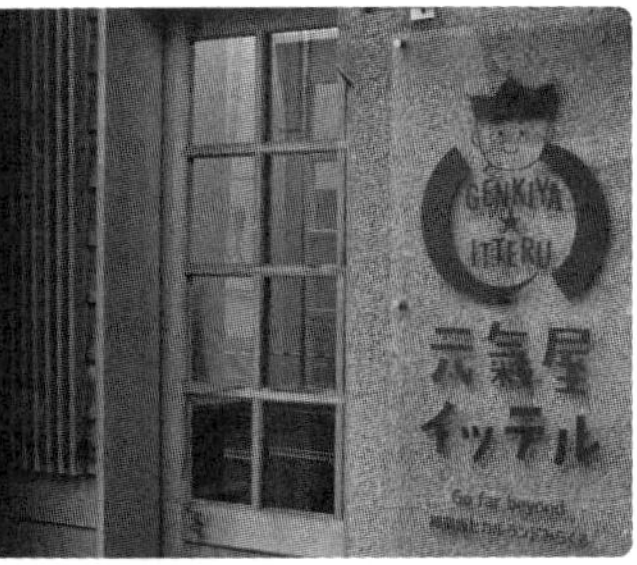

東西線神楽坂駅から徒歩２分。音響チェアを始め、AWG、メタトロン、タイムウェーバー、フォトンビームなどの波動機器をご用意しております。日常の疲れから解放し、不調から回復へと導く波動健康機器を体感、暗視野顕微鏡で普段は見られないソマチッドも観察できます。
セラピーをご希望の方は、お電話、または info@hikarulandmarket.com まで、ご希望の施術名、ご連絡先とご希望の日時を明記の上、ご連絡ください。調整の上、折り返しご連絡致します。
詳細は元氣屋イッテルのホームページ、ブログ、SNS でご案内します。
皆さまのお越しをスタッフ一同お待ちしております。

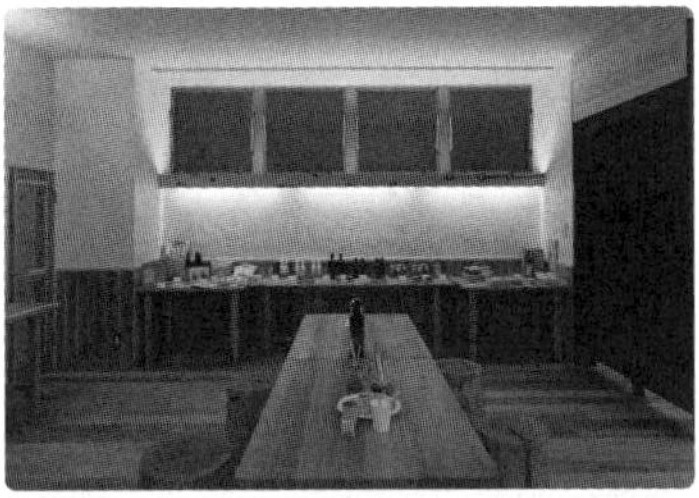

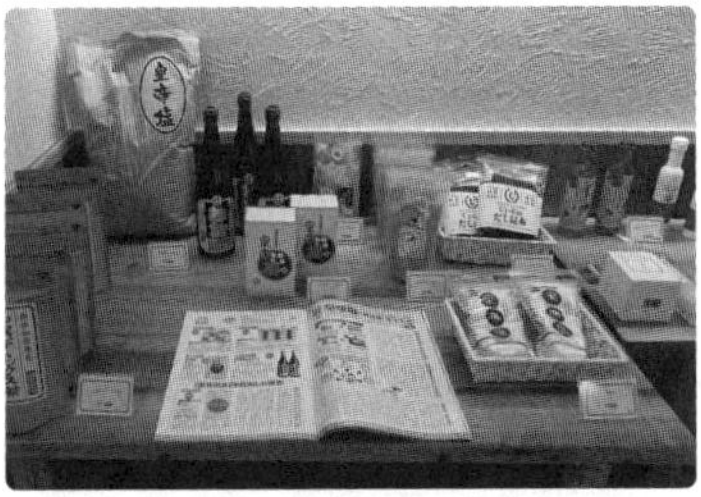

元氣屋イッテル（神楽坂ヒカルランド みらくる：癒しと健康）
〒162-0805 東京都新宿区矢来町111番地
地下鉄東西線神楽坂駅２番出口より徒歩２分
TEL：03-5579-8948 メール：info@hikarulandmarket.com
不定休（営業日はホームページをご確認ください）
営業時間11：00〜18：00（イベント開催時など、営業時間が変更になる場合があります。）
※ Healing メニューは予約制。事前のお申込みが必要となります。
ホームページ：https://kagurazakamiracle.com/

ヒカルランド　好評既刊！

地上の星☆ヒカルランド　銀河より届く愛と叡智の宅配便

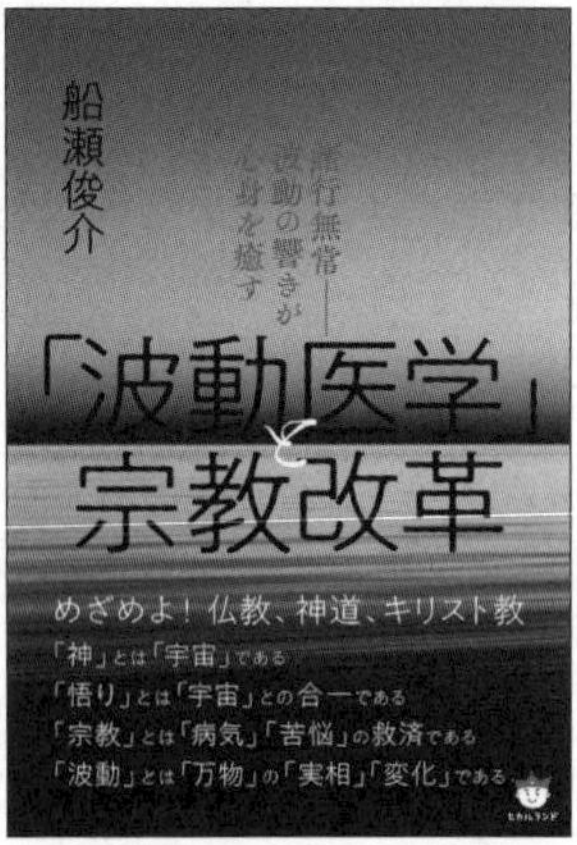

「波動医学」と宗教改革
著者：船瀬俊介
四六ソフト　本体1,800円+税

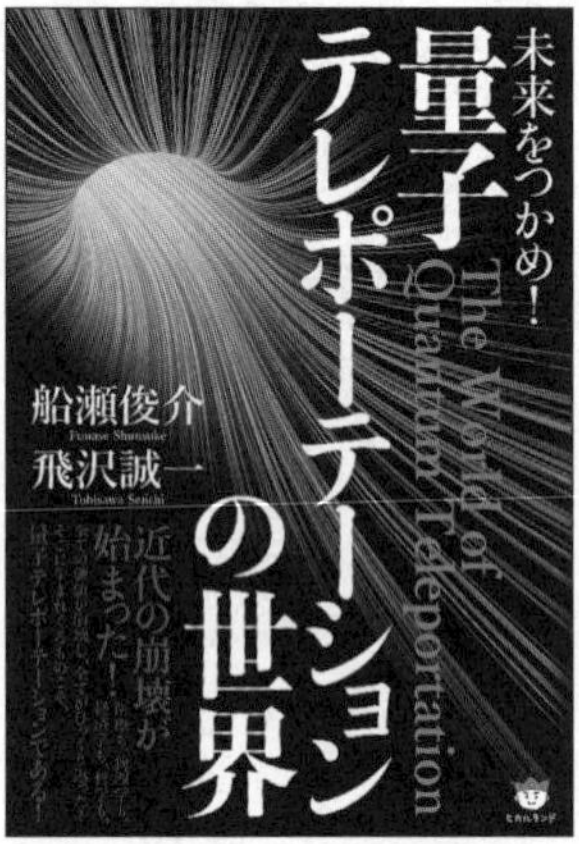

未来をつかめ！
量子テレポーテーションの世界
著者：船瀬俊介／飛沢誠一
四六ソフト　本体1,600円+税

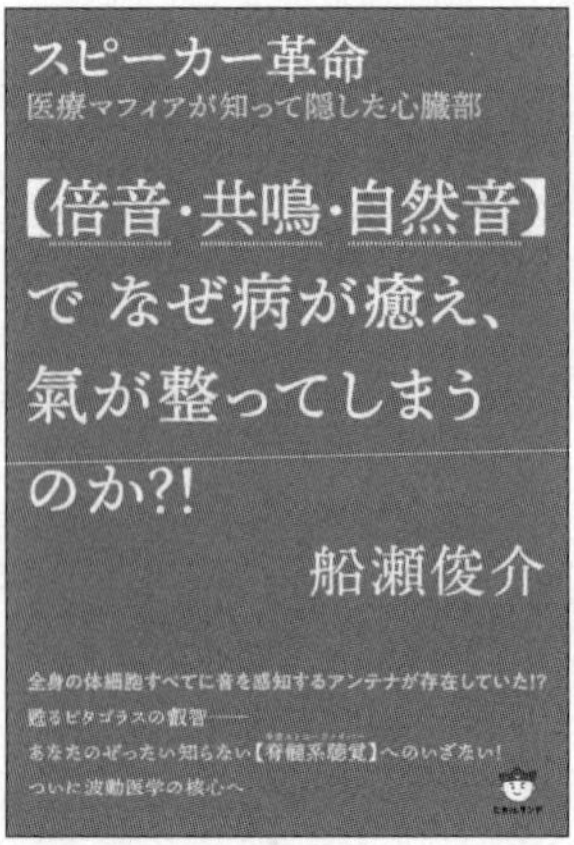

【倍音・共鳴・自然音】で
なぜ病が癒え、氣が整ってしまうのか?!
著者：船瀬俊介
四六ソフト　本体2,000円+税

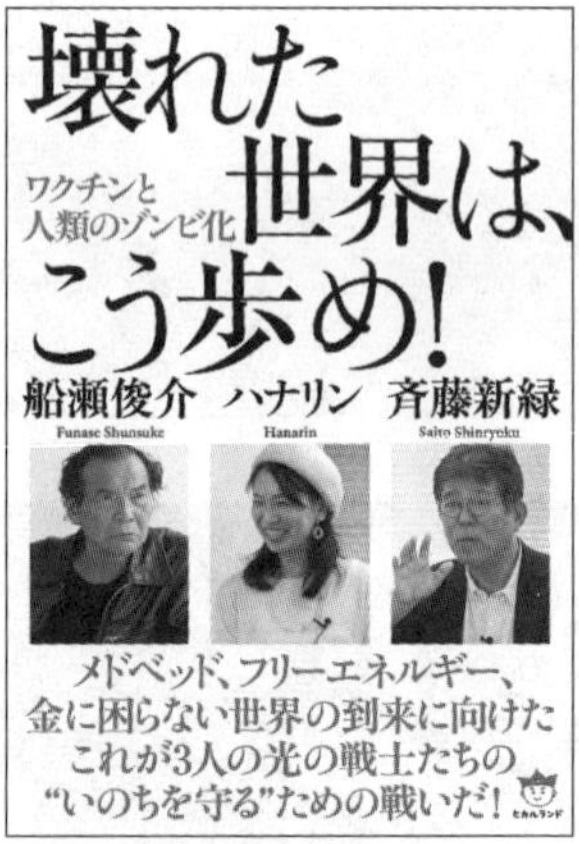

壊れた世界は、こう歩め！
著者：船瀬俊介／ハナリン／斉藤新緑
四六ソフト　本体1,800円+税

ヒカルランド　光田 秀の本　　好評既刊＆近刊予告！

地上の星☆ヒカルランド　銀河より届く愛と叡智の宅配便

エドガー・ケイシー療法シリーズ、続々と刊行予定！

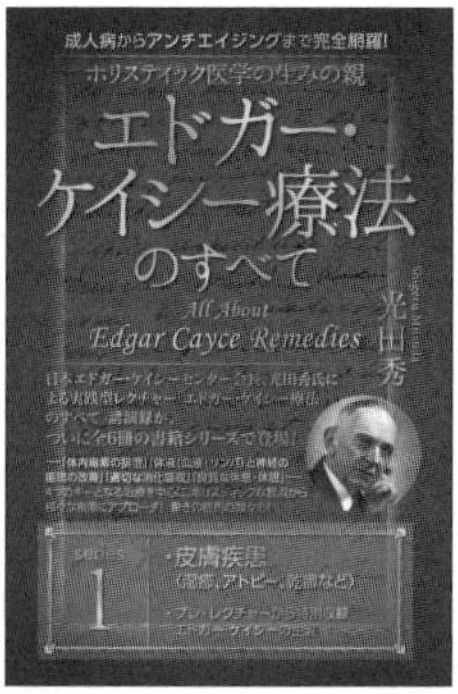

エドガー・ケイシー療法のすべて
1　皮膚疾患／プレ・レクチャーからの特別収録
著者：光田 秀
四六ハード　本体 2,000円+税

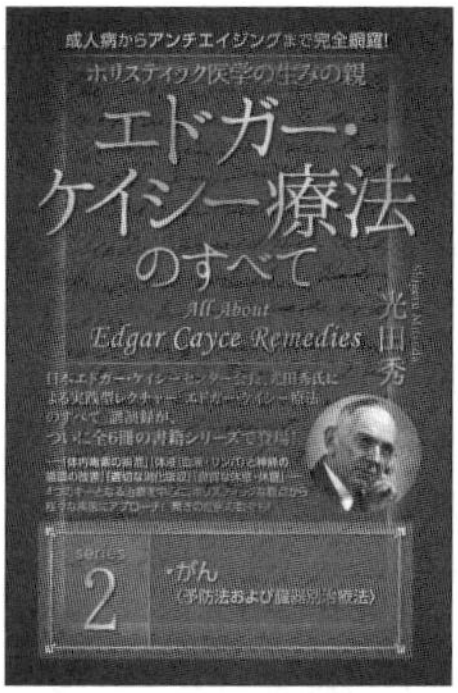

エドガー・ケイシー療法のすべて
2　がん
著者：光田 秀
四六ハード　本体 2,000円+税

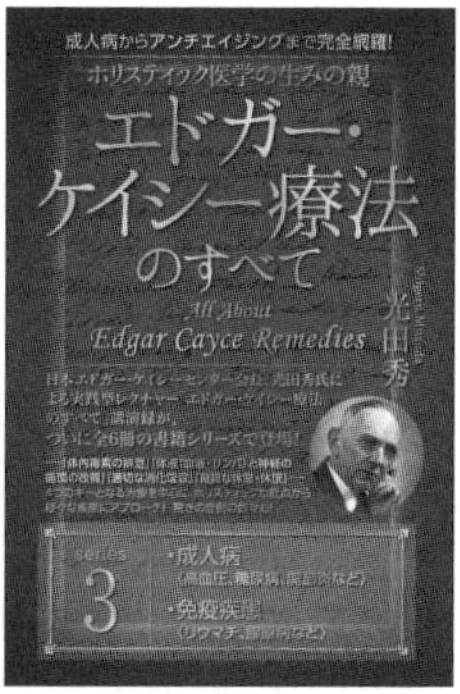

エドガー・ケイシー療法のすべて
3　成人病／免疫疾患
著者：光田 秀
四六ハード　本体 2,000円+税

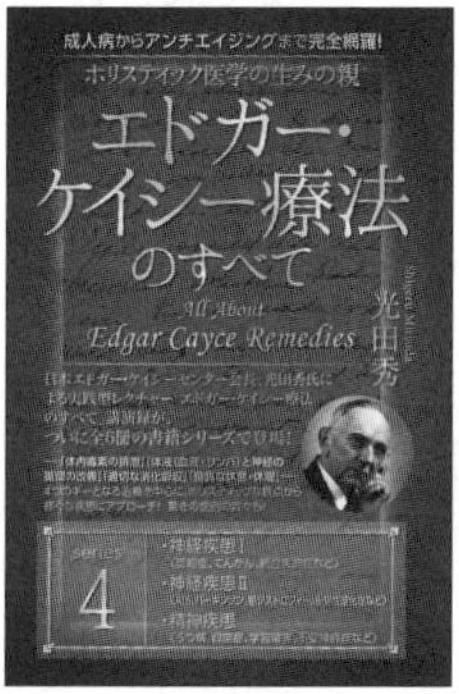

エドガー・ケイシー療法のすべて
4　神経疾患Ⅰ／神経疾患Ⅱ／精神疾患
著者：光田 秀
四六ハード　本体 2,000円+税

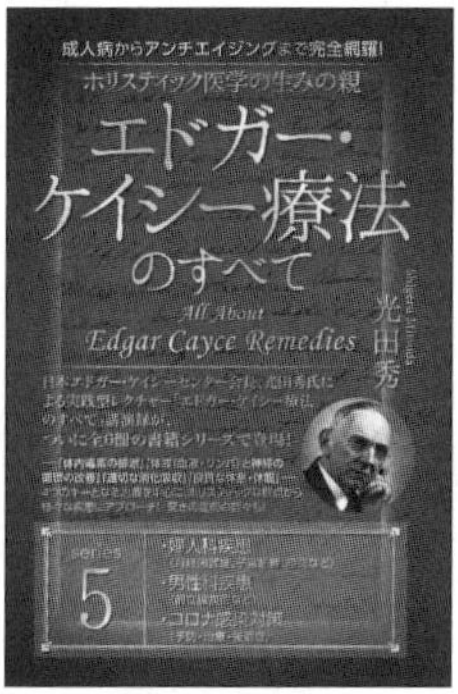

エドガー・ケイシー療法のすべて
5　婦人科疾患／男性科疾患／コロナ感染対策
著者：光田 秀
四六ハード　本体 2,000円+税

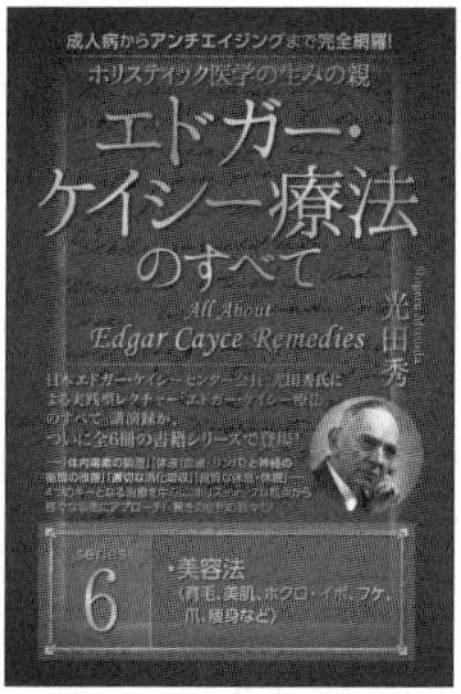

エドガー・ケイシー療法のすべて
6　美容法
著者：光田 秀
四六ハード　予価 2,000円+税

ヒカルランド　好評既刊！

地上の星☆ヒカルランド　銀河より届く愛と叡智の宅配便

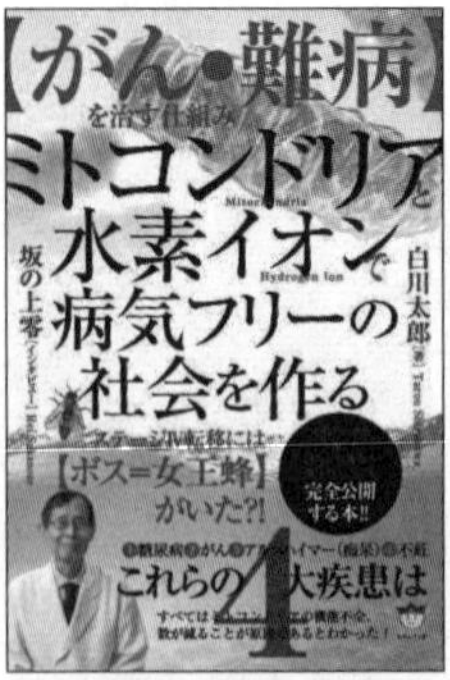

【がん・難病】を治す仕組み
ミトコンドリアと水素イオンで
病気フリーの社会を作る
著者：白川太郎／坂の上零（インタビュー）
四六ソフト　本体2,200円+税

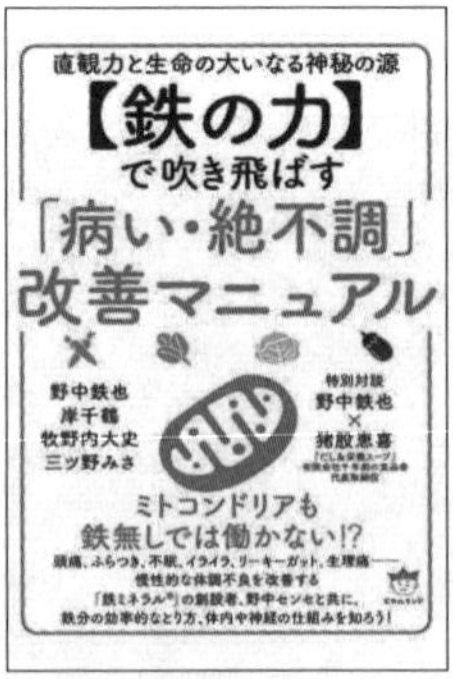

【鉄の力】で吹き飛ばす
「病い・絶不調」改善マニュアル
著者：野中鉄也／岸千鶴／牧野内大史／三ツ野みさ／猪股恵喜
四六ソフト　本体2,000円+税

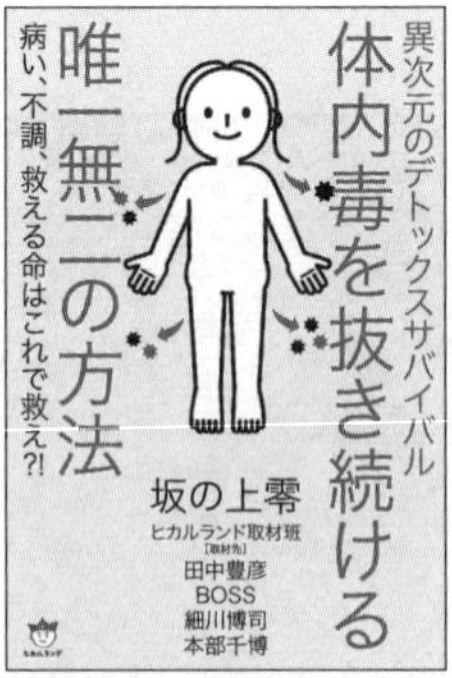

体内毒を抜き続ける
唯一無二の方法
著者：坂の上零／ヒカルランド取材班
取材先：田中豊彦／BOSS／細川博司／本部千博
四六ソフト　本体2,200円+税

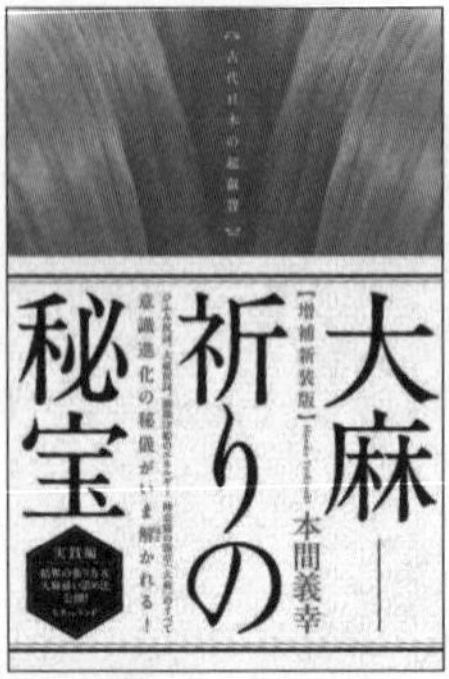

[増補新装版]
大麻—祈りの秘宝
著者：本間義幸
四六ソフト　本体2,200円+税

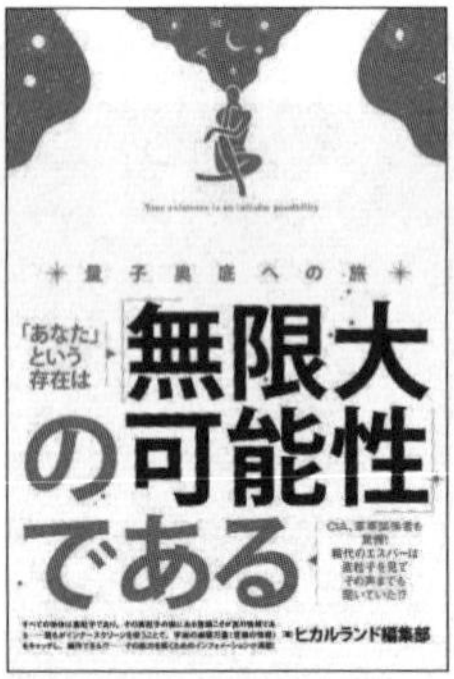

「あなた」という存在は
「無限大の可能性」である
著者：ヒカルランド編集部
四六ソフト　本体2,000円+税

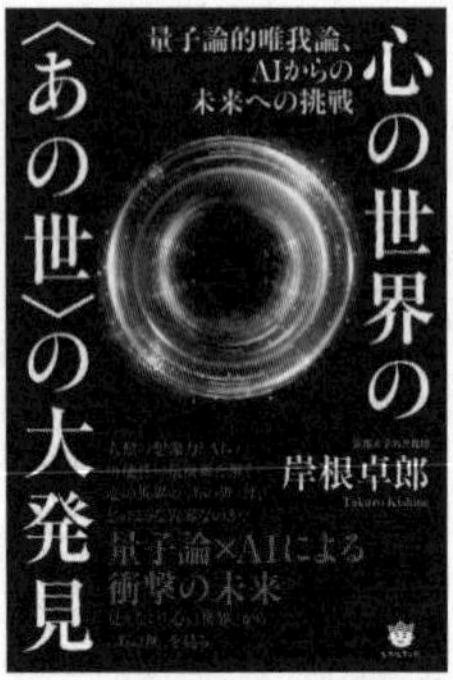

心の世界の〈あの世〉の大発見
著者：岸根卓郎
四六ソフト　本体2,600円+税

ヒカルランド　好評既刊！

地上の星☆ヒカルランド　銀河より届く愛と叡智の宅配便

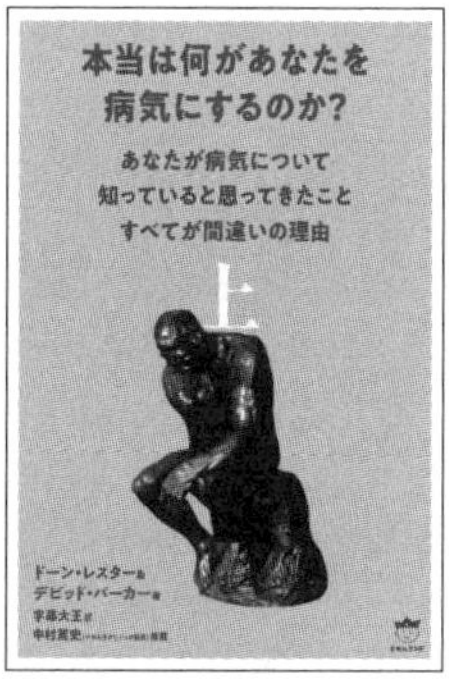

本当は何があなたを
病気にするのか？ 上
著者：ドーン・レスター＆デビッド・パーカー
訳者：字幕大王
推薦：中村篤史
A5ソフト　本体5,000円+税

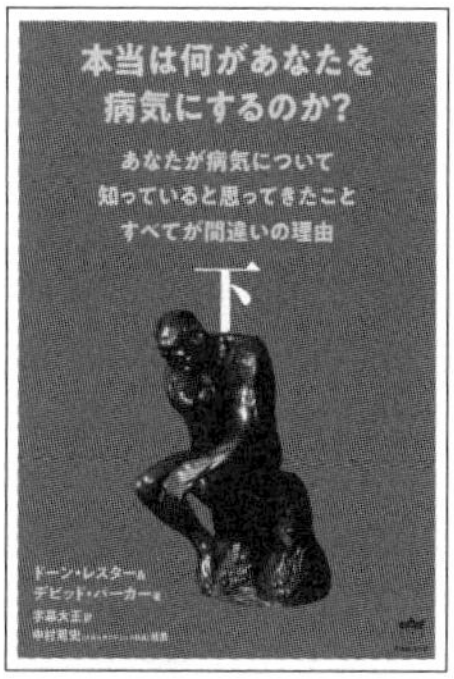

本当は何があなたを
病気にするのか？ 下
著者：ドーン・レスター＆デビッド・パーカー
訳者：字幕大王
推薦：中村篤史
A5ソフト　本体5,000円+税

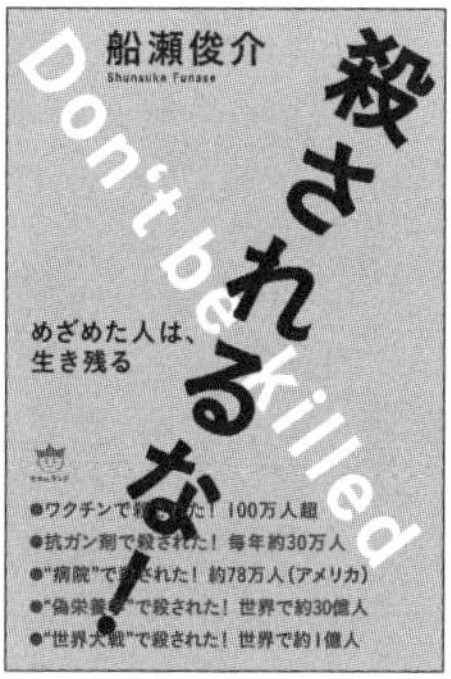

殺されるな！
めざめた人は、生き残る
著者：船瀬俊介
四六ソフト　本体3,000円+税

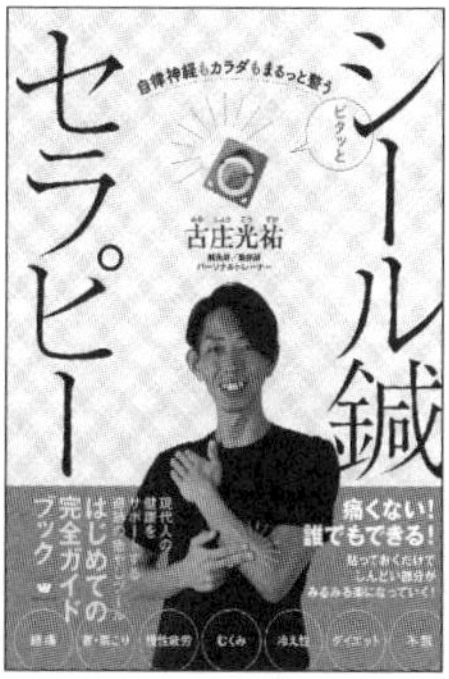

自律神経もカラダもまるっと整う
ピタッとシール鍼セラピー
著者：古庄光祐
A5ソフト　本体1,800円+税

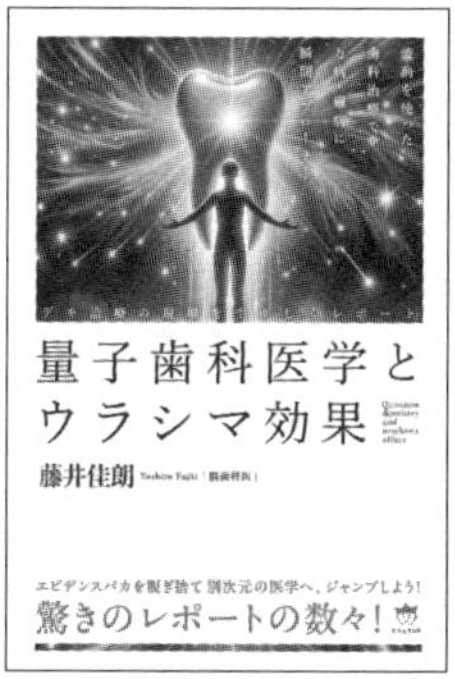

量子歯科医学とウラシマ効果
著者：藤井佳朗
四六ソフト　本体2,500円+税

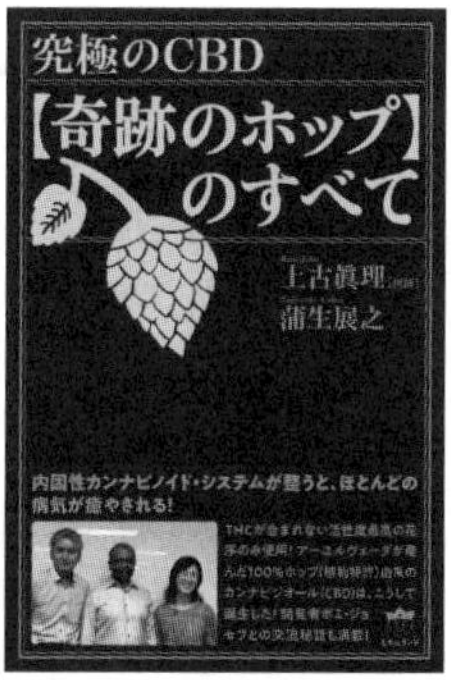

究極のCBD【奇跡のホップ】
のすべて
著者：上古眞理／蒲生展之
四六ソフト　本体1,800円+税

ヒカルランド　好評既刊！

地上の星☆ヒカルランド　銀河より届く愛と叡智の宅配便

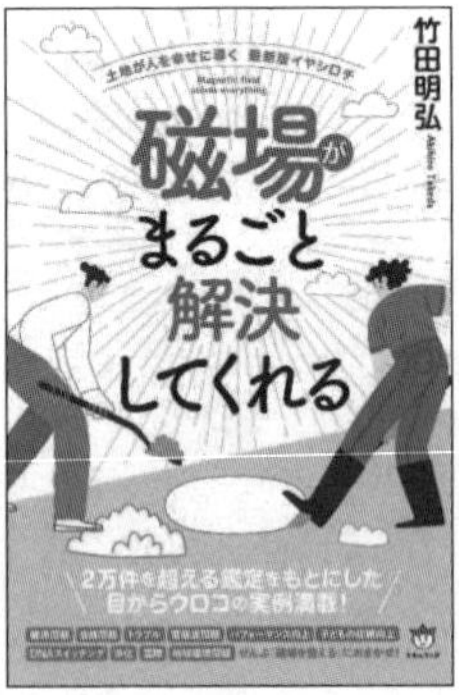

磁場がまるごと解決してくれる
土地が人を幸せに導く　最新版イヤシロチ
著者：竹田明弘
四六ソフト　本体 1,800円+税

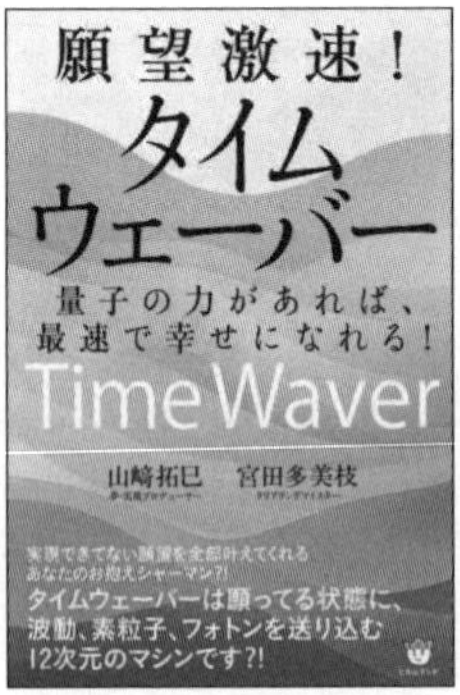

願望激速！　タイムウェーバー
量子の力があれば、最速で幸せになれる！
著者：山﨑拓巳／宮田多美枝
四六ソフト　本体 1,700円+税

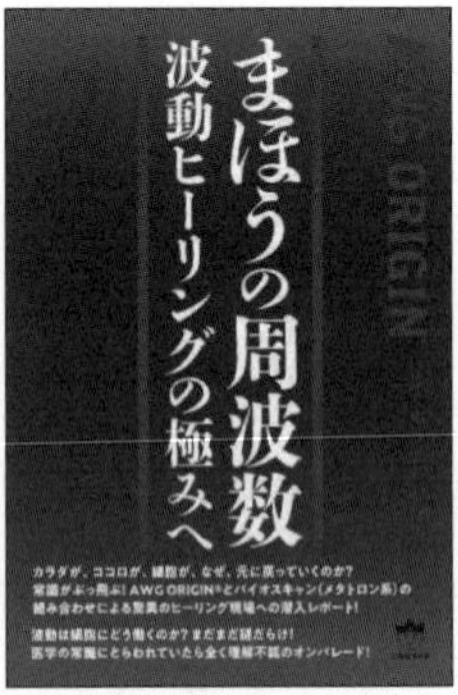

まほうの周波数　波動ヒーリングの極みへ
AWG ORIGIN®
著者：ヒカルランド取材班
四六ソフト　本体 2,200円+税

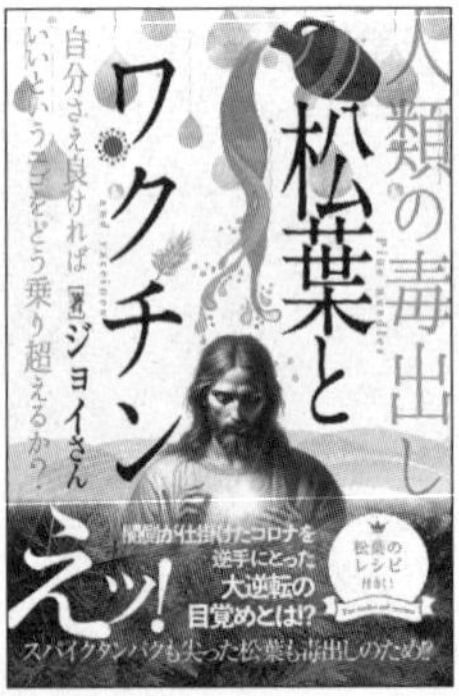

松葉とワクチン
著者：ジョイさん
四六ソフト　本体2,200円+税

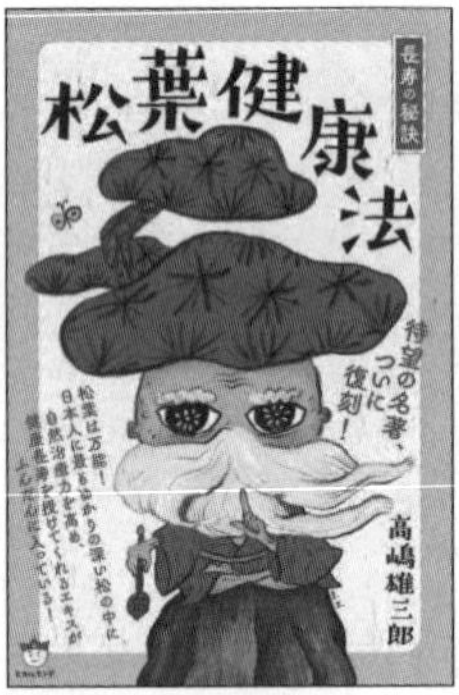

長寿の秘訣
松葉健康法
待望の名著、ついに復刻！
著者：高嶋雄三郎
四六ソフト　本体 2,400円+税

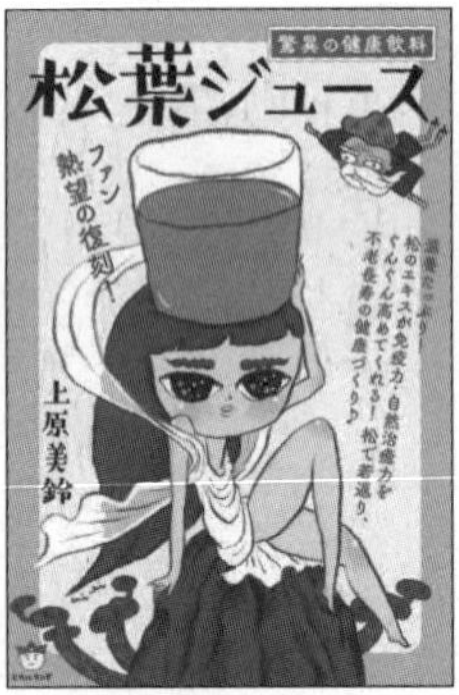

驚異の健康飲料
松葉ジュース
ファン熱望の復刻！
著者：上原美鈴
四六ソフト　本体 1,800円+税